普通高等教育"十一五"国家级规划教材

应用型人才护理专业"十二五"规划教材
供高职高专(应用型本科)护理及相关医学专业使用

急重症护理

(第二版)

主　编　刘书祥
副主编　费素定　周铁波　邱会利
编写者　(按姓氏笔画为序)
于　健(大连医科大学)
王小丽(宁波卫生职业技术学院)
刘书祥(郑州铁路职业技术学院)
李国荣(郑州铁路职业技术学院)
张继娜(河南职工医学院)
邱会利(长沙医学院)
周铁波(武汉科技大学城市学院)
费素定(宁波卫生职业技术学院)
徐金梅(宁波卫生职业技术学院)
黄利全(金华职业技术学院)
谭金华(湖北民族学院医学院)

同济大学出版社
TONGJI UNIVERSITY PRESS

内容提要

本书为普通高等教育“十一五”国家级规划教材。全书按照整体护理的理念编写而成，共十二章，根据急诊医疗服务体系(院前急救→院内急诊→重症监护)安排教材结构。内容包括急诊医疗服务体系的基本理论、急诊科护理工作、心肺脑复苏和其他常用急重症救护技术、重症监护病房(ICU)基本理论与重要生命器官功能的监护，以及急性理化因素致病的救护等，尤其是加大了急诊急救和重症监护技能和技术方面的知识容量。本教材重点培养护士在紧急情况下能够及时正确判断病人的生命状态，对病人实施有效救护，从而提高救护成功率和提高病人的生存质量。

本教材适合高职高专、应用型本科护理专业学生和临床护士使用，也可供临床医生及其他医务人员参考。

图书在版编目(CIP)数据

急重症护理/刘书祥主编. -- 2 版. --上海:同济大学出版社,2012.7(2018.8 重印)

普通高等教育“十一五”国家级规划教材　应用型人才护理专业“十二五”规划教材

ISBN 978-7-5608-4833-4

Ⅰ.①急…　Ⅱ.①刘…　Ⅲ.①急性病-护理学-高等学校-教材②险症-护理学-高等学校-教材

Ⅳ.①R472.2

中国版本图书馆 CIP 数据核字(2012)第 063599 号

应用型人才护理专业“十二五”规划教材

急重症护理(第二版)

主　编　刘书祥

责任编辑　沈志宏　　**责任校对**　徐春莲　　**封面设计**　陈益平

出版发行　同济大学出版社　www.tongjipress.com.cn

(地址:上海市四平路 1239 号　邮编:200092　电话:021-65985622)

经　　销　全国各地新华书店

印　　刷　上海同济印刷厂有限公司

开　　本　787mm×1092mm　1/16

印　　张　15.5

印　　数　5401—7500

字　　数　386000

版　　次　2012 年 7 月第 2 版　2018 年 8 月第 3 次印刷

书　　号　ISBN 978-7-5608-4833-4

定　　价　30.00 元

应用型人才护理专业“十二五”规划教材

编审委员会

第二版总序

百年大计，教育为本。2010 年 5 月 5 日，国务院总理温家宝主持召开国务院常务会议，审议并通过了《国家中长期教育改革和发展规划纲要（2010—2020 年）》（以下简称《规划纲要》）。职业教育是整个国家教育体系中极为重要的一环，《规划纲要》提出要大力发展职业教育，以满足人民群众接受职业教育的需求，满足经济社会对高素质劳动者和技能型人才的需要。其中，关于高等职业教育发展的一个主要目标是，高等职业教育在校生将从 2009 年的 1 280 万人，至 2015 年达到 1 390 万人，2020 年达到 1 480 万人。实现这一目标关键的时间节点就在“十二五”期间，全国高等职业教育在校生的规模将在“十一五”的基础上有一个明显的增长。这是一项极其光荣而艰巨的任务，我们必须为之付出极大的努力。

为进一步贯彻落实《国家中长期教育改革和发展规划纲要》精神，我们对“十一五”期间编写的“21 世纪应用型人才护理系列规划教材”，在实践应用的基础上认真总结教学经验，进行了深入严谨细致的修订和改编。新改版的“应用型人才护理及相关医学专业‘十二五’规划教材”，根据《规划纲要》的指导思想，着力培养学生的职业道德、职业技能和就业创业能力；坚持以服务为宗旨、以就业为导向、以能力为本位，推进职业院校课程标准和职业技能标准相衔接；紧密围绕护理职业高素质技能型人才的培养目标，根据现代护理专业的特点，对原有的课程体系进行有机重组，使之成为适应经济社会发展和科技进步要求的护理专业创新课程体系。

教材是体现教学内容和教学方法的知识载体，是把教学理念、教学宗旨等转化为具体教学现实的媒介，是实现专业培养目标和培养模式的重要工具，也是教学改革成果的结晶。因此，本系列改版教材的修订原则是把提高教学质量作为重点，尝试实行工学结合、校企合作、顶岗实习的人才培养模式。注重学思结合，注重知行统一，注重因材施教。倡导启发式、探究式、讨论式、参与式教学，帮助学生学会学习；激发学生的好奇心，培养学生的兴趣爱好，营造独立思考、自由探索的良好环境；坚持教育教学与生产劳动、社会实践相结合。

在教材编写的安排上，坚持以“必需、够用”为度；坚持体现教材的思想性、科学性、先进性、启发性和适用性原则；坚持以培养技术应用能力为主线设计教材的结构和内容。

在基础课程的设置中，重视与护理职业岗位对相关知识、技能需求的联系，淡化传统的学科体系，以多学科的综合为主，强调整体性和综合性，对不同学科的相关内容进行了融合与精简，使基础课程真正成为专业课程学习的先导。

在专业课程的设置中，则以培养解决临床问题的思路与技能为重点，教学内容力求体现先进性和前瞻性，并充分反映护理领域的新知识、新技术、新方法。

在内容文字的表达上，避免教材的学术著作化倾向，不追求面面俱到，注重循序渐进、深入浅出、图文并茂，以有利于学生的学习和发展，使之既与我国的国情相适应，又逐步与国际护理教育相接轨。

本系列改版教材包括《人体结构与功能》、《病原生物与免疫》、《医用化学》、《生物化学》、《护理药理学》、《病理学》等6门医学基础课程和《护理学基础》、《健康评估》、《内科护理》、《外科护理》、《儿科护理》、《妇产科护理》、《五官科护理》、《急重症护理》、《临床护理技能操作规程》、《社区护理》、《老年护理》、《康复护理》、《临床营养学》、《护理心理学》、《护理管理学》、《护理行为学》等16门专业课程;新编教材《护士礼仪》、《护理多元化人文读本》等正在开发编写中。其中12门课程教材入选普通高等教育"十一五"国家级规划教材;22门课程教材于2007年列为上海市重点图书;其中另有多门主干课程教材分别在"十一五"期间评为华东地区及主编所在地区的省级精品课程(重点)教材。

本系列改版教材供高职高专护理专业学生使用,其中的医学基础课程教材也可供其他相关医学专业学生使用。为了方便教学,本系列改版教材同期开发相关的电子教材(教案)、试题库以及实训(实验)指导等教辅资料与教材配套发行。

本系列改版教材的编写得到了各参编院校的大力支持与协助,编审委员会从各院校推荐的众多教师中认真遴选出学术造诣较深、教学经验丰富的教师担任主编和编委。其中多名主编、副主编及主审老师为教育部高职高专相关医学类教学指导委员会委员,并吸纳了一些临床医疗单位和相关医疗机构的专业人员加盟参编。这就在相当的程度上,为整体提高教材编写质量提供了充分的保证。各位编写人员克服了困难,按时圆满完成任务。在此谨向各参编院校的领导和各位参编老师表示由衷的感谢。

尽管我们已尽了最大努力,但由于时间仓促,水平和能力有限,本系列改版教材的不足之处在所难免,敬请有关专家和广大读者批评、指正,今后将根据师生和读者的反馈意见不断修订完善。

云　琳

2011年10月

第二版前言

急重症护理学是在急诊急救和重症监护领域对人的健康实施整体护理的科学，是护理学的重要组成部分。本书按照急诊医疗服务体系的三大环节，从急诊急救和重症监护两个方面组织编写内容，既注意到知识的系统性，又兼顾急诊急救和重症监护的学科专业性。从而有利于在校护理专业学生的学习，也有利于从事急诊急救或重症监护的护士和培训教师参考。

本教材书共十二章。重点介绍急诊医疗服务体系、院前急救、急诊科护理工作、急重症的救护技术、心肺脑复苏术、ICU概述、呼吸和循环功能监护、多器官功能障碍综合征、血液净化技术和急性理化因素致病的急诊救护等。根据现代急诊救护的理念，本书未编入急诊常见病，一是因为作为护士，在急诊救护工作中的重点是评估病人生命状态是否受到威胁，并据此进行分诊和实施救护；二是作为专科教材，应避免和内、外、妇、儿等课程中相应的内容重复。所以本教材的重点是把对病人生命状态评估、监护的知识和急重症的通用救护知识与技能传递给护士和所有的读者，使他们开卷有益。

在编写过程中，编作者们认真遵守国家教育部、卫生部关于编写教材的“三基”、“五性”要求，特别注重突出：①科学性，力求做到概念清晰，重点突出，数据准确，简明扼要；②先进性，努力反映当今在急诊急救和重症监护领域的新知识、新理论、新技术，包括最新的医学科学新成果；③应用性，突出了培养高等技术应用型护理人才的教育理念，注重于以护士专业能力为目标的综合素质培养；④教学性，关注到师生双方在教、学使用时的不同需要，既方便教师教，也方便学生学。

《急重症护理学》初版出版发行以来，在教学使用中受到师生广泛好评。普遍反映该教材内容丰富，针对性强，新知识多。既能满足教学要求，避免了和其他临床专业课程内容的重复，又在一定程度上扩展和丰富了学生的知识面，颇具特色的实践应用性也十分便于学生自学。尤其是紧扣国家护士执业考试大纲的要求，涵盖了考试大纲中关于急诊急救和重症监护领域的相关知识点；同时也包括了护士生在未来工作中应知应会的基本知识和技能。

在富于医学教育传统历史的同济大学及其出版社的大力支持下，经过编作者们的共同努力，二版修订得以顺利完成。二版的《急重症护理》保持了第一版的优点，并结合我国社会经济文化的发展和医学科学的进步，对部分章节内容做了有针对性的修订。其中心肺脑复苏术一章，由于近几年其理论和实践都有很大进展，编作者们根据 2010 国际心肺复苏指南，做了较大幅度的修改，做到学校教学和临床实际的同步并进。另外，根据国家护士执业考试大纲的要求，增加了“乙醇（酒精）中毒救护”的内容。

最后，再次代表全体作者对同济大学出版社、郑州铁路职业技术学院领导以及各位编委单位领导的关怀和支持表示衷心的感谢！

主　编

2012 年 5 月

目　录

第一章 绪 论

学习目标

1. 描述急诊医学与急诊医疗服务体系。
2. 熟悉我国急诊医学的发展史。
3. 定义急诊医学、急重症护理学。
4. 叙述急重症护理学的范畴。
5. 知道如何学好急重症护理学。
6. 登录一个国内的急救网站，搜集有用的相关信息。

急诊医学是一门新兴的综合性临床学科，主要包括急救医学、危重病医学、复苏学、灾难医学和急诊医疗体系管理学等。1979 年，国际上正式承认急诊医学为独立的医学学科，成为医学领域中第 23 门专业学科。我国于 1987 年在杭州正式成立了中华医学会急诊医学分会，标志着急诊医学这一独立学科在我国的正式确立。近 20 年来，急诊医学得到迅速发展，在心肺脑复苏、多器官功能障碍综合征（MODS）、急性呼吸窘迫综合征（ARDS）、创伤急救以及危重症监护等方面的临床与基础研究均取得重大进展，尤其是急诊医疗服务体系的建立和完善，急诊急救和危重症医学在维护我国人民健康方面正在发挥着越来越大的作用。

第一节 急诊医学与急诊医疗服务体系

急诊医学（emergency medicine）是对急性发生的疾病、创伤和慢性病急性发作进行评估、处理、治疗和预防的学科，核心是救治急症和创伤。急诊医学是随着社会的进步、人们对健康需求的增长、疾病谱的变化和各种意外伤害性事故、灾害性事故的发生率不断升高而迅速发展起来的。急诊医学是临床医学的一个重要分支，现在已经发展成为独立的临床专业，急诊医学也是现代医学科学和我国医疗卫生事业的重要组成部分。在急诊急救工作中，能否高效率、高质量地抢救各种急危重症病人，是衡量一个国家或地区医学科学发展水平和管理水平的重要标志。

一、急诊医学与急诊医疗服务体系发展概况

急诊医学作为临床医学领域的一个分支创建于 20 世纪 50 年代。二战结束后，欧美国家进入了和平发展时期，通过对战伤救护经验教训的总结，加上在和平时期对创伤救护和急救转运重要性的认识，以及人口流动性的增加、医学专业分工的细化、心肺复苏能力的提高，急诊医

学得以逐渐建立起来。

(一) 发达国家急诊医学发展概况

发达国家都很重视发展急诊医学,比较有代表性的有美国、法国和德国等国家。

1. 美国 美国于20世纪50年代就结束了“抬起病人就走”的粗放急救模式,开始由急救专业人员对病人实施科学、规范的现场救护。美国在20世纪60年代通过立法对急诊急救工作进行了规范:一是建立急诊医疗服务体系(emergency medical service system, EMSS);二是在社会公众中普及以心肺复苏为主的初级救生技术;三是形成阶梯式急救网。阶梯式急救网的第一急救者是亲眼目睹危重症发生的“目击者”(大多是非医务人员),第二急救者是救护车内的急救医疗技术人员(emergency medical technician, EMT)或急救医疗辅助人员(emergency medical paramedical, EMP),第三是医院内的急救医师。这种“接力棒”式的急救方式使许多急危重症病人获得新生。美国将全国分成304个EMSS区,各区的急救中心负责各自管区的急救工作;各区之间的急救工作既各自独立,又互相联系。

2. 法国 法国是组建EMSS最早的国家之一。1956年,法国脊髓灰质炎流行时,巴黎首先组成了一个急救系统负责将病人送到医院,并在Claude Bernard医院建立了世界上第一个重症监护病房(intensive care unit, ICU),使一部分呼吸肌麻痹的患儿得到救治。这一成功的经验迅速在法国得到推广,并应用于公路交通事故的救治,1965年,发展为急诊医疗服务体系(法文缩写SAMU, serviced aide medicale urgent)。法国的SAMU具有准军事化的组织形式和快速的急救反应能力。SAMU的使命包括:院前急救;对群体突发事故进行医疗救援的领导;医疗服务的社区化及大范围医疗救护的预测和预案的制订;对医务人员(主要为急救专业医师)进行高级急救培训及对急救医士进行专业培训;开展相关工作的科研活动。

3. 发达国家(地区)EMSS特点

(1) 美英模式——把病人带给医院 一般采用统一的呼叫号码。每个地区的应急调度中心集消防、警察和医疗急救为一体。急救理念是“把病人送到医院”,即先在现场对伤病员进行简单处理,然后送往附近医院,在院内进行急救处理。每辆救护车一般配备2人,既是救护员(急诊医疗技术员或急救士),又是驾驶员。院前急救人员由于不是医师,只能使用少数指定药物,例如肾上腺素等,若要用其他药物须经过医院医师认可。随车配备心电监护、除颤器、起搏器、12导联心电图机、气管插管装置、呼吸机及气囊面罩呼吸器、电动或人工吸引器、指端脉氧饱和度测定仪、快速血糖测定仪、供氧装置、简易接生包、静脉输液装置,以及外伤止血、包扎、固定、搬运等器材。主要实行的国家和地区有美国、英国、澳大利亚、日本、韩国和中国香港、台湾地区等。

(2) 法德模式——把医院带给病人 一般有医疗急救专用电话号码,急救理念是把最好的急救医生送到现场。在第一现场先把伤员的病情稳定下来,在病人到达医院前就提供高水平的医疗救护。然后向急救机构的值班调度人员汇报伤员诊断情况,由调度人员根据病情将病人分配到相关医院,即急救重在院前深入救治,“把医院送到病人身旁”。每辆救护车一般配备3人,包括医生或助理医生、护士和驾驶员。由于随车的是医生,可以使用各种急救药物。随车配备的设备与美英模式大体相同,但一般功能更多、性能更高档。尤其是德国的整个救援工作都是高效率的，快速的空中救援和监护治疗型的直升机是德国急救工作的一大特点，被认为是当今世界空中急救在组织管理上最有成效者。主要实行的国家有法国、德国、俄罗斯、瑞典、瑞士、奥地利、比利时、芬兰、挪威、波兰、葡萄牙等。

综上，发达国家的EMSS建设由于社会经济发展快、起步早，目前已经日臻完善。主要表现在：①在立法上，有比较系统的法律规范做保障；②在急救反应方面，形成了有陆海空各种交通工具组成的立体救援体系，做到了急救半径小、急救反应时间短；③在普及初级救生技术方面，面向社会公众的普及率比较高，形成了专业和非专业的救治队伍；④在急救工作的社会化和国际化方面，建立了跨国的救援机构，如国际救援(SOS)中心、欧洲救援公司等。

（二）我国急诊医学的发展史

我国的急诊急救工作历史悠久，但是真正得到长足发展是在1980年后至20世纪90年代中期，我国初步形成了有中国特色的EMSS。

1. 经验丰富，发展迅速 我国人民军队在革命战争年代所积累的战伤救护经验，以及根据地、边区和解放区人民所从事的“救死扶伤，实行革命的人道主义”医疗实践经验，在新中国成立后得到了发扬光大，并在和平时期为维护人民的健康发挥了巨大的作用。自1980年10月卫生部颁发了《关于加强城市急救工作的意见》以来，我国急诊医学的发展得到了法律层面的重视和保障，全国各地城乡的急诊急救工作蓬勃发展。此后，我国政府又先后颁布了一系列加强急诊急救工作和加强急诊科建设的政策和法规，使我国的急诊医学发展进一步得到加强和规范。到20世纪90年代初、中期，我国各地根据自身的经济、文化和社会发展状况，因地制宜地建设本地急诊医学和急诊医疗服务事业，形成了各具特色的急救医学模式，其中具代表性的有北京模式、重庆模式、上海模式和广州模式四种(参见第二章)。

2. 学科建设，成绩斐然 在急诊急救的学科建设和学术层面上，我国的急诊医学走过了20多年的发展历程。1986年，在上海召开了第一次全国急诊医学和危重症监护医学学术会议，会议决定成立全国性的急诊医学学术团体。同年12月1日，中华医学会常委会正式批准成立“中华医学会急诊医学专科学会”。1987年5月27日，由院前急救、急诊科与ICU三方面专家组成的中华医学会急诊医学分会在杭州正式成立(急诊医学分会的成立可以作为急诊医学创建的里程碑)。学会成立以来，经过老中青专家们持之以恒的努力与奉献，使这一学科取得令人瞩目的进展：促进了院前急救、急诊科与ICU环环相扣的急诊医疗体系的形成与发展，从根本上改变了落后的急救模式；急诊医学独立的教学、培训、职称晋升系列形成，一些大专院校开办了急诊医疗系，培养出急诊医学专业的本科生，不少院校已经有了急诊医学硕士、博士培养点，这些不同层次的高级专业急诊急救人才，是急诊医学不断创新、持续发展，乃至赶超国际先进水平的希望；构筑了专业杂志、网络、各类学术会议等学术交流平台，《中华急诊医学杂志》在临床医学类期刊中名列前茅，“中华急诊网(www. cem. org. cn)”等多个网络为各级各类人员提供了学习与交流平台；急诊医学分会还及时总结、出版急诊急救医疗护理方面的专业书刊，满足了专业人员科研与教学之所需，并为普及初级救生知识做了大量工作。

3. 抗击“非典”，举世瞩目 2003年春，急性传染性非典型性肺炎(“非典”，SARS)在我国流行，面对突如其来的疫情，全国人民万众一心，爱国热情空前高涨，社会各界同舟共济，广大医务工作者临危不惧,中华民族经受住了严峻的考验。党中央、国务院把人民群众的身体健康和生命安全放在第一位,及时研究和部署防治 SARS 工作,贯彻《中华人民共和国传染病防治法》,制定了《突发公共卫生事件应急条例》,将 SARS 列为法定传染病管理,如实公布疫情,在全国范围内实行群防群控。国务院和地方政府成立防治非典指挥部,统一调度人力物力财力,充分发挥城乡基层组织的作用,确保预防、救治工作紧张有序进行。医疗卫生部门组织科研攻关,在诊断、治疗、防疫等方面取得重要进展,最终取得了防治 SARS 工作的重大胜利。我国的医务工作者(尤其是从事防治"非典"一线工作的医务人员)在防治 SARS 工作中表现出的高尚道德情操和无私忘我的献身精神,受到了全国人民的一致赞扬和国际上的瞩目。

在防治 SARS 工作中,国务院制定的《突发公共卫生事件应急条例》的行政法规,具有非常重要的意义,它明确了政府在突发公共卫生事件发生之前和已经发生时应该担负的责任和义务、对突发的突发公共卫生事件的处置是政府应急保障能力的体现。作为急诊急救的从业人员,是政府应急防御保障体系中卫生保障的重要力量,《突发公共卫生事件应急条例》规定了急诊急救人员在处理突发公共卫生事件时的权利和义务,为急诊急救人员履行职务提供了法律保障。

SARS 过后,国家对紧急医疗救援的认识进一步加深,各级政府加大了对突发公共卫生事件紧急医疗救援体系建设的投入,国家着力加强了由"紧急医疗救治系统、紧急医疗专业救治队伍、紧急医疗信息系统、紧急医疗防治系统"等四个部分组成的突发公共卫生事件紧急医疗救治体系的建设,并先后经受了汶川地震、玉树地震和舟曲泥石流等重、特大自然灾害的考验。

二、EMSS 的要素和功能要求

EMSS 包括院前急救、院内急诊和 ICU 三部分组成,这三者构成了急危重症病人救治工作的生存链。即院前急救负责现场急救和途中监护、急诊科负责院内救护、ICU(或专科 ICU)负责对危重病人的延续救治和监护。三者之间既有明确分工,又相互密切联系,形成了一个有机的整体,从而为急危重症病人提供快速连续不间断的急救医疗服务。此外,从广义上讲,EMSS 尚包括急诊病人的康复治疗,因为急诊救治的最终目的是使病人能够回归社会,使其具有满意的社会生活和劳动能力。

1. 院前急救　院前急救是指急危重症病人在现场所接受的现场救护和送往医院的途中监护。院前急救是 EMSS 第一个环节,也是最重要的环节,院前现场急救是否及时、判断处置是否果断得力,均将影响到伤病员的生命安危。一个健全高效 EMSS 的院前急救应该符合如下要求:通讯系统网络化,能够覆盖全部行政区域所属急救单位;尽可能小的急救半径(5 km 内),急救站(医院)点布局合理,急救反应时间小;具有业务和身心素质良好的急救人员;具有性能良好的交通工具和能够给予伤病员以高级生命支持的救护设备和药品(参见第二章)。

2. 院内急诊科　急诊科是医院急诊救护的第一线,密切关系急诊伤病员的生命安危。自 1984 年国家卫生部颁布《医院急诊科(室)建设的通知》以来,经过近 30 年的努力,我国的急诊医疗救护工作发生了根本性的变化。现在,二级以上和部分一级医院,都建立了规范的急诊科,形成了布局合理的急诊小区;在经济文化发达地区的中型以上城市有了不同规模的、区域性的急救中心，县级以下建立了三级急诊救护网络。所有这些，大大方便了急危重症病人的就医，提高了急诊救护的救治水平，促进了急诊医学的发展(参见第三章)。

3. ICU ICU是重症监护病房的简称，是一种集现代化医疗设备和救护技术为一体的医疗组织管理形式，是在医院中将危重病人集中监护进行救治的病房，危重病人将在ICU内渡过其生命最危险的阶段。ICU具有多学科交叉渗透的特点，它是由受过专门训练的医护人员，在配有最先进、最完善的监测仪器和急救设备的病房内，对危重症及可能发生器官功能和系统功能衰竭的病人，进行及时、连续、系统的严密监测和救护，从而为疾病的治疗赢得时间，达到减少并发症和降低死亡率的目的(详见第六章)。

EMSS作为急诊急救工作的理想组织形式，它既适合于平时对急危重症病人的救护，也适合于突发公共事件发生时，作为政府应急防御机制医疗救援的骨干力量；在战时，EMSS的救护人员可以作为战时卫生救护人力资源动员的基本力量。

第二节 急重症护理学的发展及范畴

急重症护理学是在急诊急救和重症监护领域对人实施整体护理的应用科学，是在急诊医学和危重症医学发展的基础上形成和发展起来的，主要研究和处理各类急性伤病、慢性病急性发作病人的急诊救护和危重病人的急救与监护。

一、急重症护理学的发展史

急诊护理工作可以说始于护理学的奠基人南丁格尔(F. Nightingale，1820—1910)在克里米亚战争中所从事的伟大护理实践。但是，作为一个独立的学科，急重症护理学只有几十年的发展史。

20世纪50年代初，北欧地区脊髓灰质炎爆发大流行，医务人员将呼吸肌麻痹的病人集中管理，建立了有105张病床的专门病房，使用“铁肺”(呼吸机)进行呼吸支持，并给予特殊的护理技术。这是世界上最早对呼吸衰竭病人进行集中监护的“监护病房”，它不但解决了呼吸衰竭抢救的理论和技术问题，还为后来的ICU的建立提供了实践和理论的基础，是现代ICU的雏形。20世纪60年代后，电子技术发展迅速，新的医疗电子设备不断问世，如心电示波监护仪、电除颤器、呼吸机、血液透析机逐步得到应用，急诊急救护理工作也进入了新阶段。尤其是监护仪器的集中使用，促进了危重症监护工作，ICU也于70年代后期应运而生。

我国历来重视急救知识、战伤救护知识的普及教育，急重症护理事业也经历了从简单到设备齐全、从附属一个学科到形成一个新学科的发展过程。在20世纪70年代中期以前，急救工作和危重症监护工作只限于临床科室的普通“抢救室”(靠近护士办公室)和手术后病人的“复苏室(麻醉清醒室)”。70年代后期，心胸外科迅速发展，心脏手术后病人的监护工作，促进了综合ICU和各专科ICU的发展。作为急诊急救和重症监护为主要内容的急重症护理工作，也经历了从实践到理论、再从理论到实践的质的飞跃。学科建设也在不断加强，中华护理学会和各省的护理学会及其他的专业委员会，每年都要举办急重症护理的继续教育培训班，培养临床紧缺的急重症护理人才;在普通高等护理教育方面,急重症护理专业方向的专科教育也已经出现;各地已经出现了急重症护理学科的专业学术委员会和专业网站,如浙江省护理学会重症监护专业委员会和ICU网(www. zjicu. com)。

二、急重症护理学的范畴

1. 院前急救 完成各类急性伤病、慢性病急性发作病人的现场救护和送往医院途中的救治与监护。

2. 院内急诊 对来院的急诊病人迅速准确地做出应急救护和急诊分诊,协助病人就诊和接受治疗;并做好急诊手术、留院观察、收住入院、入住ICU等病人的护理工作。

3. 应急保障和战伤救护 接受当地政府的调遣,参加突发公共事件、大型公共集会的卫生救援(保障)和战时的战伤救护、卫勤保障。

4. 培训与科研 对本单位护理人员进行专业培训和接受急救护理人员的实习、进修学习,从而提高整个护理队伍的专业素质,提高急重症护理工作水平。进行急重症护理学的科学研究,包括进行急重症护理的理论、实践、教学的科研,以及对急诊急救组织管理和仪器设备的研究。

5. EMSS中的护理管理 护理工作在EMSS中占有非常重要的地位。在危重病人的病情观察及判断、治疗时机把握方面的协助和配合,在急救技术的独立操作、抢救成功后的监护、对病人进行健康教育等护理实践中护理人员的专业技能以及情感、语言、仪表、仪态等护理行为,都对护理质量产生影响。如何在EMSS调动护士的工作积极性,合理利用人力资源和其他急救资源,提高急诊急救和重症监护的工作质量,是急重症护理学的重要课题。

三、怎样学习急重症护理

1. 明确学习目的,培养职业素质 学习急重症护理学的目的,是为了培养护士的急救意识和急救技术水平,以降低伤病员的死亡率、减少致残率,促进病人的康复。要树立一切为了病人的思想,护士在救护工作中所采取的救护措施,都必须从有利于病人出发,决不可以在护理工作中给病人带来任何不应有的痛苦。应该意识到,参与抢救、治疗和护理是急重症病人对护士的信任,也是急重症护士应尽的职责。

在急诊分诊时常常面临这样的情况:一是病人有生命危险,需要边抢救边通知医生,如心跳骤停的病人必须由护士立即进行心肺复苏,决不可以坐等医生的到来;二是需要护士先做必要的处置,为医生的进一步救治赢得时间,如开放伤的外出血,护士要先做压迫止血,同时呼叫专科医生应诊;三是病情严重,需要护士密切观察病情变化,根据病情准备抢救用品,呼叫医生到达现场后共同抢救,如对高热的病人,护士应在医生到达之前先做体温的测量、对呼吸急促的病人给予临时吸氧等。这些都要求护士具有高度的责任心、良好的职业技能、高尚的道德情操等职业素质,在工作中才能够做到及时准确判断病情和正确果断进行处置;切不可犹豫不决、敷衍塞责,甚至延误时间。

2. 必须重视"三基"训练 "三基"即基础知识、基本理论和基本技能。急重症护理学覆盖各个年龄段的病人,且病情复杂,在护理过程中,涉及的知识范围广泛。因此,要求护士具有扎实的医学基础理论知识、比较宽泛的临床护理经验和熟练的技术操作，同时还要有比较丰富的人文社科知识。只有这样，才能在急重症护理工作中做到沉着冷静、处置得当、游刃有余；否则，往往考虑不周全，造成主次不清，甚至惊慌失措、束手无策、处置失当，贻误抢救时机。

必须掌握医学专业的基础知识和基本理论。例如，要做好气管插管，就要熟悉咽喉部的局部解剖；要做好呼吸和循环的监护，就要有扎实的呼吸、循环生理学和病理学的知识；要学会正确询问搜集病史、正确进行护理体检、熟悉各项功能检查的适应证和禁忌证、熟悉实验检查的正常值，没有扎实的专业理论知识，想做好急重症护理工作就是无源之水、无本之木了。

必须重视基本技能的训练。急重症护理工作技术操作项目多、技术应用能力要求高，在技术应用能力上除了要求护士有熟练的基础护理能力外，还要能够熟练地进行急救技术和监护技术的技能操作。如在基础护理方面，既要做到认真执行查对制度、严格遵守无菌原则，还要有进行适当的心理护理和健康教育的能力。在急救技术和监护技术技能操作方面，对医护通用的技术操作必须达到熟练的要求，如急救技术的气管插管和现场心肺复苏、非同步电击除颤术、呼吸机和多功能监护仪的管理和基本参数的设置等。

3. 理论密切联系实际 急重症护理学的发展，体现了理论联系实际的原则。以急救医学为例，开始仅限于战伤救护，经过临床实践后将战伤救护的基本技术应用于和平时期的危重症的抢救，从而提高了危重症病人抢救的成功率和生存率。学习急重症护理学要善于将基础医学的理论与其他临床护理学的理论和知识相互联系，达到融会贯通、举一反三。

要重视实训练习，做到掌握方法、形成技巧。在临床见习和实习时，遇到急重症病人的抢救，要积极主动地参与，通过观摩和参与抢救，能够更好地消化学校中学得的理论知识。要在见习、实习中认真观察病人对抢救措施和药物的反应，认真总结分析每一例抢救的经验教训；要善于分析在抢救工作中遇到的各种问题，经过自己科学缜密的思考，提高分析问题、解决问题的能力。学习中要注意和同学、老师的沟通交流，这样既可以丰富自己的知识，又锻炼了沟通和交流的能力。

4. 重视终身学习，促进学科发展 我们处在一个知识爆炸的时代，只有不断地学习，才能够跟上时代的发展。一个从事急重症护理的护士，要注重知识的更新，树立终身学习的理念。要重视知识的积累和经验的总结，要善于利用各种学习资源，刻苦学习，努力实践。只有这样才能够超越前人，有所创新。当前，我国社会政治、经济建设的和谐发展，促进了科学技术的全面发展，急重症护理学也面临良好的发展机遇。我们要在急重症护理的理论上有所突破，在急重症护理技术上有所创新，只有这样才能更好地为人民的健康服务，为我国急重症护理事业的发展做出应有的贡献。

思考题

一、名词解释

急诊医学　急重症护理　急诊医疗服务体系（EMSS）　院前急救　ICU

二、简答题

1. 简述发达国家 EMSS 的特点。

2. 简述我国 EMSS 的建设概况。
3. 简述现代急诊护理学的范畴。
4. 怎样学好急重症护理学?
5. 简述 EMSS 的组成要素和功能。

(刘书祥)

第二章 院前急救的组织与实施

学习目标

1. 描述院前急救的概念。
2. 说出院前急救的意义和特点。
3. 定义 SOAP 公式，尝试用 SOAP 公式书写一份分诊记录。
4. 叙述院前急救的任务和突发公共事件卫生救援伤病员的分类与分流方法。
5. 描述现代化 EMSS 的建设要求。
6. 比较我国院前急救的“四大模式”，阐述我国院前急救的发展前景。
7. 绘一幅突发公共事件卫生救援的现场平面图。

院前急救是指急危重症病人在现场所接受的现场救护和送往医院的途中监护。现场救护者可以是“第一目击者”，也可以是随救护车到达现场的专业院前急救人员；广义的院前急救包括前述的二者，而狭义的院前急救特指后者所实施的救护和监护。各种危重急症、意外伤害事故以及突发的灾难性事故，均需要现场进行紧急的初步急救，力争抢救生命和维持伤病员生命体征的稳定，为后续的救护奠定基础。因此，院前急救的根本任务就是通过及时有效的现场救护，赢得抢救生命的“黄金时间”，并将病人迅速安全地送达附近合适的医院急诊科，接受进一步的确定性治疗。

第一节 院前急救概述

一、院前急救的重要性

1. 从医疗角度看 院前急救是整个 EMSS 的一个子系统，是急救过程中的重要一环。就危重病人救护的全过程来看，应该包括由伤病员本人及其亲友、邻里、同事和其他目击者所进行的自救和互救，以及专业救护人员的现场急救和送院途中救护、医院急诊科救治和 ICU 强化监护，相互间既有分工又有联系。遇有伤病员外出血、骨折、休克等，均需在现场进行抢救，尤其是对心搏骤停的患者，相差几分钟就关系到患者的生死存亡。现代医学表明，猝死病人抢救的最佳时间在发病的 4 分钟内，严重创伤伤员抢救的黄金时间是伤后的 30 分钟内。如果没有院前急救争取到这关键的几分钟，院内设备再好，医生的医术再高明，病人也难以起死回生。

2. 从社会灾害防控角度看 院前急救也是政府的城市和地区应急防御系统的重要组成部分。随着社会性的灾害性事故的增加和各种自然灾害的不断发生，往往在造成人类生存环境破坏的同时，也会造成群体性的人员伤亡。这就需要包括医疗救护、消防、交通、公安等组成的城市

(地区)应急防御体系共同救援。一个协调的应急防御系统能使灾害造成的损失及影响降低到最低限度;同样,一个具有快速、高效的院前急救体系,可使人员伤亡的损失减少到最低限度。

二、院前急救的特点

从社会学角度分析,院前急救具有社会性强、随机性强、时间紧迫、流动性大等特点;从医疗角度分析,院前急救具有急救环境差、病种多样复杂、只能对症治疗、救护人员劳动强度大等特点。

1. 社会性强、随机突发性强 急诊医学是医学领域的新兴学科,这就使院前急救跨越了传统医学分科范围。另外,院前急救活动涉及了社会的各个方面,使院前急救也逾越了纯粹的医学领域,这就是其社会性强的表现。其随机突发性强则是说疾病的发生、灾害性事故的出现,是不以人们的意志为转移的,表现为何时何处将出现呼救、需要什么样的救援,事先无法预知。如我国的唐山大地震,发生于1976年7月28日凌晨3时许,造成24万人死亡,有70余万人受伤,其中重伤员16.4万人,平均每5个幸存的唐山人中就有一个重伤员。

2. 时间性强、流动性强 接到"呼救"信号必须立即出车。到达现场后,医护人员必须迅速抢救病人,不管是危重病人还是急病病人,都需要马上紧急处理,刻不容缓。时间的紧迫性还表现在不少病人及其亲属都存在有焦虑情绪和恐惧感,要求迅速送往医院的愿望十分迫切,即使是无生命危险的伤病也不例外,总以为只有在医院才能感到安全。院前急救的流动性强则表现在灾害救援方面,当突发灾害性事故需要卫生救援时,急救的目的地就可能会超越行政区域的EMSS责任范围,可能会前往邻近的市、县救援,有时甚至超越省辖的行政区域,救援距离可达百公里以上。另外,在小城市和乡镇,由于救护车较少,急救半径较大,也会造成远距离的出车。

3. 急救环境条件差 院前急救的现场大多环境较差,如在马路街头、游览区、公园等环境抢救发生意外的伤病员,常常有围观的人群,在这种拥挤、嘈杂环境里,影响诊断、救治;即使在病人家中,采光不好、光线暗淡时不容易看清楚病人的面色;在场地狭窄的地方难以将病人安置合适体位,使一些必要的操作难以完成(如现场的心肺复苏);在伤病员的运送途中,救护车的震动和发动机的轰鸣也使一些必需的监护(心音、脉搏、血压等)和诊疗操作难以实施;而水路的运输则条件更差,救护起来困难重重。有时灾害事故现场的险情尚未排除,如现场的大火、各种有毒气体、倒塌物、爆炸物等险情对救护人员具有一定的危险性,也可能造成人员再损伤。

4. 病情复杂多样,对症处理为主 呼救的病人涉及临床各个学科,且多是急症和危重症患者,需要立即判断病情,果断进行处置。但是由于没有充足的时间和良好条件作鉴别诊断,故现场的救护主要是判断病人的生命状况,往往以抢救生命、对症治疗为主。

5. 劳动强度高,体力消耗大 随车医务人员到达现场,病人若在高楼且电梯不能正常运行时,医务人员就要自己携带急救箱和担架爬楼梯,尤其是现在"空巢家庭"增多,对这些独居的老年病人,现场救治处理后还要抬担架下楼;若病人的位置是救护车无法开进的城镇小巷道或田间小道连接的村庄,医务人员就得弃车负重步行。抢救过程紧张,运送病人的途中也不能松懈,还要不间断地观察患者的病情,所有这些都需要医务人员付出较大的体力劳动。

三、院前急救的任务

根据院前急救的重要社会职能和功能定位,院前急救的任务概括为以下5方面。

1. 平时对呼救病人的院前急救　这是院前急救的经常性任务。呼救病人一般分两种类型:一类为短时间内有生命危险的病人(称为危重病人),如心肌梗死、窒息、严重创伤、休克等;此类病人约占呼救病人的10%～15%,其中进行就地心肺复苏抢救的特别危重病人<5%。对此类病人必须做好现场抢救和途中监护,目的在于挽救病人生命或维持其生命体征,为医院内的救护奠定基础。另一类为病情紧急但短时间内尚无生命危险的病人,如单纯性骨折、一般的急腹症、重症哮喘等病人,称为急诊病人。此类病人约占呼救病人的85%～90%,现场处理的目的在于稳定病情、减轻病人在运送过程中的痛苦和避免并发症的发生。

2. 紧急医疗救援或战时的战伤救护　突发公共事件的紧急医疗救援,应根据政府的应急防御预案要求,做到"一声令下,立即出动"。对遇难者除应做到平时的急救要求外,还要注意在现场与其他灾害救援专业队伍之间密切配合。另外,还要注意自身的安全。在战时,应根据国家的征召,参加战地救护,这是每一个公民的义务,也是医务人员的职责。

3. 特殊任务时的救护值班　根据当地政府的应急防御预案,承担当地各类大型群众团体活动的医疗服务保障工作和重要节假日等的医疗救护值班。执行此项任务要求值班人员加强责任心,严防擅离职守。

4. 宣传普及初级救生技术　向社会公众进行初级救生技术的普及教育可以提高院前急救的成功率,这是国外成功的经验。既要充分利用广播、电视、报刊等媒体对公众进行初级救生技术理论的宣传教育,还要到企事业单位和社区进行现场的急救及心肺复苏技术的普及宣教与训练。这项工作一般在卫生行政部门的领导下由红十字会负责,广大医护人员要积极参与,成为开展普及初级救生技术的生力军。

5. 科研工作与教育培训　院前急救工作的两大任务(市民日常的院前急救、突发公共事件的紧急医疗救援)给院前急救的医务人员提出了加强院前急救科研的重要性和必要性:要针对院前急救的任务加强相关的研究,如突发公共卫生事件及城市突发恐怖事件、自然灾害、工业伤害、交通事故伤害、突发群体性伤害的救治等方面的研究;院前急救心肺复苏的研究;区域性EMSS建设的研究;制订大规模急救医学试验研究计划和修订灾害事故、突发事件医疗救援处理预案;制订中国院前急救指南;院前急救网络化建设和国际交流等。还要加强继续教育,提高院前急救人员业务素质,加强指导小城市的急救医学科研建设和对小城市急救医务人员的培训工作,整体地提高院前急救的水平。

四、院前急救人员的分类

1. 专业急救人员　目前,我国院前急救专业急救人员有医师、助理医师、护士、护工(担架员)、救护车驾驶员等,医师、护士的职能按照中华人民共和国《执业医师法》和《护士条例》等法律法规要求进行规范。其他人员上岗前均应接受有关的培训与考核,获取相应的上岗资质证书(如初级救生员)或技能证书(如心肺复苏)。

专业急救医务人员要求具有一定的临床经验,即医师必须是本科毕业后从事医疗工作3年以上;急救医士必须是大、中专毕业并经过专门急救技术培训,在医院急诊科工作2年以上;急救护士(师)要求中专以上毕业,在医院急诊科工作2年以上。培训要求包括担架员、驾驶员都需经过心肺复苏和创伤救护五大技术(通气、止血、包扎、固定、搬运)考核合格,能够熟练掌握院前急救设备、器材的使用;医师、护士要熟悉药品的用法和用量;院前急救人员要求身体健康、责任心强、服务态度好。

总体来看,我国在院前急救的专业人员层次配置方面与美英模式相比总体偏高,医生护士成为院前急救的骨干力量,这点与有些美英等发达国家的模式相反。由于多数情况下,危重症病人在急诊呼救中不占多数,实质上会造成人力资源上的浪费。

2. 非专业急救人员 目前在我国是弱项,为使伤病员尽快得到妥善处理,以降低病死率,提高治愈率,向社会公众普及急救知识是当务之急,要建立专兼职急救员队伍。

(1) 急救员的设立 在社区和自然村每60~100名人口中,应有1名乡村医生、红十字会员或1名不脱产的急救员。每人需配备1个简单急救箱。当附近出现急危重症病人后,急救员可以在第一时间到达现场,使病人得到初级救护;当发生灾害性事故,出现群体性伤病员时,他们可以迅速组织起来,先期进行现场急救工作和引导、协助急救中心的院前急救人员。

(2) 向社会公众普及急救知识 这是院前急救的任务之一,要积极主动地做好这项工作,通过急救知识的普及,提高社会公众的自救互救能力。

五、我国院前急救的模式及发展展望

我国院前急救由于各地社会经济文化的发展程度不一致,政府的初期投入差别较大,因此到20世纪90年代中期,形成了院前急救的"四大模式"。虽然院前急救的模式不同,尽管在实际运行过程中也存在着不足,但是在维护人民健康方面都发挥了应有的作用。

1. 我国大中城市院前急救模式

(1) 北京模式——院前院内一体型 北京急救中心是北京市院前急救和重大急救医疗任务的统一指挥、调度和抢救中心。该中心由院前急救-急诊室-重症监护室构成,病人经院外抢救处理后转急救中心监护室继续治疗,多数病人则被转运到其他医院,这种模式又称为独立型。其工作流程为:病人及其家属通过"120"电话向急救中心呼救,急救中心调度就近的救护站出车到现场急救,然后监护运送病人回急救中心或送附近有条件的医院进一步治疗。

(2) 上海模式——单纯院前型 上海市医疗救护中心由中心站及其分部(市区的各个分站)组成。救护中心只负责院前急救,现场处置完成后,立即就近送医院或送有条件进一步治疗的专科医院。其工作流程为:病人及其家属通过"120"电话向急救中心呼救,急救中心调度就近分站出车、出人到现场急救,然后监护运送病人到协作医院,也可到病人的劳保医院或专科医院继续院内救护。这种模式的特点是院前急救站点为政府投入建设,急救站点政府统筹规划、布局合理,院前急救与院内救护没有利益之争。

(3) 重庆模式——依托医院型 重庆市急救医疗中心是依托重庆市第四人民医院成立的,这是一所具备接收各专科病人能力的医疗救护单位,扩大了院前急救和救治病人的范围,院前急救实质上是该急救医疗中心的一个部门。其工作流程为:病人及其家属向"120"呼救,市急救医疗中心的院前急救部派人、派车到现场救护,然后监护病人回市急救医疗中心(部分病人分流至就近医院),由院内急救部继续救治。

(4) 广州模式——调度指挥型　广州模式是由广州市急救医疗指挥中心所属的“120”指挥调度中心负责全市急救工作的总调度，组成了以“统一指挥、依托医院、分片负责、专科出诊”为特色的院前急救医疗网络。其工作流程为：病人及其家属通过“120”电话向“120”指挥调度中心呼救，指挥中心立即通知该区域承担院前急救任务的医院急诊科出车，医院急诊科救护人员赴现场抢救，然后监护病人回本院继续治疗或就近送专科医院。这种模式的特点是政府只负责宏观管理，院前急救与院内救护为一体，也不存在利益之争。

上述各城市院前急救的组织形式各有不同特点，其工作效率也有一定差异。其共性如下：都具有现代化的有线或无线通信设备；基本健全的急救网络，使抢救半径缩短在 5 km 左右，急救反应时间在 10 分钟左右，能够给病人以快速和高效的院前救护，从而减少了伤病员的伤残率、病死率。上述急救模式近年来也发生了很大的变化，更加完善和高效。

2. 我国小城市和农村的“三级急救网络”型模式　我国小城市和农村的 EMSS 建设，由于地域广阔的国情使然，因此不能照搬大中城市的模式。应因地制宜地建立“三级急救网络”型模式，即Ⅰ级急救站设在乡镇卫生院(所)、Ⅱ级急救站设在区卫生院或中心乡镇的卫生院、Ⅲ级急救中心设在县市的综合性医院或急救中心，由此构成基层的三级急救网络。在我国小城市和农村的“三级急救网络”的建设过程中，首先要注意“120”呼救信号的公共性，120 是社会公共资源，要避免出现“一家垄断”的现象；其次是要加强对社会公众宣传急诊医学的知识和培训一定数量的专、兼职初级救生人员，从而提高伤病员自救互救的比例，以减少院前的死亡率和伤残率；再次是要与我国当前在农村地区推行的新型合作医疗工作结合起来，统筹安排，协调发展，使小城市和农村的“三级急救网络”建设更加科学。

3. 我国院前急救的发展与展望

(1) 全国应急预案框架体系已经建立　我国在防灾减灾应急保障方面，政府的职能作用越来越重要。国家的“突发公共事件应急预案”编制工作已经完成，全国应急预案框架体系初步建立。预案体系包括已完成的国家总体应急预案、25 件专项应急预案、80 件部门应急预案以及地方应急预案、企事业单位应急预案五个层次。应急预案将突发公共事件分为自然灾害、事故灾难、公共卫生事件、社会安全事件等四类。按各类突发公共事件的严重程度、可控性和影响范围等因素，分为特别重大(Ⅰ)、重大(Ⅱ)、较大(Ⅲ)和一般(Ⅳ)四级。根据国务院的要求，各级政府都制定了突发公共事件的应急保障预案。在国家和各级政府的重视下，卫生救援作为突发公共事件应急保障的一支重要的力量，必将得到发展和加强。

(2) 急诊急救模式的发展、完善与转变　我国的院前急救事业发展很快，原有的“四大模式”也在不断的分化中。其中上海模式和广州模式分别在大、中城市得到了普及，而原来的重庆模式则进一步得到完善。北京模式已完全改制，实现了功能转型，北京紧急医疗救援中心已将全部医疗转向院前急救，并且承担了“120”指挥调度、日常急救医疗服务(如上海一样只负责院前急救)、急救网络建设与管理以及急救知识普及和培训的任务；其他的大、中城市也在强化“120”的调度指挥职能，组建省级的卫生救援中心，把“120”作为公共资源，由政府进行管理。“120”呼救信号不再是一家医疗机构的垄断资源，百号“争鸣”的局面已不复存在。

(3) 应急防御体系的联动机制与立体救援体系　我国在应急保障方面，110、119、122、120

“四号联动”的机制已经在越来越多的城市和地区开始实践，并且取得了一定的经验，在一些发达的地区和城市开始显现出优势，并逐步在推广中。“四号联动”机制的形成，将使我国的应急保障救援体系产生新的、质的飞跃。

我国院前急救的运输力量目前仍然是以汽车运输为主。水面运输由于水浪颠簸和速度制约，只有在特定场合和(或)情况下才使用。而以直升机为运输力量的空中救援还在尝试中。目前，武汉和广州走在了前面，已经开始了空地一体的立体救援体系的建设，另有越来越多的城市也在建设中。随着我国现代化进程的加快和政府的重视，监护型的救护车装备也将越来越多，空地一体化的立体救援体系建设也将越来越快。

(4) 法律保障是关键，卫生立法不断加强　要进一步加强在 EMSS 建设方面的立法工作。国家要根据社会和经济发展情况，除了加大在卫生事业方面的投入外，尤其要根据 EMSS 运行和突发公共事件应急处理过程中出现的新问题、新情况，加强调查研究，及时起草和制订，并不断完善建设 EMSS 和应对突发公共事件的法律、法规和规章制度，由此形成科学、完整的加强 EMSS 建设和应对突发公共卫生事件的法律和规章体系。另外，对在 EMSS 建设和应对突发公共事件工作中履行职责不力，造成工作损失的，要追究有关当事人的责任。

(5) 医疗卫生救援的公众参与意识在强化　各级卫生行政部门要做好 EMSS 建设和突发公共事件医疗卫生救援知识普及的组织工作。中央和地方广播、电视、报刊、互联网等媒体要扩大对社会公众的宣传教育；各部门、企事业单位、社会团体要加强对所属人员的宣传教育；各医疗卫生机构要做好宣传资料的提供和师资培训工作，以多种形式对社会公众广泛开展突发公共事件应急知识的普及教育，宣传卫生科普知识，指导群众以科学的行为和方式对待突发公共事件。在广泛普及医疗卫生救援知识的基础上，逐步组建以公安干警、企事业单位安全员和卫生员为骨干的群众性救助网络，经过培训和演练提高其自救互救能力。

第二节　突发公共事件的医疗卫生救援

突发公共事件是指由自然灾害、事故灾难、公共卫生、社会安全事件等导致的人民群众身体健康和生命安全受到威胁或伤害的情况，称为突发公共事件。突发公共事件发生后，各项医疗卫生救援工作应迅速、高效、有序地进行，要提高卫生部门应对各类突发公共事件的应急反应能力和医疗卫生救援水平，最大限度地减少人员伤亡和健康危害，保障人民群众身体健康和生命安全，维护社会稳定。

一、医疗卫生救援的分级

根据突发公共事件导致人员伤亡和健康危害情况，医疗卫生救援事件分为特别重大(Ⅰ级)、重大(Ⅱ级)、较大(Ⅲ级)和一般(Ⅳ级)四级。

1. 特别重大事件(Ⅰ级)　包括以下三类。

(1) 一次事件出现特别重大的人员伤亡，且危重人员多，或者是核事故和突发放射事件、化学品泄漏事故导致大量人员伤亡，事件发生地的省级人民政府或有关部门请求国家在医疗卫生救援工作上给予支持的突发公共事件。

(2) 跨省(自治区、直辖市)的有特别严重人员伤亡的突发公共事件。

(3) 国务院及其有关部门确定的其他需要开展医疗卫生救援工作的特别重大突发公共事件。

2. 重大事件(Ⅱ级) 包括以下三类。

(1) 一次事件出现重大人员伤亡,死亡和危重病例超过5例的突发公共事件。

(2) 跨市(地)的有严重人员伤亡的突发公共事件。

(3) 省级人民政府及其有关部门确定的其他需要开展医疗卫生救援工作的重大突发公共事件。

3. 较大事件(Ⅲ级) 包括以下两类。

(1) 一次事件出现较大人员伤亡,死亡和危重病例超过3例的突发公共事件。

(2) 市(地)级人民政府及其有关部门确定的其他需要开展医疗卫生救援工作的较大突发公共事件。

4. 一般事件(Ⅳ级) 包括以下两类。

(1) 一次事件出现一定数量人员伤亡,死亡和危重病例超过1例的突发公共事件。

(2) 县级人民政府及其有关部门确定的其他需要开展医疗卫生救援工作的一般突发公共事件。

二、医疗卫生救援的组织体系

各级卫生行政部门要在同级人民政府或突发公共事件应急指挥机构的统一领导指挥下,与有关部门密切配合、协调一致,共同应对突发公共事件,做好突发公共事件的医疗卫生救援工作。

医疗卫生救援组织机构包括:各级卫生行政部门成立的医疗卫生救援领导小组、专家组和医疗卫生救援机构[指各级各类医疗机构,包括医疗急救中心(站)、综合医院、专科医院、化学中毒和核辐射事故应急医疗救治专业机构、疾病预防控制机构和卫生监督机构]、现场医疗卫生救援指挥部。

1. 医疗卫生救援的领导小组 国务院卫生行政部门成立突发公共事件医疗卫生救援领导小组,领导、组织、协调、部署特别重大突发公共事件的医疗卫生救援工作。国务院卫生行政部门卫生应急办公室负责日常工作。

省、市(地)、县级卫生行政部门成立相应的突发公共事件医疗卫生救援领导小组,领导本行政区域内突发公共事件医疗卫生救援工作,承担各类突发公共事件医疗卫生救援的组织、协调任务,并指定机构负责日常工作。

2. 专家组 各级卫生行政部门应组建专家组,对突发公共事件医疗卫生救援工作提供咨询建议、技术指导和支持。

3. 医疗卫生救援机构 各级各类医疗机构承担突发公共事件的医疗卫生救援任务。其中各级医疗急救中心(站)、化学中毒和核辐射事故应急医疗救治专业机构承担突发公共事件现场医疗卫生救援和伤员转送工作;各级疾病预防控制机构和卫生监督机构根据各自职能做好突发公共事件中的疾病预防控制和卫生监督工作。

4. 现场医疗卫生救援指挥部 各级卫生行政部门根据实际工作需要在突发公共事件现场设立现场医疗卫生救援指挥部,统一指挥、协调现场医疗卫生救援工作。

三、突发公共事件伤病员的分诊

急重症病人的分诊(检伤)为院前急救工作的重要组成部分。分诊分为院前急救(现场)分诊和院内急诊科分诊两部分,两者的指导思想和方法原则是一致的。当群体性的公共卫生事件发生时,伤病员往往批量性出现。批量性伤病员的特点是突发性强、伤病人员多、伤病的种类和性质复杂、危重伤员多。急救和后运之间常出现尖锐的四大矛盾:即急救技术力量不足与伤员需要抢救的矛盾;重伤员与轻伤员都需要急救的矛盾;轻、重伤员都需要后运的矛盾;急救物资短缺与需求量的矛盾。解决这些矛盾的办法就是对伤病员进行分类。做好灾害性伤病员分类工作,可以保证充分地发挥人力、物力的作用,使需要急救的轻、重伤病员各得其需,使急救和后运工作能够有序不紊地进行。院外急救分类的重要意义集中在一个目标上,即提高其效率。将现场有限的人力、物力和时间,用在抢救有存活希望者的身上,提高伤病员存活率,降低死亡率。

1. 现场伤员分诊(检伤)的要求

(1) 突发公共事件伤病员的分诊(检伤)工作由经验丰富的医师承担,战伤救护的分诊则由有主治军医技术职务的军医负责。

(2) 边抢救、边分诊(检伤)、边分流,有威胁生命的情况存在,立即分流救治,切不可本末倒置,因为分诊而延误了救护。

(3) 分诊(检伤)应遵循先危后重、再轻后小(伤势小)的原则进行。

(4) 分诊(检伤)应做到检查仔细认真、分流快速准确。

2. 现场伤员分诊(检伤)方法 突发公共事件伤病员的现场分诊(检伤)方法应做到快速准确。检查1个伤病员应在1~2分钟内完成,根据伤情可按照SOAP公式(即subjective,主诉;objective,观察;assess,估计;plan,计划)进行检查(参见第三章)和记录,为节约时间,SOAP公式可以事先设计成表格格式,使用时只需打勾即可。

四、突发公共事件伤病员的分流

分诊时,应根据伤病员的伤(病)情对伤病员进行分类,并给伤病员挂出标记明显的"伤标",检伤后分流伤病员进入不同的处置区(图2-1)。我国规定应将伤病员按照国际统一的标准对伤病员进行检伤分类,分别用蓝、黄、红、黑四种颜色的伤标,对轻、重、危重伤病员和死亡人员作出标志(分类标记用塑料材料制成腕带),扣系在伤病员或死亡人员的手腕或脚踝部位,然后分流至相应的处置区。

(1) 轻度伤 血压、呼吸、脉搏等基本生命体征正常,可步行者,用绿色伤标。轻度伤病的伤病员送第Ⅲ急救区等待处置。

(2) 重度伤 介于轻伤与危重伤之间,用黄色标识。伤病员送第Ⅱ急救区接受救护。

(3) 危重度伤　收缩压<60 mmHg(8 kPa)，出现意识不清、呼吸困难，脉搏>120 次/min，或有其他严重外伤体征者，用红色伤标。伤病员送第Ⅰ急救区紧急救护。

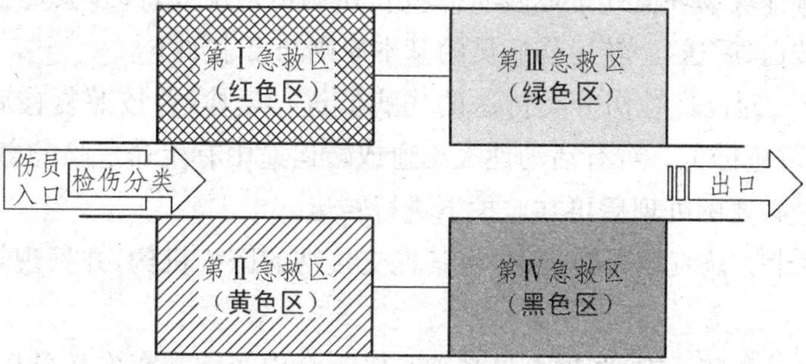

注：每个急救区内由若干个不同功能的野战帐篷或野战方舱组成救护单元，分别完成相应的救护职能

图 2-1　突发公共事件卫生救援（或战伤救护）的检伤与分流

(4) 死亡　意识丧失伴呼吸心跳停止、瞳孔散大，进入临床死亡的伤病员，经心肺复苏无效者，用黑色伤标。送第Ⅳ急救区，等待善后处理。

伤标又称分类卡，应由急救系统统一设计印制。此卡应有包括伤情分类的颜色和扼要记录病情的位置，以便于后送转运的途中救护和交接。如没有现成的分类卡，可临时用硬纸片自制。当今在国际上还有一种分类新标签，是由珀思(Perth)提倡的伤病员现场分类标签，该标签为九宫格式，事先印有不同伤情的分类颜色的色块，使用时可以按需要折叠，显露的部分正面标有优先顺序的颜色，背面为注明伤病部位的人体略图。由于可以任意折叠，这就使当伤病员伤情发生改变时，救护人员可以随伤情变化及时改变分类卡的颜色，以显示伤情级别的升、降(图 2-2 为作者改良的 Perth 分类卡)。Perth 分类卡使用时，按伤情折叠后，可以统一用别针扣在左胸前衣襟上面，以便于识别。

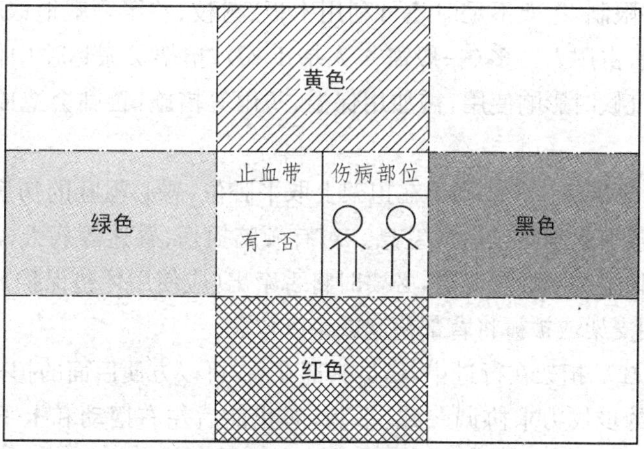

注：使用时，沿压痕虚线向后折叠，最后只保留中间方块和该伤员的分类色块。例如，某甲为分类红色的伤员，中间部分填写好后，把分类卡先左右分别向后折叠，然后把黄色色块向后折叠，最后再把红色色块向后折叠使其位于最上面，在色块背面的图标上面做伤部标记即可

图 2-2　改良 Perth 分类卡示意图(硬纸片 18 cm×27 cm，不宜再小)

五、突发公共事件伤员的转送

当突发公共事件现场环境处于危险状态或在伤病员情况允许时,要尽快将经现场检伤和处置后的伤病员转送(后送)。转运伤病员的基本原则与要求如下。

(1) 复检伤员　对已经检伤分类待送的伤病员进行复检,并按照复检后的伤(病)情的轻重,调整分类卡的颜色标记。对有活动性大出血或转运途中有生命危险的急危重症者,应就地先予抢救、治疗,做必要的处理后再在监护下进行转运。

(2) 填写转运卡　认真填写转运卡,将其提交接纳的医疗机构,并报现场医疗卫生救援指挥部汇总。

(3) 途中监护　在转运中,医护人员必须在医疗仓内密切观察伤病员病情变化,并确保治疗持续进行;在转运过程中要科学搬运,避免造成二次损伤;长距离转运的伤员,使用止血带者,要按照伤标注明的时间,按时放松止血带。

(4) 做好交接　对拟后送的伤病员要合理分流,或按现场医疗卫生救援指挥部指定的地点转送,任何医疗机构不得以任何理由拒诊、拒收伤病员。后送伤病员到达指定转送点后,要认真与接收医院进行交接,严格履行交接手续,尤其是危重伤病员和使用止血带的伤病员。

六、不同转运方式的途中监护

转运伤病员所用的工具,归纳起来有担架(木板)、平板车、马车、汽车、火车、轮船、飞机等。根据不同转运方式提出以下注意事项和护理要求。

1. 担架(木板)转运伤员的途中护理　木板和担架是灾难急救转运病员中最常用的工具,结构简单、轻便耐用。

1) 担架转送伤病员的特点　舒适平稳,转运途中对伤病员的影响小。适于各类伤病员,不受地形、道路等条件限制,担架不足时还可利用木板、树枝、竹竿等就地取材,临时制作。缺点是非机械化、速度慢,占用人力多(一般需 4 人抬 1 人),担架员搬运途中体力消耗大,当遇寒冷、强风、雨雪恶劣气候时影响使用,需加用保温、防雨等措施,否则会造成伤病员冻伤、感染、加重病情等。

2) 伤员在担架的体位　一般伤员在担架上取平卧位,恶心呕吐的伤病员,应取侧卧位,防止仰卧时呕吐物误吸引起呛咳或造成窒息。对有颅脑损伤、昏迷等病人,应将头转向一侧,以防舌根后坠或分泌物阻塞咽喉与气道,必要时将舌牵出(应使用牙垫保护)。胸、肺部损伤伤员常有呼吸困难,可用支架或被褥将背部垫起或半卧位。

3) 行进中的护理　担架在行进中,伤员头部在后,可以方便后面的担架员随时观察病情变化。行进中担架员的步伐力求协调一致、平稳,防止前后左右摆动和上下颠簸而增加伤员痛苦。另外,最好对伤员胸部和下肢进行适当约束,以防伤员坠落摔伤。

4) 使用止血带伤员的护理　对上止血带(一般不用胶皮管)的伤员,应按伤标注明的时间,每隔 1 小时放松止血带 1 次,以恢复远端血运,每次放松 2～3 分钟。松解止血带时要用力按压住出血的伤口,以防发生大出血造成休克。

5）颅脑损伤伤员的护理　对颅脑损伤者，应经常观察双侧瞳孔是否等大同圆，对光反射是否灵敏。如有异常，并出现头痛、呕吐、颈部抵抗、心率变慢等，说明有颅内压增高征象，应及时处理。

6）定时翻身　为防止压伤和压疮发生，每隔3～4小时应翻身或调整体位一次，在骨突出部位适当加以拍打按摩，以促进血液循环，并在该处加垫海绵、纱布等软物加以保护。

7）定时休息　为防止伤员和担架员疲劳，途中应定时休息。休息期间查看伤员的生命体征及进行必要的护理（如绷带纱布更换、打针、服药，并协助伤员排大小便、进食、饮水、调整体位等）。

8）其他　护送带有输液管、气管插管及其他引流管道的伤员，必须保持管道通畅，防止坠下、脱出、移位、扭曲、受压和阻塞等，必要时可指定专人观察和保护。注意防雨、防暑、防寒，担架上应有备用雨布、棉被、斗篷、热水袋、化学产热袋等以便冬季保暖防冻，夏季注意防晒、防雨。

2. 汽车转运伤员的途中护理

1）汽车转运伤员的特点　汽车转运伤员，具有快速、机动、受气候条件影响小等优点，是转运伤员重要的运输工具之一。常用的有救护车、客车、卡车等，其中以装有各种急救器材的救护车最理想。但是，汽车在不平的山路、土路上行驶，颠簸较严重，难以在行驶中实行抢救。另外，部分伤员易发生晕车、恶心、呕吐、消耗体力、加重病情，给生活护理增加难度。

2）汽车转运中的护理要求

（1）合理安排车辆，伤员乘坐的车辆，应由医护人员统一安排。原则上危重病人及路途上需要输液、吸氧、抢救的伤员应使用救护车或带有急救设备的客车运送，轻伤员或途中一般不需要实施治疗的伤员可用大客车或卡车运送。

（2）对于转送途中有生命危险的伤员，如大出血未止住，骨折固定不确定，休克尚未纠正，生命全征尚不稳定者，应暂缓用汽车长途转送。

（3）一般重伤员均可取仰卧位；胸部伤呼吸困难者，取半卧位并给予吸氧；颅脑损伤和呕吐病人头应偏向一侧，以防止发生窒息；长骨骨折病人应将伤肢放在合适位置，背部及两侧用棉垫或被褥垫好，固定牢靠，防止行进中的颠簸磨擦撞击产生疼痛及再次损伤血管神经，并注意观察肢体远端血供情况。

（4）严密观察伤情，转运途中护理人员应勤问勤看。监护伤员，注意伤员面色、表情，呼吸深浅、速率；呕吐物和分泌物、引流液颜色、伤口敷料浸染程度等情况，发现异常情况及时处理。

3. 列车转运途中的护理　当大批伤员转送时，每节车厢伤员的病情轻重应加以调配，转运人员对重伤员必须重点监护，应做到如下几点。

1）对特殊或重伤员作出明显标志　卫生列车由于转运伤员多，卧铺又分上中下三层（上层一般不安排伤病员），给转运途中的观察治疗护理带来困难。因此，对出血、瘫痪、昏迷、截瘫等危重伤病员，除了伤标外，必须在其身旁再挂醒目标志，以便作为重点观察护理对象。

2）做到“四勤”　要做到勤查体、勤询问、勤处理、勤巡回。只有做到“四勤”才能及时发现病情变化，及时给予处置。如本车厢组处理有困难，应立即报告，请求援助，以保证伤员安全顺利到达目的地。

3) **全面观察、重点监护** 列车在运行中,伤员的病情可能发生变化,危重者可因及时救治转危为安,轻伤员也可以因护理不周而使病情恶化。因此对列车上的所有伤病员无论病情轻重,医护人员都有责任认真检查,细心照顾,注意生命体征的观测,采取“一看、二摸、三听”的办法,以便及时发现伤情变化。

(1) 看 就是看病员的面色、表情、姿势、呼吸的深浅均匀程度,有无烦躁不安。如伤员面色苍白、表情淡漠、出冷汗,可能系缺血缺氧所致。若面色潮红、惊厥,可能有高热、伤口感染的存在。引流物或呕吐物出现咖啡色时,说明该处有可能为内出血;若变成鲜红色,说明有活动性出血,均应立即采取措施。另外,要注意观察瞳孔大小,是否双侧等大等圆,对光反应灵敏度等,如双侧瞳孔不等大或眼球转动失灵为脑出血、脑水肿或可能已形成脑疝,应考虑静脉给予止血、脱水、利尿等药物,必要时请求列车手术抢救组开颅减压止血。

(2) 摸 医护人员要用手摸伤员的皮肤温度、脉搏的频率和强弱,如失血过多进入休克前期伤员皮肤可湿冷、脉搏细数;另外,包扎伤口的绷带纱布松紧程度,腹部肌肉有无紧张及压痛、反跳痛;有无腹腔积液或尿潴留等均靠医护人员细心用手触摸。

(3) 听 听伤员有无呻吟、声音嘶哑、哮喘、咳嗽、气短;借助听诊器检查胸部有无干湿性啰音、喘鸣、心律不齐,或腹部听诊有无肠蠕动异常等不正常的声音。如病员由原来的呻吟不止逐渐变成“安静”时,要高度警惕病情可能有恶化。

4) **注意各种导管,保持良好功能** 伤员因病情需要有输液管、气管插管、胃肠减压管、导尿管及胸腔、腹腔引流管等。各种导管必须按要求加以保护,尤其当伤员烦躁、列车晃动时,管道极易脱出、移位、扭曲、阻塞等。为确保管道通畅应做到:加强固定,在搬运前用胶布、缝线、绷带、纱布等固定牢固;各种引流管要留有一定的长度,以方便站立和左右翻身;定时抽吸,以防止引流物形成凝块阻塞;注意保持管道清洁,加强无菌操作,导管外口要覆盖无菌纱布或罩单。脱出的导管不经消毒处理禁止随意插入,防止带入细菌导致感染。

5) **安置适宜体位,减少伤员痛苦** 如下肢损伤或手术的病人转运途中应适当抬高15°~20°,以减少伤口清创缝合后的出血、水肿造成的胀痛不适;颅脑损伤则应垫高头部,并用棉垫固定头部以减少震动和损伤;对气胸和腹部损伤的伤员可用被褥或大衣垫成半卧位。伤员脚可伸向车厢通道,身子靠在车厢壁上,这样既利于伤员呼吸又利于引流的通畅,同时也便于观察伤员面部表情。对于高位截瘫的伤员,除取平卧位外应注意保持头颈部的稳定。

6) **做好危重伤员的生活护理** 对车厢中昏迷、瘫痪和其他重伤员,除积极治疗外还应做好生活护理。定时给予翻身拍背,防止压疮发生和感染;对烦躁不安、神志不清的伤员,根据气候温度随时增减被褥、衣服;不能自行进食的伤病员,护理人员要做好生活护理,保持车厢内卫生,减少传染病的发生。

4. 飞机转运伤员的护理

1) **飞机运送伤员的特点和影响** 空运大批量伤员已经普及。飞机运送伤员具有速度快、效率高、平稳舒适,且不受道路、地形的影响,可将危重伤员迅速转运到创伤急救中心或专科医院治疗等优点。但是,飞机送往伤员也有不足之外,例如随着飞行高度的上升,空气中的氧含量减少,氧分压下降,一般每升高1 000 m,氧分压则下降18~20 mmHg(2.4~2.7 kPa),氧含量低，对心肺功能不全患者会加重病情。另外，飞机上升及下降时，气压的升降变化，会使开放性气胸的伤员纵隔摆动，加重呼吸困难；腹部手术的伤员则可引起或加重腹部胀气、疼痛，伤口缝合裂开。飞机的噪声、振动、颠簸亦可引起伤员晕机、烦躁、恶心、呕吐等。

2) 空中转运中的护理要点

(1) 伤员在机中摆放的位置：对于大型运输机，伤员可横放二排，中间为过道，便于医护人员巡视及治疗。休克伤员因血容量少、血压低，头部应朝机尾，以免飞行中引起脑缺血。若系直升机，伤员应从上到下逐层安置担架。危重伤员最好放在下层以利抢救。

(2) 高空中温度、湿度较低，气管切开插管患者应配用雾化器、加湿器等，使之保持空气湿润，防止气管分泌物黏稠结痂，阻塞气道，或及时在气管内滴 1～2 ml 生理盐水和抗生素，反复滴入、吸出，以保持清洁湿润；对气管插管的气囊，在空运中为避免气压降低引起膨胀，压迫气管黏膜造成缺血性坏死，气囊内空气注入量应适当减少，待飞机着陆后再适当补充。

(3) 外伤导致的脑脊液漏患者，因空中气压低会增加漏出量，要用多层无菌纱布加以保护，严防逆行感染。

(4) 头颅面部外伤波及中耳及鼻旁窦时，空气可能由此进入颅腔，引起颅内压增高。可在鼻腔内滴入麻黄素、肾上腺素等血管收缩药，以保持中耳腔、鼻旁窦与外界畅通。

(5) 昏迷患者因眼球角膜外露致角膜干燥，要定时滴抗生素眼药水或涂眼膏，眼球上覆盖无菌纱布加以保护。

(6) 注意伤员身上各种导管的保护。

(7) 做好机舱内清洁消毒工作，发现有传染病患者应立即采取措施，到达转运终点后进行隔离治疗。伤员搬运完毕，应对机舱进行常规卫生消毒。

5. 轮船转运伤员的护理与处置　轮船是水路运送伤员的理想工具，运送平稳、舒适、容量大，但速度慢、通道窄、噪声大，风浪大时颠簸厉害极易引起晕船。转运中应做好如下注意事项：危重病人不宜采用船运方式；伤员批量大时应分类伤检，编号入舱；伤员上下船时应按规定行进路线，防止拥挤，同时有安全人员巡察，以防伤员发生意外落水情况；对晕船者服用乘晕宁；有昏迷、晕船呕吐者头转向一侧，防止呕吐物吸入气管引起窒息；随时清除呕吐物、垃圾，保护船舱清洁，防止传染病的发生；病情观察与途中急救护理同陆路转运护理。

无论何种工具转送，均应做好转送后的交班工作。对已采取的急救措施病人所用药物、各种管道以及目前状况等做好详细交班，以便院内医护人员有的放矢、争取时间进行处理。

第三节　院前急救的技术和用品配备

院前急救的目的是抢救生命和安全地把伤病员送到医院。院前急救的技术与设备也是围绕这两点进行技术和物资两方面的准备。

一、院前急救的基本技术

(1) 基本生命支持技术　基本生命支持(basic life support，BLS)的重点就是心肺复苏术(car-

diopulmonary resuscitation, CPR,参见第六章)。心肺复苏术是院前急救的关键性技术,也是最基本的技术(是向社会公众普及的技术),每一个医务人员都要会,而且每年都要复训考核。急诊急救专业人员更要熟练地掌握 BLS 的程序(CABD 步骤)和方法(参见第六章第二节),尤其是会使用除颤器,包括自动体外除颤器(AED)。当有心肺复苏指证时,能够毫不犹豫的实施 BLS。

(2) 创伤救护的基本技术　创伤救护的"五大技术"包括通气、止血、包扎、固定和搬运五个方面(参见第四章),通过早期的现场救护,达到稳定伤情,安全后送的目的。

(3) 高级生命支持技术　高级生命支持(advanced life support, ALS)包括高级创伤生命支持(ATLS) 和高级心脏生命支持(ACLS)。如在院前创伤生命支持的基础上,实施一些急救手术的现场操作,如经外周中心静脉置管术(PICC)、胸腔穿刺减压术、胸腔闭式引流术、心包穿刺术、腹腔穿刺术、环甲膜切开术(参见第五章)和抗休克裤使用等。要会正确处理心脏急诊情况,如心脏骤停的处理预案、致命性心律失常的识别与处理、心血管疾病急诊常用药物的使用等的知识。

二、院前急救用品的配备

院前急救需要一定的器材和药品,平时将这些器材和药品配备成以急救包或急救箱的形式备用,需要时即可携带使用。

1. 急救包　急救包是院前急救人员随身携带的工具,是由包和包内的器材和药品所组成。"包"的外面要求结实耐磨,一般选用材质好的不透水帆布,也可选用阻燃的皮革或合成纤维织物制成。这样便于在各种不同的场合下使用,能够保证所装器材和药品不至于因受挤压而变形或破损。

急救包内的装备要以最小的容量容纳下必要的器材和药品,器材和药品应尽可能地多一些。根据急救的病种不同,平时所用的急救包内盛放的物品亦有所侧重,但基本上是由药品和器材两部分构成。一般配备的急救包有四种,即常用急救包、外科急救包、产科急救包和中毒急救包。事实上,一般急救包的配备均以常用急救包为基础,医院急诊科(室)、专业急救机构应另配备外科、产科、中毒及其临时需要的急救包。战时所用的急救包以战地救护为主配备相应的药品器材,主要为复苏、止痛和包扎材料。

1) 常用急救包　配备以内科为主。

(1) 器材　听诊器、表式血压计、体温表、舌钳、开口器、压舌板、口咽通气管、氧气面罩或鼻塞;叩诊锤、手电筒各 1 个,止血带 1 根、针灸针 1 包;一次性注射器 5 ml、10 ml、50 ml 若干;各种腹穿、胸穿和心内注射长针头,剪刀、镊子各 1 把;酒精、碘酒、聚维酮碘(碘伏)棉球各 1 小瓶;消毒敷料、棉花各 1 小盒;胶布、绷带若干。

(2) 急救药品　尽可能携带安瓿剂型含药量最大者,这样可以减少安瓿的数量。各种急救药品根据需要可备 3～5 支,比较常用的急救药品可备 6～10 支,将其分别装盒,并在盒外标以醒目的标志,以便应用时一目了然,随手可取,常用的急救药品有:中枢神经兴奋药、拟肾上腺素药、强心药、血管扩张药、抗心律失常药、利尿药、激素类药、抗胆碱药、镇痛镇静药、解毒剂、止血药和50%葡萄糖、5%碳酸氢钠、10%葡萄糖酸钙、注射用水等。

2) **外科急救包(箱)** 外科急救包(箱)要求配备的器材和药物能够进行现场对一般性开放性外伤进行初步止血缝合、包扎伤口、固定骨折,以减轻伤病员痛苦,防治休克发生,抢救生命,为入院后的进一步救治创造条件。

(1) 器械 以制式的乙种野战手术器械包为标准配置(参见本章附录)。

(2) 敷料类 各种规格的绷带和灭菌敷料块、制式急救包(内有三角巾或绷带1个、无菌敷料1块、别针1个)、灭菌的手术巾单和胶布、棉花、棉球、橡皮手套、油纱条等。上述物品根据情况,适量配备。

(3) 药品 常用的皮肤消毒药物、麻醉药品、大输液药品和外用清洁剂等。

3) **产科急救包** 包内的器械药品应根据产科的特点进行配备:胎心听诊器1个、骨盆测量器1副;结扎脐带和会阴侧切的消毒器械,如弯盘1个、侧切剪刀1把、血管钳2把、持针钳1把、阴道拉钩2把、胎头吸引器1把、手套2副;大小圆针、皮针、缝线及纱布块若干,消毒铺巾若干和绷带等。产科急救包内的药物可以常用急救包为基础,增加垂体后叶素、缩宫素(催产素)等子宫收缩剂,还须配备酒精、碘酒或聚伏酮碘棉球等消毒物品。

2. 急救箱 急救箱能够盛放较多的医疗器材和急救药品,同时可按序固定排放,便于寻找,不易损坏。能够适用多种危重症的抢救,亦可用于各种现场的抢救。

急救箱为便于器材和药品盛放和用时的寻找,箱内制成多层分隔,器械药品分类分层存放,并根据需要可制成大型急救箱和小型急救箱。小型急救箱可固定放置于车间、工地等场所,主要用途是对一些小伤小病或临时发生的急症现场急救处理用。也可供受过专业急救训练的群众自救互救所用。大型急救箱用途广,可供各种现场临时救护使用,因其体积大,所盛装的器材和药品种类及数量多,可供多人同时使用,不仅可装备各种注射剂,也可装备常用药物的片剂、水剂,不仅作为抢救集体伤害事故时现场药品的供应中心,也可作为日常救护站处理小伤小病的"门诊"药柜。

3. 救护车内的装备 救护车分为监护型和普通型两大类。监护型救护车功能完善,内部设备齐全,能够满足当前我国院前急救的要求。普通型救护车内的装备应达到在紧急情况下能在车内进行一般性抢救所需的要求,这样车内不仅需要放一副躺卧病人担架,还需要配备氧气、输液装备、各种液体、吸引装置及其他抢救器材。其基本配备如下:

(1) 氧气 5~10 L氧气瓶2个。

(2) 输液装置 应有固定输液瓶的装置,以免车辆行走颠簸使瓶子摇动;输液吊瓶应有一定高度,以免过低而液体压力不够,影响输液速度。

(3) 液体 配备各种常用大输液液体,以满足急救所需,如复方氯化钠注射溶液(林格注射液)、生理盐水、5%葡萄糖盐水、10%葡萄糖、中低分子右旋糖酐、706代血浆、复方氨基酸、20%甘露醇及5%碳酸氢钠等。

(4) 负压吸引装置 可利用汽车电瓶作动力装置吸引器或用脚踏吸引器。

(5) 其他抢救器材 如气管插管包、气管切开包、简易呼吸器、心脏监护除颤起搏器、呼吸机、心肺复苏机、洗胃机和包扎固定材料等。

第四节 EMSS 指挥系统与网络化管理

快速高效的 EMSS 建立,除了有高素质的专业人员和高性能的救护设备,还必须要有高效率调度指挥系统和实施网络化的管理。

一、EMSS 指挥系统的职责

我国的 EMSS 的指挥系统现在已不是一个行业的机构,而是已经纳入政府应急防御系统的一个常设机构。在平时,"120 调度指挥中心"负责对一般呼救信息的处理,发挥院前急救的调度指挥职能。而在突发公共事件和突发的公共卫生事件发生时,"120 调度指挥中心"要对政府是否按照预案启动应急防御系统以及此次防控规模的大小提出决策意见,"120 调度指挥中心"的作用是参谋部的作用。

二、EMSS 指挥系统的建设要素

1. 以 3G 为核心的通讯网络系统 通讯网络对于 EMSS 来说,如同计算机软件与硬件的关系。调度指挥、上传下达都依赖于通讯网络;一旦通讯联系被破坏,急救网络将如同一盘散沙。3G 通讯网络的开通,使得资源共享成为现实;由于它连接急救中心、急救分站(协作医院)和急救站,使得本地区"一体化"调度指挥成为可能。

3G 通讯网络包括 GSM(全球移动通讯系统)、GPS(全球定位导航系统)、GIS(地理信息电子地图系统)。3G 是在计算机平台上集成各种功能的语音处理卡,完成通信接口、语音处理、传真处理、坐席转接等功能,再结合外部的计算机网络实现各种应用系统的需求(如 GIS、GPS、GSM 相结合实现来电位置显示等)。

急救指挥中心利用 GSM 移动电话网作为通讯媒介,利用 GPS 定位技术及其计算机技术等手段,结合运用矢量化地理信息电子地图数据库(地理交通道路、障碍、水源等)、软件平台和急救系统资源数据库(包括急救医院及设备等),实现对车辆的位置监视、调度、导航援助、生命信息传送及车辆工作状态监察的功能。

2. 指挥平台呼救信号处理系统

(1) *病员定位* 120 调度指挥中心或急救中心在接到急救请求时,无论病员使用固定电话还是移动电话,中心的指挥系统根据求救电话完成来电显示,并通过中心数据库系统处理后定位病员位置,动态地显示在电子地图上。值班员可以根据来电显示和呼叫定位情况,有效地分流恶意干扰电话,大大减轻值班人员的劳动强度。

(2) *启动急救标准程序* 一旦呼叫被值班员的来电显示将病员定位确认后,值班员启动一个急救标准程序,这个程序完成一整套病员处理、设备准备、记录、信息反馈等流程,然后交由指挥中心调度最近的救护力量实施救护,并对救护过程实施监控。

(3) *呼叫录音* 所有呼叫电话全部录音,记录保存进入中心数据库系统以备查询(可有效解决一些不必要的纠纷)。

(4) 咨询服务 所有非急救电话(排除恶意呼叫,恶意呼叫可以转到110报警处理)将由本系统提供急救咨询服务,不占用急救信道。对急救电话,经确认急救呼叫后指挥中心既把呼救转急救中心处理外,还可以对现场的人员进行救护指导,使伤病员在救护车到达前就开始接受救护。

(5) 急救案例自动建档 凡经确认急救呼叫后,系统将自动建立急救档案,并将信息自动转入急救指挥调度中心控制台,由调度中心完成救援方案的确立等。

(6) 车辆追踪 可选定车辆进行目标跟踪显示。此时,在指挥中心的电子地图上选定跟踪车辆当前的运行位置,并在地图画面上予以保持,形成直观的运行轨迹。

(7) 辅助决策 具有距离测定、救援路线计算等功能;对重点目标单位、道路等地理信息的查询;车辆信息及现时位置的查询。在对车辆进行监控时能对不同车辆指定其固定的行驶路线,由软件对其进行自动监管,一旦该车辆偏离指定路线一定距离,计算机将自动报警提醒值班员注意。

(8) 其他 该系统的其他功能尚有急救数据库管理和维护、警情排队列表、用户资料管理、历史资料检索与历史轨迹回放、历史资料备份、资料统计打印、值班员工作记录等。

附:乙种手术器械装箱单

本套器械主要适用于骨科、胸腔外科、腹部外科的综合性基础外科手术,全套器械33个品种,63个规格,共116件。详见下表。

序号	名称	规格	数量	序号	名称	规格	数量
63	组织拉钩(阑尾拉钩)	75	1	50	骨锉	250	1
62	组织拉钩(阑尾拉钩)	大号	1	49	创口钩	220钝	2
61	腹腔吸引管	弯	1	48	创口钩	220锐	2
60	腹腔吸引管	直	1	47	截断刀	300	2
59	双头骨膜剥离器	180	1	46	骨刮匙	200×5	1
58	方头拉钩	大号	1	45	骨刮匙	200×8	1
57	方头拉钩	小号	1	44	筒式肛门镜	小号	1
56	敷料镊	250碳钢	2	43	筒式肛门镜	大号	1
55	敷料镊	125碳钢	2	42	深部拉钩	240×50×120	1
54	组织镊	250碳钢	1	41	静脉拉钩	200	1
53	组织镊	125碳钢	4	40	手术剪	180圆弯	1
52	压肠板	300	1	39	手术剪	160尖弯	1
51	弓锯		1	38	手术剪	140尖弯	1

续 表

序号	名 称	规 格	数量	序号	名 称	规 格	数量
37	手术剪	140 圆弯	2	18	沟状探针	150	1
36	手术剪	140 直尖圆	4	17	双头探针	200	1
35	手术刀柄	4＃	3	16	双头探针	120	1
34	手术刀片	21＃	1	15	持骨钳	多齿式	1
33	缝合针	7＃黑	1	14	侧角头双关节咬骨钳	220×6 弯	1
32	缝合针	4＃黑	2	13	舌钳	170 弯	1
31	缝合针	1＃黑	1	12	肠钳	250 弯	2
30	缝合针	5×14 3/8 弯	1	11	肠钳	250 直	2
29	缝合针	7×20 3/8 弯	1	10	帕巾钳	140	4
28	缝合针	10×34 3/8 弯	1	9	组织钳	160	4
27	缝合针	12×48 3/8 弯	1	8	持针钳	180 细针	2
26	缝合针	7×17 1/2 弯	1	7	持针钳	180 粗针	2
25	缝合针	8×20 1/2 弯	1	6	海绵钳	250×12 弯有槽	2
24	缝合针	9×24 1/2 弯	1	5	海绵钳	250×12 弯有槽	2
23	缝合针	10×28 1/2 弯	1	4	止血钳	125 弯蚊	5
22	腰椎穿刺针	9＃	4	3	止血钳	200 直全	2
21	引流穿刺针	80＃	1	2	止血钳	140 弯全	10
20	引流穿刺针	65＃	1	1	止血钳	140 直全	10
19	引流穿刺针	50＃	1				

思考题

一、名词解释

院前急救　SOAP 公式　突发公共事件　分诊(检伤)　伤标

二、简答题

1. 院前急救的重要性有哪些?
2. 院前急救的特点有哪些?
3. 我国院前急救的四大模式及各自特点是什么?
4. 我国对突发公共事件是如何分级的?各等级的标准是什么?

5. 突发公共事件伤病员分诊(检伤)的意义、原则和方法是什么?
6. 突发公共事件发生时,对分诊(检伤)后的伤病员如何分流?
7. 突发公共事件如何组织现场救护?
8. 院前急救现场救护的基本技术包括哪些?
9. EMSS指挥系统的建设要素有哪些?

(刘书祥　李国荣)

第三章　院内急诊救护

学习目标

1. 描述急诊科及急诊手术室的设置和布局。
2. 熟悉急诊科护理管理的基本要求和急诊分诊的方法要求。
3. 定义 SOAP 公式，尝试用 SOAP 公式书写一份分诊记录。
4. 书写一份心绞痛缓解回家治疗病人的健康教育处方。
5. 和同学一起讨论急诊病人的心理护理方法。
6. 熟悉急诊手术室感染控制及自体输血的护理。
7. 参观走访一家急救中心或三级医院的急诊科，绘出平面图；观摩一个急诊病人院内急诊的处理过程。

第一节　急诊科工作概述

急诊科是医院急诊救护的第一线，密切关系急诊伤病员的生命安危。自 1984 年国家卫生部颁布《医院急诊科(室)建设的通知》以来，经过近 30 年的努力，我国的急诊医疗救护工作发生了根本性的变化。现在，二级以上的医院，都建立了规范的急诊科，形成了布局合理的急诊小区；在经济文化发达地区的中型以上城市，都有了不同规模的、区域性的急救中心，县级以下建立了三级急诊救护网络。所有这些，极大地方便了急危重症病人的就医，提高了急诊救护的救治水平，促进了急诊医学的发展。本节重点叙述急诊科一般知识。

一、急诊科设置与布局

为方便急诊病人就医，急诊小区应设在医院大门的一侧，最好能与医院门诊大楼相邻接，以便于互相联系。急诊科应有醒目的标记，白天有指示牌，晚上有灯光信号显示，以方便就诊。急诊科门前场地要开阔，有供救护车通行的专用通道，方便车辆的进出，还应设有停车场(或地下停车场)，以免影响交通和延误对病人的救治。

急诊科的布局与设备，视医院规模不同而有所不同。总体来讲应有较大的面积和足够的间隔，以满足急诊工作的需要和适应急诊科发展的需要。

1. 候诊厅　为急诊科的入口，应尽可能的宽敞，便于担架车的通行。厅的入口处内一角酌情安放 2～3 排椅子，并有饮水机、一次性水杯、IC 卡电话、宣传栏(设在远离通道的墙上)等，以供家属休息和病人较多时临时安置病人。候诊厅内备有轮椅和平车，便于急诊病人的转移。

2. 分诊室(预诊室)　分诊是病人就诊的第一站,分诊室入口开在候诊厅内,急诊病人经过分诊室预检后,可迅速接受相应的专科救治或进入抢救室进行抢救。分诊室基本设施有:简单的医疗检查器械、医疗护理记录表格、通讯联络设备(电话、对讲机、院内呼叫设备)、检查床及洗手、消毒的设备和用品。

3. 抢救室　抢救室紧邻分诊室,作为紧急抢救重症病人之用。抢救室面积尽量大一些,综合性的抢救室面积应大于 50 m^2,能同时展开 2~3 张抢救床。这样,既有利于同时对多个病人的抢救,又能节约人力和合理地利用医疗设备。各抢救床之间用屏风或活动幕帘隔开,在多个病人抢救时互不干扰。

抢救室的基本设施和急救监护设备:①基本设施有多功能抢救床(可升降,能行 X 线摄片)、输液天轨、中心供氧装置、负压吸引装置及药品器械柜等;②抢救监护设备有心电图机、心电监护仪、心脏除颤器(或多功能心电监护仪)、呼吸机、全自动洗胃机、胃肠减压器等;③其他抢救物品有气管插管器械、输血输液用品、各种切开包、各种穿刺包、各种体腔引流导管及无菌物品等;④常用的急救药品有强心药、血管活性药、中枢兴奋剂、镇静镇痛药、止血剂、抗凝药、利尿脱水药、解毒药以及常用的液体和洗胃灌肠用药、外用药等。

4. 急诊手术室　急诊手术室主要进行救命性手术。病员为来自急诊室经抢救生命体征基本稳定者,或不手术不足以挽救生命、经分诊后直接进入急诊手术室者。一般的急诊手术室由外至里依次为处置室、手术室和器械敷料室三部分,处置室供术前准备和器械处理用,器械敷料室用以放置手术用品、灭菌消毒设备和洗手设备。大型急诊科或急救中心的急诊手术室则按照规范的手术室建设。还可以另设清创室,供做一般小的外伤清创用。急诊手术一般由专科医师完成,但小的外伤清创则是急诊科所有医生和护士都必须掌握的基本功。

5. 治疗室　治疗室要靠近护士办公室,根据各个医院的规模和条件,治疗室可以分为准备室、注射室、处置室和输液室等。为病人完成各种注射、穿刺等诊疗性操作。输液室根据急诊门诊量,设输液椅或输液床,急诊日门诊量在 150~200 人次的急诊科,应设 20~40 张为宜;从发展趋势看,开设一日门诊病床是发展方向。

6. 急诊 ICU　急诊 ICU 设置与否和床位的多少与医院有否其他专科 ICU 有关,ICU 的位置也要邻近急诊抢救室,以充分利用人力资源。急诊 ICU 的病人主要应来源于急诊抢救室或由急诊观察室转来。ICU 的设备参见第七章。

7. 观察室　急诊科的观察床位应合理设置,既要考虑使用率,也要兼顾周转率,一般按医院床位数的 3%~5%设置较为合理。观察室主要收治那些短时间内难以确诊者、需短时间的治疗等急诊病人,一般的留院观察(简称"留观")时间不超过 3 天。急诊观察室的设备和护理管理要求同普通病房一样,如有规范的病历、护理记录、交接班报告和分级护理制度等。

8. 隔离室　位于临近分诊室的一角,分别设消化道和呼吸道隔离室。对传染病人或疑似传染病人,预诊后安排到隔离室就诊,分诊护士应及时通知专科医师应诊。传染病经确诊后,及时送传染病房住院治疗,并按规定登记和报告。

9. 诊查室　有条件的综合性医院可设内、外、妇、儿科诊室及治疗室,以方便病人。室内除常规的诊查设备外,还备有专科的诊疗器械和急救药品。

10. 其他 临床检验室、X线室、B超室、药房、收费处以及医护办公室和值班室、储藏室、盥洗室等基本设施。

二、急诊科的人员编制

急诊科的人员编制与医院规模和日平均急诊人数有关,尤其要考虑后者,既不因编制过多造成人力资源浪费,也不可因人员短缺而影响救治工作。急诊科具体人员配置数量参见表3-1(以急诊量250~300人次/d的医院为例)。

表3-1　　急诊科人员配置表

急诊量/日平均人数	250~300	监护人数	5
抢救量/(人/d)	1.5~2.0	医生人数	16~18
观察床数	15~20	护士长人数	2
观察人数	20	护士人数	18~21
监护床数	6	卫生员人数	3

1. 主任 最好由主管业务的副院长兼任(一、二级医院),这是我国急诊科建设与发展的成功经验之一,从长远来看,急诊科主任应该是急诊急救领域的专家。急诊科业务建设和管理要求都是很高的,安排好主任的人选,对于急诊科的建设与发展、提高急诊医疗质量和服务质量都是十分重要的。

2. 医师 急诊科的医师包括:①固定编制医师,为高年资的住院医师,临床实践时间小于3年者不宜安排单独值班;②轮转医师,急诊科还要承担为临床科室培训低年资医师的任务,通过对他们的急诊专业培训,提高他们的综合业务素质,为从事专科医疗工作打好基础,轮转的时间以不少于半年为宜;③进修、实习医师,在带教老师的指导下工作,完成学习任务,不安排单独值班。

3. 护士 护士是急诊科的中坚力量。护理队伍应由一批综合素质高、业务技术全面、工作应变能力强、有高度事业心和责任感的优秀护理人员组成。

三、急诊科的任务与接诊范围

1. 急诊科的任务

(1) 急诊医疗　包括院前急救和院内急诊、会诊,处置各种急性伤病和慢性病急性发作,根据病情经诊治后作出回家、留观、住院(含入住ICU)等决策(上海、北京等城市的急诊科不负责院前急救)。

(2) 应急保障　参与当地政府应急防御救援系统,随时准备参加社会救灾活动。另外,还要参加政府和社会团体等举行的大型公共活动的卫生保障工作。

(3) 业务培训　对急诊专业医生及轮转、进修医生进行急诊专业业务培训;培训急诊专业护士;完成实习医生、护士的实习带教任务。

(4) 专业科研　开展有关急性病和创伤的发病机制、早期诊断和急诊救治的研究,重点是对复苏、休克、多器官功能障碍综合征(MODS)等救护的研究;结合急诊医疗实践,进行急诊医疗器械、设备的研制和改进的研究。

(5) 宣传普及急救知识　急诊科还要承担急救知识的普及工作,要经常到社区进行有关常见伤病急救知识的宣传教育,使群众掌握一些初级救护知识(如现场心肺复苏和气管异物排出技术),可以为一些重症病人在医务人员到达之前实施基本的生命支持,为抢救病人生命赢得宝贵的几分钟时间。

2. 急诊科的接诊范围

(1) 内科疾病　①呼吸、心跳骤停;②各种危象,如甲状腺危象、糖尿病酮症酸中毒等;③急性心力衰竭、心肌梗死、心绞痛、严重心律失常;④急性内出血,如大咯血、呕血、便血;⑤急性发热,体温高于38℃;中暑;⑥急性呼吸困难、哮喘、发绀、窒息等;⑦急性炎症,如肺炎、急性胰腺炎、急性肾炎、急性胃肠炎等;⑧各种中毒,如食物中毒、药物中毒、有毒气体中毒、其他有害物质中毒等;⑨脑血管意外(中风)、高血压脑病、昏迷、晕厥、癫痫发作、不明原因的抽搐、休克等;⑩重症的血液病及其并发症。

(2) 外科疾病　①各种急腹症;②各种创伤,如开放伤、生命体征不稳定的闭合伤、骨折或疑似骨折、挤压伤;烧伤、咬螫伤、电损伤等;③急性感染,如急性胆囊炎、急性乳房炎、脓性指头炎、急性膀胱炎等;④急性梗阻,如胆道梗阻、肠梗阻、尿路梗阻、血管的急性栓塞等;⑤肉眼血尿。

(3) 妇产科疾病　①阴道出血,见于功能性子宫出血、前置胎盘、葡萄胎、流产等;②急腹症,如异位妊娠、卵巢囊肿蒂扭转、黄体破裂;③损伤,如外阴、阴道创伤及子宫穿孔等;④感染,如产褥感染、子宫炎、附件炎、阴道炎等;⑤产科疾病,常见有急产、胎盘早剥、脐带脱垂、子宫破裂等。

(4) 儿科疾病　①参照内科疾病中的一些儿科多发病;②频繁呕吐、腹泻导致脱水;③突起的剧烈腹痛;④新生儿体温不升等。

(5) 五官科疾病　①眼的创伤、红眼、急性视力丧失、眼内出血;②口腔颌面部创伤、颞下颌关节脱位、鼻窦炎、鼻出血、咽痛、耳痛、急性喉阻塞、眩晕等。

(6)皮肤性病科疾病　急性皮炎、荨麻疹、带状疱疹、有害昆虫的咬螫、急性过敏性疾病、急性淋病等。

(7) 其他　如传染科的急性病症等。

四、急诊病历的书写与要求

1. 病历书写的意义　①病历是正确诊断疾病和治疗决策的重要依据,也是临床医生护士必须掌握的基本功;②病历是医护工作质量和医院信息管理的客观凭证,是衡量医疗水平的重要资料;③病历是临床科研和医学教育的重要资料;④病历是病人的健康档案和预防保健事业的原始资料;⑤病历是处理医疗纠纷、伤残鉴定等的重要法律书证。

2. 病历书写的基本要求

(1) 符合基本属性　①真实性,是病历的生命所在,必须如实反映病情,不可主观臆造;

②系统性，按规范要求收集病人的病史资料，既注意阳性的症状和体征，又要注意有鉴别意义的阴性症状和体征；③完整性，各项资料均需按序收集，避免遗漏；④时间性，病历书写必须在一定的时间内完成，如一般病人的病历24小时内完成、急危重症病人即时完成、抢救病人随时记录抢救治疗情况；⑤规范性，病历书写属于应用文写作，有特定的格式要求，各种病历必须合乎特定格式规范。

(2) 行文书写要求　①可读性，要文笔精练，语句通顺；②科学性，术语、数据要准确，使用法定文字和计量单位，外文缩写符合规定或惯例(国内、国际)，不可自己滥造；③美观性，字迹工整易认，页面干净无污，严禁在病历上粘贴、揭刮、涂抹；对错别字则采取在错别字上划双横线处理后，再在其后面接着写，不可以涂黑等，字与字之间不留大的间隔；④严肃性，修改学生书写的病历或上级医师(护士)修改下级医师(护士)的病历，要使用红笔修改并签署修改者的全名，以示负责。

3. 急诊病历书写要求　急诊病人由于病情紧急，需要尽快得到处置，再加上有的病人不能提供病史资料，除总体要求遵循病历书写的基本原则外，还有其既不同于门诊病历，更不同于住院病历的地方。

(1) 病历封面　①一般项目填写同门诊病历，封面加盖“急诊专用章”和分诊序号；②时间记录要具体到年、月、日、时、分。

(2) 分诊记录　①简洁明了；②按SOAP公式(见第二节)由分诊护士填写记录。

(3) 医疗记录　①简明扼要，重点突出；②病情变化随时记录。

(4) 急诊抢救记录　①医生的口头医嘱先由一名护士复述后随时记下，执行情况及时记录；②抢救完毕，由医生马上进行补记，不可拖延。整理医嘱时附上口头医嘱记录单。

我国关于急诊病历只有原则要求，没有统一的格式。目前，还有一些医院急诊科和普通门诊使用相同的病历，更没有建立急诊医疗档案，这些都是需要急待解决的问题。眼下，各医院可以根据病案管理要求和自己的具体情况，对急诊病历进行设计和提出自己的要求。为减少医患纠纷，已有医院采用压感纸复写急诊病历的方法，医患双方各执一份，不失为一种好办法。

五、急诊中医疗纠纷的防范

急诊病人不同于一般的门诊病人和病房病人。门诊病人病情一般较轻，对排队、叫号、看病，大多不会产生不耐烦，医生看病也可以从容不迫，因而纠纷较少；病房病人病情多数已经稳定，即使危重病人，家属已有思想准备，且已经被医护反复的告知病情，同时长时间的接触，医患之间已有一些感情，即使医疗中有一些差错也容易弥补。急诊病人则不同，急诊病人由于病痛折磨和家属心情焦急，稍有不如意则易出现情绪激动，甚至导致敌意。这种情绪很容易因为一些很小的不满意之处，病人或其家属便借机发泄出来，而出现医患纠纷。因此，对于急诊中医疗纠纷的防范，要注意以下几个环节。

1. 急诊出诊　急诊出诊要及时：①接到急救电话或120急救指挥中心的调度指令，首先问清求救的原因、地点、联系电话、居住地的环境、道路交通等基本情况；②迅速通知出车和急救随车人员出诊；③如果病人距离本医院较远或救护车一时不能派出，应该请距呼救地最近的医院出诊。总之，急诊出诊一定要及时，不可有丝毫的耽搁，这是预防医患纠纷的第一个环节。

2. 急诊接诊

（1）快速分诊　①急诊病人到达医院后，分诊护士要迅速接诊病人，判断病情的轻重缓急和隶属科室；②通知专科医生应诊，并在医生到来之前给予必要的处置。

（2）减少手续　①要尽量减少急诊病人的就诊手续，方便病人就诊，各种收费尽量在一个窗口完成；②对于病情危笃的病人，应该边救治边办手续或先救治后办手续。

（3）应诊注意　①准时应诊，切不可延误；②慎重接诊，认真对待有危险的病人（如有潜在生命危险的病人、急诊后很快又回头的病人、有多专科情况存在的病人）和容易误诊的病症（如胸痛、腹痛、意识障碍等的病人）。

（4）认真记录　①要认真书写急诊病历，准确、及时、全面、字迹清晰是基本的要求；②特别注意，有鉴别意义的阴性体征不可以漏记。

3. 注意事项

（1）严密观察　①对留观的病人，要严密观察，认真记录；②及时发现病情变化和及早确诊。

（2）认真指导　①对急诊处理后回家的病人，要认真交代注意事项，最好要形成书面意见；②对坚决要求回家的病人，应留下病人的书面意见。

（3）态度友好　①友善和关切地对待病人和家属；②花几分钟时间与病人或其家属交谈，告诉他们发生了什么，目前病人的情况和诊断、处理的要点；③对治疗过程中不正常延误向病人或其家属解释及道歉。

应该注意的是：对于在急诊科无理取闹、寻衅滋事、干扰急诊工作秩序，甚至危及其他病人和医务人员人身安全的恶性事件，因其已超出了一般医疗纠纷的范畴，不可以简单采取息事宁人的态度，应该果断报告上级部门或报警（拨打 110 电话），请求救助和保护。

六、急诊科的健康教育

急诊科的健康教育是指在急诊救治过程中对病人及其家属所进行的宣传教育。由于急诊病人的病情急重、流动性很大，急诊科的健康教育不同于病房里进行的系统的、集中的宣传教育，而应该采取更灵活的方法来进行。

1. 健康教育的方法

（1）随诊教育　随诊教育是护士在诊疗护理操作时，根据病人的疾病情况，就他们最关心的问题或他们虽然没有意识到，但是同样需要他们注意的重要问题，给予必要而又简短的解释、指导和安慰，使病人能较快地适应急诊治疗环境，积极配合治疗。这种方法具有很强的随机性和针对性，内容要求上不宜过于详尽，时间也不宜太长。

（2）咨询教育　这是比随诊教育层次较高的健康教育方法，护士针对病人及其家属提出的关于疾病与健康的问题进行解释、解答与指导，这是护患之间信息交流、密切护患关系的过程。每个护士都要根据自己责任区内病人的情况，进行认真的准备，当病人提出问题时，能够正确地进行解答和指导。

2. 健康教育处方 健康教育处方是以护嘱的形式提供有关疾病的预防保健资料,对病人的生活和行为方式给予的书面指导。

健康教育处方的内容 健康教育处方内容包括该疾病的预防知识、用药知识、急救知识、康复知识、心理卫生知识及就(复)诊知识等。

健康教育处方举例

例1 心力衰竭留观心衰纠正后出院的病人

(1) 适当下床活动,天气好时可做户外活动,以预防下肢静脉血栓形成和肺部感染。

(2) 少食多餐,避免过饱;低盐饮食,每日食盐摄入量不超过5 g(1钱),不吃腌制的咸菜;零食忌含盐的小食品。

(3) 禁烟酒,忌浓茶和咖啡。

(4) 严格遵医嘱服药,不可随意改变药物的用法和用量,特别是在服用利尿剂和地高辛时更要注意,以免发生不良后果。

(5) 如有感冒、腹泻、发热或病情发生变化时,及时来院复诊。

(6) 育龄期妇女注意避孕。

例2 门诊急诊小手术后回家病人的健康教育处方

(1) 门诊小手术一般采用局部麻醉,术后4小时内的伤口疼痛不必紧张,如果持续性的疼痛难忍,尤其是四肢的手术,应随时带急诊病历来院复诊,以查明原因及时处理。

(2) 手术部位或作肛门镜检查后出血不止,应及时带急诊病历来院就诊。

(3) 一般术后第3天来院复诊换药,以检查伤口情况。

(4) 保持伤口敷料干燥清洁、固定牢靠,如被污染或被水浸湿应及时更换。

(5) 一般7~10天拆线,不宜时间太久。

(6) 做病理检查的病人,7~10天取病理报告;取回的病理报告应找原经治医生就诊。

(刘书祥 张继娜)

第二节 急诊科的护理与管理

护理工作是急诊急救工作的重要组成部分,急诊科是医院的窗口单位,急诊护理工作可以说是医院护理工作的缩影,直接体现了医院的护理管理质量和护理人员的素质水平。

一、急诊科的护理管理

1. 急诊科护理人员的素质要求

(1) 医德高尚 急诊科护士要加强职业道德修养,具有高尚的医德和奉献精神,有高度的事业心和责任感,树立全心全意为伤病员服务的职业理念。在工作中做到热情礼貌,主动周到,平等待人,急病人之所急,解病人之所痛,满腔热情地为病人服务。

(2) 业务娴熟 急诊病人病种复杂,病情多变,要求护士具有扎实的专业基础知识和较丰富的护理工作经验。能熟练地掌握各项急救技术，熟悉急救药品作用和使用方法，掌握各种监护设备的性能、操作技术，熟悉各种监护参数和检验数据的分析判断。抢救中能够及时、迅速、正确地完成各项护理操作。

（3）善于分析　急诊病人病情急重，必须紧急采取抢救措施方可挽救生命，即使不是危及生命的急症，病人也迫切要求迅速地缓解病痛。因此，要求护士思维敏捷，判断迅速，善于分析思考问题，能从复杂多变的病情中抓住主要矛盾，找准病人存在的主要健康问题，从而作出准确的护理决策，制定最佳的护理方案。

（4）身心健康　急诊科护士必须具有良好的心理素质和强健的体格才能胜任急诊救护工作：①心理健康，要保持良好的心态，不把自己在社会、生活中的不良情绪带到工作中来，做到精神饱满，沉着镇静，工作有条不紊，从而使病人产生安全感；还要有较强的自制力，能够理智地对待病人及其家属由于对病情的担心而出现的一些过激的言语和不理智的行为；②身体健康，强健的体格是做好一切工作的基本条件，对于从事急诊科工作的护士来说尤其是这样，有了强健的体格，才能胜任长时间的救护工作（如单人的徒手心肺复苏术）。

2. 急诊科护理工作的质量要求

（1）分诊迅速准确　平时的分诊工作应由一名经验丰富的高年资护士担任，战时或灾害性事故伤病员成批量发生时，分诊工作则由主治医师负责。平时的分诊护士要掌握急诊的就诊标准，正确地按疾病隶属科室安排、引导病人就诊，对传染病病人或疑似传染病病人，应安排在隔离室就诊。要求分诊的准确率≥95%，对急诊病人要认真做好门诊登记，传染病病人按传染病的分类管理要求填写相应的报表。

（2）救护及时有效　在急诊病人的救护上，要有强烈的时间意识，“时间就是生命”在这里不但是实实在在的行动，而且还有十分重要的法律意义。我国的卫生法规规定，急诊病人来院后5分钟之内要得到处置，院内的急诊会诊被呼叫的医师20分钟之内要到达现场。因此，院前急救的出车时间、急诊病人的接诊时间、分诊护士通知医师的时间、救治开始的时间、留观后确诊的时间、收住入院的时间、病人离开医院（或死亡）的时间，等等，都要认真对待，不可马虎。例如，外出血的病人，在医师到达之前，护士给予必要的压迫止血；发热的病人，护士先给予体温、血压、脉搏的测量；心跳呼吸骤停的病人，应该毫不迟疑地给予BLS等。急诊科还要重视对急重症病人的抢救成功率的统计，可根据医院的技术水平、设备情况制定相应的考核标准，作为质量控制的指标进行考核。

（3）严防差错事故　差错事故的发生除了与技术因素有关外，主要是责任因素。急诊抢救参与人员多，短时间内多种救治措施同时实施，现场显得忙乱。因此，要严格执行操作常规，做到紧张而有秩序地工作，要坚持查对制度。口头医嘱执行时一定要复述一遍后再执行，准备的药品要两人核对后再使用，尤其是输血的操作。

（4）各项记录完整　急诊抢救记录、护理表格、急诊病历和各种检查报告单，都应该完整无缺、真实清楚（详见第一节）。这些资料既是急诊救护、教学、科研的宝贵资料和医院管理工作的需要，也是发生医患纠纷时的重要书证。抢救过程中要专人记录，抢救结束必须马上收集整理。留观的病人，要按照整体护理的要求，加强巡视和观察，认真书写护理病历，病人离院后及时整理归档。

(5) 防止交叉感染　院内急诊要严格执行消毒隔离制度和无菌技术原则,以减少医院内感染的发生率,防止交叉感染和其他感染的发生。要加强对传染病人的管理,做好隔离室的清洁消毒;死亡的病人,要做好终末消毒。医务人员也要加强自身防护,对经血液传播的传染病病人救护时,可戴双层无菌手套防护。

(6) 加强物资管理　急诊科由于工作的性质决定,必须使各种设备、仪器、药品处于完备状态。具体的管理要求是:①"一专",即专人管理,严格进行交接班,当班的事情,必须当班完成;器械物品未经护士长或科主任批准,严禁外借或挪用;②"三无",即无药品及无菌用品过期失效或变质、无责任性损坏、无器材性能失灵;③"四定",即各种设备、仪器、药品摆放位置固定,各种器械、药品数量固定,定期检查整理,定期清洁和消毒灭菌;④"两及时",即及时维修保养和及时请领补充(药品和其他耗材)。

(7) 严格执行制度　诊疗护理操作常规和各项工作制度是前人经验和血的教训的总结,必须严格遵守,不可有任何的懈怠。急诊科要根据自己的情况,制定以岗位目标责任制为核心的各项规章制度,以落实为重点,加强管理的力度。要健全救护操作规范、CPCR救护常规、AVI救护常规等,使急诊护理工作规范化。全体护士做到坚守岗位、各司其职、分工协作、提高质量、保证安全。

3. 急诊护理工作中的整体护理　整体护理是在现代护理观的指导下,以科学的工作方法(护理程序)为框架,以维护和促进人的健康为中心的一种全新的护理理念。但是,整体护理目前在急诊护士的工作理念中还是比较模糊的,在急诊科的护理实践中也是滞后的。这种滞后状态,将直接或间接影响急诊医疗的整体医疗质量与服务质量,制约急救护理学的发展。因此,应当给急救(诊)护理工作补充如下内涵。

(1) 以主动式急诊护理代替被动式急诊护理;

(2) 用整体急诊护理实践代替传统急诊护理实践;

(3) 以程序化急诊护理模式代替松散性急诊护理模式;

(4) 将急诊护理的属性由单纯的自然(生物)属性扩展到自然与社会的双重属性。

上述急诊急救护理学的新内涵,要求急诊科的护理管理者和全体护士,要认真学习整体护理理论,加强对整体护理的研究,自觉地在自己的护理实践中去实践整体护理,尽快使急诊护理学的发展同整个护理学的进步同步。每个护士都要严格要求自己,不断提高自己的理论水平和操作技能,尽快地实现从传统的单一技能型护理人才向专科技能型和高层次、多学科复合型护理人才转变,以适应社会的文明、进步和发展,适应人们不断提高的健康需求。

二、急诊护理工作程序

急诊护理程序是按照整体护理的要求,在急诊护理工作中所建立的科学的程序化的工作方法。急诊护理程序包括:急诊接诊→急诊分诊→急诊处理三个紧密相连的环节。

1. 急诊接诊　急诊接诊是分诊护士对到达医院急诊科的急诊病人,在最短的时间内,依靠自己专业知识和能力,运用护理评估的技能和技巧,迅速地搜集急诊病人的健康问题的过程。

护理评估时可以采用祖国医学"四诊"的方法，即望、闻、问、切。

(1) 望　望是急诊护理评估的重要方法，因为有相当多的病人由于疾病的原因，不能提供病史资料，此时望诊就显得重要了。望诊时，通过观察病人的面部表情、姿势体态、语言语气等来判断病情。望诊的要求是：细致观察、全面准确，及时发现病人急需解决的健康问题。常用的望诊方法有整体观察法、局部观察法和对比观察法等(参见《护理学基础》)。

(2) 闻　闻是分诊护士通过听觉和嗅觉分辨病人声音的变化和发出的特殊气味，帮助判断病人是否患有某种疾病。如通过呼出气的"烂苹果味"，可以判断病人存在有代谢性酸中毒；嗅到"大蒜味"，可以提示有机磷中毒等。听还包括借助听诊器对病人心肺和腹部所进行的理学检查(参见《健康评估》)。

(3) 问　问是通过询问病人、监护人和其他的知情人，了解病人的既往病史和现病史。问诊要掌握相应的技巧，避免暗示或诱导性的询问，还要注意使用病人听得懂的语言，不要使用专业性术语和书面语言问诊。如"心悸"与"心慌"、"腹痛"与"肚子痛"、"排气"与"放屁"、"饮了多少毫升水"与"喝了几杯水"，等等，这些术语和语言，前者都属于专业性的，不宜使用。

(4) 切　切是分诊护士通过自己触觉并借助简单的器械，对病人进行的护理体检。通过触摸了解病人的脉搏、体温、有否触痛和肌紧张情况；压迫可以了解有否压痛、反跳痛及观察甲皱微循环情况；叩击可以了解胸腹腔积液、积气的情况，对长骨端进行轴性叩击，可以鉴别是不完全性骨折还是一般软组织损伤；利用体温计、血压计、叩诊锤等简单器械，可以测量体温、血压和检查一些反射情况。

2. 护理分诊　急诊分诊是急诊护理工作中的重要专业技术。所有的急诊病人都要经过分诊护士的分诊，才能得到专科医生的诊治。

1) 分诊的概念　分诊是分诊护士在综合评估急诊病人后，分清疾病的轻重缓急和隶属专科，安排就诊顺序、救治程序及分配专科就诊的技术。急救医学的观点认为：分诊时，不要求护士对患者进行疾病的诊断，护士只对搜集到的资料进行分析，评估急诊病人是否存在有危及生命的情况，判断其是否应优先得到救治。因此，一个优秀的分诊护士，要具有如下的素质：①多学科的医疗救护知识和疾病发展的预见能力；②心理学、社会学、人际沟通等相关学科的知识和能力；③经验丰富，有较强的组织管理能力、协调能力和人际沟通能力。

2) 急诊对象分析　急诊病人有两大方面的特点。

(1) 社会角色复杂　病人来源于社会的不同阶层，他们的受教育程度不同、经济承受能力不同和个性心理特征不同。因此，他们对疾病的认识和心理承受能力会有很大的不同。另外，急诊病人就诊常有家人陪伴，有时家人以自己对疾病的认识，代替病人描述疾病，往往干扰了护士对疾病的正确思维判断，从而作出错误的决策。分诊护士要认识到这些，注意区别对待地观察分析病人，去伪存真，抓住主要矛盾，认真对待收集的资料，避免被假象所干扰。

(2) 主诉症状严重　急诊病人无论以何种主诉就诊，都认为自己的病情是最严重的，能够最快地得到救治。分诊护士的作用就是通过评估患者病情严重程度，让患者感到医护人员已经对他开始关注，从而使他的紧张情绪平静下来，并通过及时准确的分诊，使病人迅速转移到相应的专科接受诊治。

3) **病情分级** 病情分级的目的是为了合理地安排急诊病人就诊顺序,合理地使用卫生资源。根据病情的轻重缓急进行分级,并以此来安排病人的就诊次序。

一级 不紧急救治就不足以挽救生命,如呼吸心跳骤停、剧烈胸痛、严重的心律失常持续状态、严重的呼吸困难、严重的创伤、急性中毒等。

二级 有潜在的危及生命的可能,如心绞痛、脑血管意外、多发性骨折、开放伤、外科和妇产科的急腹症、突发的剧烈头痛、儿童高热等。

三级 急性症状不能缓解的病人,如寒战高热、剧烈呕吐、单纯性闭合性骨折、内科急腹症等。

四级 慢性病急性发作的病人,如哮喘持续状态、生命体征稳定的轻度烧伤、轻度的变态反应性疾病(如荨麻疹)等。

4) **SOAP 公式在分诊中的运用** SOAP 公式是英文单词 subjective(主诉)、objective(观察)、assess(估计)、plan(计划)等第一个字母的缩写,由 Larry Weed 提出,受到护理界的赞同。

SOAP 公式的含义如下:S,尽可能收集病人的全部病史资料;O,运用观察的方法,对病人进行护理观察和护理体检;A,根据病史和观察资料,综合分析,判断病情;P,确定病情分级,决定病人的去向,急救室抢救?急诊手术?拟或送专科急诊室诊治。

使用 SOAP 公式组织的急诊护理病历,简洁明了,容易掌握。SOAP 公式也体现了护理程序的思维方法,可以使护士的工作更有条理和目的。实际应用中,可以设计成表格式,护士在使用时,只要简明扼要地填写和打勾就可以了。

其他分诊方法尚有 PQRST 公式法(适用于疼痛的分类)和 CRASMS 评分法(初步判断伤情的方法),因在应用方面有一定局限或较复杂,使用较少,故不作介绍。

SOAP 的应用示例

例 1 拟诊心脏疾患的病人

S:病人在午饭后感到上腹部疼痛、胸闷、心慌,本人有恐惧感,来院看急诊。

O:病人口唇轻度发绀,呼吸减速,心率快、节律不规则,上腹部无明显压痛。

A:病人消化系统无阳性发现,而以心血管系统的表现为主,心脏病的可能较大。

P:立即送抢救室,做心电图检查,并呼叫心内科医生应诊。

例 2 高处坠落致颅脑损伤的病人

S:病人 15 分钟前自 7 m 高的脚手架上摔下,当即昏迷,被工友急送来院。

O:病人处于浅昏迷状态,左颞部有一 5 cm 伤口,出血不止,无呼吸困难,未见脑脊液漏。

A:病人有明确的颅脑损伤,但脑组织损伤的程度需作神经外科检查。

P:立即对头皮裂伤给予压迫止血,送病人入急诊手术室,同时呼叫神经外科医生应诊。

3. 急诊处理及要求 急诊病人经分诊后,医护根据分诊获得的病人的病情资料,确定急诊处理措施。其基本原则和要求如下。

(1) **一般急诊病人** 由分诊护士护送到相关科室就诊,对于病情复杂,一时难以确定隶属专科或同时由多专科情况存在(如颅脑、颌面部损伤)的病人,则按首诊负责制的原则处理。根据医生对病人作出的处置意见，护士安排病人到相应的功能单位接受治疗、进一步的检查或进入观察室留观。由“120”送来的病人，分诊护士要立即接诊，迅速安排就诊和应诊。

(2) 危重病人 由分诊护士送入抢救室或急诊手术室进行紧急处理。可以采取边抢救边办理就诊手续，或先抢救然后再办理就诊手续，切不可因为等待办理就诊手续，而使救治延误。在专科医生到来之前，护士要对那些威胁病人生命的情况进行急救处理，如开放气道、制止外出血、心肺脑复苏的基础生命支持及建立输液通道等。病人经抢救病情平稳允许移动时，根据医嘱将病人转入观察室或监护室、急诊手术室或收住入院。对于不允许移动的病人，可以采取就地抢救(如心肺复苏)、急诊科手术室手术，甚或在抢救床上、担架平车上手术。危重病人的转移必须由医护负责，不可单独安排护工(卫生员)完成。

(3) 急诊检验和其他检查 标本的采取可由检验师负责，或由护士采取后由护士或护工送检，不可以由家属代劳送检。其他大型检查，能够做床边检查的项目，填写急诊申请单申请做床边检查；不能做床边检查的项目，病情允许后，由医护人员护送检查，并要携带急救药品、器械，也不可单独安排护工完成。

(4) 急诊会诊 急诊会诊是急诊科的经常性工作。常见于以下三种情况：①大批量发生的急重症病人(如各种意外事故，如车祸、塌方、中毒等)，需要集中全院的技术力量参与抢救，此时的协调工作由医院的总值班负责；②严重创伤的病人，涉及多个学科的问题，需要各科专家的共同处置，但仍然是在首诊负责制的前提下进行；确诊后由受损最严重的学科组织救治，其他学科密切配合；③急诊的疑难杂症，病变隐匿、病情复杂，需要集中各科专家的智慧来解决问题。急诊会诊时，被呼叫者必须及时到达，不得延误，如在抢救另外一个病人或正在手术台上，应安排其他人员及时到场。

(5) 其他 急诊病人凡涉及集体中毒、交通或工伤事故、吸毒、凶杀、自杀和法定管理的传染病(尤其是一类和二类传染病中的需要特别管理的几种传染病)，必须按规定及时上报或通知有关部门。

(刘书祥 李国荣)

第三节 常见急症的观察分诊

1. 意识障碍的病人 意识障碍是脑功能低下的表现，是病人对自我的感知和对客观环境的识别能力发生的不同程度的丧失。意识障碍病人的常见表现有：谵妄、嗜睡、昏迷、晕厥及抽搐等。

1) 护理评估

(1) 询问健康史 ①现病史：本次发病情况，有头部外伤史，考虑为脑损伤或颅内出血；发病急而时间持久者，脑血管意外、急性中毒多见；发病急而短暂者，见于一过性的脑缺血、癫痫、高血压脑病等；发病缓慢者，提示较重的全身性感染、慢性的颅内压增高及代谢性疾病(如糖尿病高渗性昏迷)等。②既往健康史：重点采取有否高血压、糖尿病及心、脑、肝、肾等器官的疾病史。③其他:了解日常生活情况,如长期使用安眠药、曾经有过服毒或精神刺激等;家族情况,有无类似的病人等。

(2) 心理社会评估　①心理评估,了解病人的个性心理特征。②社会环境,了解发病时病人所处的环境,有利于对病因的判断。如使用煤球炉且室内密闭,提示一氧化碳中毒;接触高压电,应想到电击伤;存放农药的场所,要想到农药中毒的可能。

2) **护理体检**

(1) 生命体征　意识丧失、无呼吸、无反应,为呼吸心跳骤停;昏迷伴有高热提示感染;昏迷伴有深慢带鼾音的呼吸,提示脑血管意外;昏迷伴有特殊的气味,提示中毒。

(2) 检查瞳孔　瞳孔是颅脑的"窗户",双侧瞳孔缩小,见于有机磷(或吗啡、巴比妥)中毒、脑桥出血等;双侧瞳孔散大,见于一氧化碳、氰化物、颠茄等中毒;一侧瞳孔散大,对光反射消失,是动眼神经受压的表现,最多见于小脑幕切迹疝。

(3) 皮肤黏膜情况　有无伤口、血肿、淤斑、出血点、黄疸、发绀、苍白、皮损等情况。

(4) 伴随症状　意识障碍伴有抽搐,可见于癫痫、癔病的发作时;意识障碍伴有偏瘫、偏身感觉障碍提示内囊部位的病变;意识障碍伴有"两慢一高"(呼吸慢、心跳慢、血压高),提示有颅内压增高;意识障碍伴有脑膜刺激征,见于蛛网膜下隙出血、脑膜炎等;意识障碍伴扑翼样震颤,见于肝昏迷。

(5) 判断意识障碍程度　可采用Glasgow昏迷评分法进行(参见《外科护理学》颅脑疾病章节)。

3) **分诊处理**　①抢救生命,首先处理威胁生命的情况,如BLS、制止活动性外出血;②迅速判断病情及疾病隶属科室;③将病人送至抢救室处置(如洗胃、输液、输血等),或呼叫专科医师应诊。

2. 急性呼吸困难的病人　急性呼吸困难是由呼吸系统或其他疾病所导致的呼吸功能障碍,病人主观上感觉空气不足、呼吸费力和不适,客观上有呼吸频率、节律和深度的改变。

1) **护理评估**

(1) 询问健康史　①现病史:认真倾听病人的主诉,询问呼吸困难的程度及其对日常生活的影响、呼吸困难发生的速度和持续的时间、呼吸困难及其伴随的症状等。②既往健康史:呼吸系统的疾病史,如慢性阻塞性肺气肿、支气管哮喘等;胸廓疾病,如严重的胸廓畸形;神经肌肉疾病,如重症肌无力;膈肌运动障碍,如大量腹腔积液、腹腔肿瘤、妊娠末期等;循环系统疾病,如慢性心功能不全、心包炎等。

(2) 心理社会评估　①呼吸困难对病人的心理方面的影响,病人的心理反应的形式;②病人家庭对病人的关心与支持度;③病人生活的环境有无致敏的物质,此点有助于对过敏性因素所致的支气管哮喘的判断。

2) **护理体检**

(1) 肺源性呼吸困难　①吸气性呼吸困难,典型表现为"三凹征",伴有干咳和高调吸气性喉鸣,可由喉炎、喉水肿、气管异物或气管受压等引起;②呼气性呼吸困难,表现为呼气时间延长、费力,伴有哮鸣音,见于慢性阻塞性肺病、支气管哮喘等病;③混合性呼吸困难,表现为吸气、呼气均费力，呼吸浅快，重症肺炎、肺结核所致者为此种类型。

(2) 心源性呼吸困难 ①右心功能不全，表现为体循环淤血征，主要见于慢性肺心病。②左心功能不全，由于肺淤血，病人不敢平卧，典型表现为“端坐呼吸”。急性发作的病人可有夜间阵发性呼吸困难；重症病人有哮鸣音和咳血性泡沫痰等表现，可见于冠心病、高血压性心脏病、心肌病变等病人。

(3) 中毒性呼吸困难 ①表现为深、慢、规则的呼吸(kussmaul breathing)，称为酸中毒大呼吸，由尿毒症、糖尿病酮症酸中毒引起；②浅慢的呼吸可由药物中毒、有机磷农药中毒引起。

(4) 神经精神性呼吸困难 ①脑外伤的病人、颅内感染的病人可有深慢的呼吸；②精神因素可因过度换气出现手足搐搦。

(5) 血源性呼吸困难 重度贫血、高铁血红蛋白症或急性失血可有呼吸增快表现。

(6) 损伤性呼吸困难 ①胸部损伤后可有胸壁软化形成连枷胸；②胸壁或肺、支气管的损伤可导致不同性质的气胸。

3) **分诊处理** ①抢救生命，如固定连枷胸、封闭开放性气胸的胸壁伤口、穿刺排气缓解张力性气胸等；②缓解呼吸困难，安置病人适当的体位、保持呼吸道通畅、酌情给氧，必要时给予机械通气；③呼叫专科医师应诊。

3. 胸痛的病人 胸痛是病人的主观感受。胸痛的部位与病变的部位往往不一致，而胸痛的程度和疾病的严重程度也常常不平行。危及生命的胸痛包括急性心肌梗死、不稳定心绞痛、主动脉夹层分离、肺栓塞和张力性气胸等。

1) **护理评估**

(1) 询问健康史 ①现病史：疼痛的性质和部位，缺血性疼痛病人主诉为压迫感、沉重感、烧灼感或上腹部疼痛，撕裂样疼痛应考虑主动脉夹层分离，针刺样疼痛伴有随呼吸加重提示疼痛来自胸膜或心包；放射性，心前区或胸骨后的疼痛，伴有向左肩、左上臂、左手放射，提示心绞痛或心肌梗死；时间和病程，迅速发生的胸痛见于自发性气胸、主动脉夹层分离，心绞痛常持续3～15分钟，超过20分钟提示心肌梗死；诱发因素，心绞痛可由运动、寒冷、饱食或情绪激动而引起。②既往健康史：高血压病史、糖尿病病史、类似发作史等。③用药史，硝酸甘油的用药史；其他药物的应用，如减肥药或违禁药物(可卡因、安非他明)。④过敏史，有无药物或其他物质过敏的经历。

(2) 心理社会评估 胸痛对病人的心理方面的影响，取决于病人对疾病的认识和既往有无类似发作以及本次发作的程度等方面，由心血管疾病引起的胸痛，病人多有焦虑、恐惧等心理反应。

2) **护理体检**

(1) 一般情况 心绞痛、心肌梗死的病人可有面色苍白，焦虑、恐惧等表现；

(2) 生命体征 急性心梗、大面积肺栓塞、主动脉夹层分离、严重气胸的病人有低血压；主动脉夹层分离的病人尚有上、下肢血压和脉搏不一致；

(3) 颈部 气管是否居中，气胸时气管偏歪；肺栓塞、右心功能不全、右室心梗、严重气胸时有颈静脉怒张；

(4) 胸部 小范围的固定疼痛，见于胸壁外伤、带状疱疹；皮下气肿多由张力性气胸引起；

听诊双肺呼吸音是否一致。

3) **分诊处理** ①抢救生命,安置病人适当的体位、保持呼吸道通畅、酌情给氧,安慰病人;②根据病情,迅速建立静脉输液通路,以便于对病人的抢救;③呼叫专科医师应诊。

4. 急腹症病人 急腹症是以急性腹痛为主诉,需要紧急处理的一类疾病的统称。急腹症涉及内、外、妇、儿四大专科的疾病,分诊时要认真细致,以减少分诊错误。

1) **护理评估**

(1) **现病史** ①内科腹痛,腹痛伴有呕吐、腹泻多见,多为持续性钝痛,无放射痛;疼痛部位不明确,脐周和上腹部多见;常见疾病有急性胃肠炎、腹型紫癜等。②外科腹痛,疼痛一般较重,呈持续性,亦可为阵发性绞痛,呕吐多见,少有腹泻;有放射痛,如胆绞痛向右肩背部放射,肾绞痛沿输尿管向下放射至膀胱、会阴部;有腹部外伤史者应想到腹内脏器损伤;腹部手术史伴有频繁呕吐,肠梗阻多见;阵发性腹痛,伴肠鸣音亢进、气过水声,为机械性肠梗阻。③妇科腹痛,位于下腹部,输卵管妊娠破裂的疼痛多发生在闭经6周以后;黄体破裂,发生在两次月经中间;卵巢囊肿蒂扭转的疼为剧烈的绞痛;急性输卵管炎为持续性疼痛,伴发热和阴道分泌物增多。④儿科腹痛,持续性钝痛见于肠系膜淋巴结炎、腹型紫癜;腹痛伴呕吐、黏液血便为肠套叠;钻顶样疼痛,并向右肩背部放射,提示肠蛔虫症。

(2) **既往健康史** 详细询问病人的既往病史,重点了解消化性溃疡病史、胆道疾病史、胰腺病史、心血管病史、过敏性疾病史、腹部手术史、腹部外伤史等。

(3) **诱发因素** 如服用大剂量的阿司匹林可诱发溃疡穿孔。

2) **护理体检**

(1) **观察腹部情况** ①腹胀呈弥漫性多为肠麻痹;②不对称的腹胀多为肠扭转;③胃型是幽门梗阻的表现。

(2) **腹部触诊** ①腹肌柔软,弥漫性压痛,多属于内科腹痛或腹内出血的早期;②剧烈绞痛,但腹肌柔软(症状与体征不一致),在右上腹为胆绞痛,左或右下腹部为肾绞痛;③腹肌紧张硬如木板状(板状腹),多是溃疡穿孔;④有腹膜刺激征,提示腹膜炎;⑤有固定性压痛,常常提示病变部位在此;⑥触及痛性包块。

(3) **叩诊** ①鼓音,提示胃肠积气;②肝浊音界缩小,提示腹内空腔脏器穿孔;③移动性浊音,提示腹内积液或积血。

(4) **听诊** ①肠鸣音减弱或消失,肠麻痹的表现;②肠鸣音亢进、气过水声、金属音,完全性肠梗阻的表现。

3) **分诊处理** ①安慰病人,稳定其情绪;②血压不稳定者,建立输液通道输液;③分诊后,呼叫专科医生应诊。

5. 损伤病人 致伤因子作用于机体造成的组织破坏和功能障碍称为损伤。致伤因子包括机械性因子(最常见,机械性因子致伤特称为创伤)、物理性因子、化学性因子和生物性因子四大类。轻症的损伤以局部表现为主,严重的损伤除局部表现外,则常常伴有明显的全身表现。

1) **护理评估**

(1) **健康(外伤)史** ①询问受伤的时间和致伤因子的类型、作用方式;②如为损伤暴力,则要了解暴力作用的方向、大小、伤员受伤当时的姿势和伤后的姿势；③伤后伤员的情况，接受了哪些处置。

(2) 既往史　既往伤员的健康状况。

(3) 心理社会评估　重度损伤的伤员，伤后都有不同程度的心理反应，可能致残的伤员尤然，甚至精神失常，称为创伤后精神病。

2) 护理体检

(1) 局部表现　①创伤的伤员都有程度不同疼痛和压痛、肿胀和淤斑、伤口和出血、功能障碍等创伤的一般表现；②骨折和关节脱位各有自己的特殊体征；③烧伤的伤员根据水疱的情况和烧伤面积，可以判断伤员的伤情；④咬螫伤可根据咬痕(齿痕)、伤处遗留物(如蜂的尾刺)，帮助判断有害昆虫或致伤的动物；⑤胸部损伤可有不同程度的呼吸困难；⑥腹部损伤，开放伤可从伤道脱出腹内器官(如肠管)或流出其内容物；闭合性实质脏器伤表现以内出血、休克为主，空腔脏器伤则以腹膜炎为主。

(2) 全身表现　轻度损伤，全身表现无或较轻微；重度损伤，都有不同程度的全身表现，如呼吸快、脉搏快、血压不稳定，甚至出现损伤性休克。

3) 护理分诊　①抢救生命，制止外出血、封闭胸壁伤口、对张力性气胸进行穿刺排气减压、输液吸氧等措施；呼吸心跳骤停者，毫不迟疑地实施BLS；②判断伤情，重点有序地体检后，确定伤员的伤情和主要伤的部位，呼叫专科医生应诊；③涉及多学科的损伤时，按首诊负责制组织抢救。

(张继娜　李国荣)

第四节　急诊病人的心理护理

急诊病人的特点是发病急，症状重，有的病人甚至是危在旦夕，必须紧急抢救才有可能挽救病人的生命。因此，病人及其家属迫切希望到医院后马上得到救治；即使是无生命危险的病人，也希望能够得到及时的处理。病人一旦进入急诊的情景和角色，在心理上都认为自己的身心健康受到威胁，可产生以焦虑、恐惧为主的心理反应，重症的病人可处于长时间的应激状态。病人的这些心理反应如果得不到有效的、及时的调控，将影响对病人的救治。所以，必须重视急诊病人的心理护理。那种认为对急诊病人只要尽心尽力地抢救就行了，无须心理护理的观点是错误的。

1. 心理护理评估　对急诊病人进行护理心理评估是护士运用心理学的知识和方法，评定急诊病人的心理品质和水平的过程。

1) 收集资料　急诊病人由于病情紧急，存在有急需解决的健康问题。因此，在资料的收集方法上，主要是采取交谈法和观察法；在资料的内容上，主要包括：当前的心理反应及心理需求、既往的心理健康状况和个性心理特征、家庭状况(经济状况、成员之间关系、个人在家庭中的地位)以及对本次发病的认识等。

(1) 主观资料　①年龄，老年急诊病人恐惧、自卑心理居多，而且易受经济、家庭等因素的影响;青年人处于事业的上升期,进入急诊病人的角色,容易产生从巅峰跌入深谷的消极心理反应;中年人事业有成,也是家庭的顶梁柱,突然的急症,事业和责任使他们的心理负担沉重。②性别,女性的心理承受相对脆弱,在意外的打击下容易发生情绪失控,发生创伤后精神病。③社会文化背景,病人受教育程度、经济条件、社会职业等因素都可以使个体产生不同的心理反应。文化教养较高的病人,患急诊后对预后的不良联想比较多;家庭经济条件差的病人,会产生放弃治疗的心理;家庭的关爱与支持度的不同,可使病人产生积极或消极的心理反应。④健康状况,了解病人的健康状况、有否急诊的经历、本次是初发或是复发、本次发病的原因、病人对疾病的认知水平等。同一种疾病,不同的病人可有完全不同的心理反应。如食道静脉曲张破裂大出血,初发者面对出血而惊慌无措,难以配合救治;复发者因为有了既往的经验,则可以主动配合救治,甚至有的病人在医护到来之前,自己就把三腔管吞下去了。

(2) 客观资料　观察病人的面容、神态、语调、语气、体态等,可以对病人的心理反应获得初步的印象。但要注意病人的心理反应和疾病的严重程度并不平行,既不要被病人的夸张的情绪所迷惑,也不要忽略貌似"镇静"所掩盖的紧张、焦虑心理。

2) 分析归纳资料　根据所收集的资料,综合进行分析归纳,寻找病人存在的主要健康问题。急诊的心理护理,一定要抓主要矛盾,防止面面俱到。

2. 心理护理常用护理诊断

● **焦虑**——指个体或群体处于对模糊的、不具体的威胁感到不安(忧虑)及自主神经系统受到刺激的状态。

1) 诊断依据　主要特征表现出生理、情绪和认知方面的症状。症状根据焦虑程度的不同而不同:①生理方面,心率加快、血压升高、呼吸加快、出虚汗、瞳孔扩大、声音颤抖/音调改变、恶心呕吐、头晕失眠、尿频尿急、坐立不安、感觉异常等;②情绪方面,不安、无助感、缺乏自信心、紧张或易激、哭叫、发火、自我否定等;③认知方面,思维阻断、健忘、注意力不集中、心事重重、意识混乱、沉默等。

2) 相关因素

(1) 病理生理因素　由于疾病或损伤使人对食物、空气、安全、舒适的基本需要受到干扰。

(2) 情景因素　主要继发于人的社会角色改变(进入病人角色,哪怕是暂时的):①与实际的或个人感觉到的对自我观念的威胁有关,诸如地位与声誉的改变、失败、得不到他人的承认等;②与实际的或个人感觉到的重大损失有关,如死亡、离婚、暂时或永久的分离、迁移、文化压力等;③与实际的或个人感觉到的生物完整性受到威胁有关,如临终、介入性检查或治疗手段、严重创伤等;④与实际的或个人感觉到的环境改变有关,如不习惯抢救室、监护病房的环境及紧张的抢救场面等;⑤与实际的或个人感觉到的社会经济状况发生改变有关,如因病失业、因病使家庭的支出增加、将来不能从事以前的职业等;⑥与他人的焦虑转移到本人身上有关,如受家属紧张、焦虑、悲哀情绪的影响。

(3) 成熟因素　不同年龄阶段的人,由于其自我观念和角色地位不同,可以有不同的心理变化,而产生焦虑。

● **恐惧**——指个体或群体在感知到可识别的危险时所经历的生理或情绪的困扰状态。

1）诊断依据

(1) 主要依据（一定存在，至少1个） ①恐惧、惊骇、焦虑和警戒的感觉；②退缩行为、自我安慰专注于危险的事物等。

(2) 次要依据（可能存在） 参见焦虑的诊断依据。

2）相关因素

(1) 病理生理因素 与感觉到的暂时性或长期性影响有关，如机体的部分丧失、机体的功能低下（丧失）、致残性疾病、感觉损伤等。

(2) 治疗因素 与失控和后果不可预测有关，如手术、ICU监护等。

(3) 情景因素 与失控和后果不可预测有关，如疼痛、医院环境、丧失亲人或亲人的变化、离异、可能的经济损失（丧失）、知识缺乏等。

(4) 成熟因素 参见焦虑。

恐惧可以不伴有焦虑而存在，焦虑也可以不伴有恐惧而出现。临床上，两者可以共存于一个人对某种情况的反应中。如一个外伤肢体毁损的伤员，对于创伤的疼痛、失血可能会感到恐惧，而对于预后可能感到焦虑。

● **绝望**——绝望是一种持续的、主观的情绪状态，在这种状态下个体对于所期望的事情或需要解决的问题，觉得没有任何的选择机会或办法，而且无法用自己的能力去实现个人的目标。

1）诊断依据

(1) 主要依据（一定存在，至少1个） ①表达出深重、不可抗拒、持续的对情景淡漠的反应，如述说“我的未来很糟糕”、“我的未来是不可能叫人满意的”等；②生理方面，对刺激反应慢，缺乏积极性；③情绪方面，空虚、无助感、丧失感和剥夺感、无能力、冷漠、被动、放弃和被放弃情结、无能力使任何事情成功等；④认知方面，解决问题和决策能力减低、思维灵活性下降、自杀念头等。

(2) 次要依据（可能存在） ①生理方面，食欲不振、体重减轻；②情感方面，个体感到“已走到边缘”，丧失了对角色和关系的满足；回避讲话人，叹气、退缩、抑郁等；③认知方面，对接受的信息整合能力下降、回忆过去的能力下降、感知和联想扭曲、不合理的判断等。

2）相关因素

(1) 病理生理因素 慢性病出现新的症状和体征，如冠心病出现心肌梗死。

(2) 治疗因素 长期依赖仪器监测机体功能（如心电监测）或支持生命（如使用呼吸机）。

(3) 情景因素 长期的活动受限、长期与人隔离（如ICU监护）、无能力完成生活中个人认为有价值的目标、丧失有价值的人或事、长期的生理或心理压力等。

(4) 成熟因素 儿童，因疾病失去自主性；青少年，丧失机体功能、身体形象变化等；成年人，机体功能受损、丧失机体部分、因病无能力完成发展性任务（责任、成就）；老年人，因病导致功能缺陷（感觉、运动、认知）、丧失独立性、无能力完成发展性任务（人生完善）。

● **自我形象紊乱**——指个体对自己身体的知觉方式处于混乱的状态。

1）诊断依据

(1) 主要依据（一定存在） 对于现实的或察觉到的身体结构或功能的变化，有言语的或非言语的否定反应(如创伤导致的肢体毁损、烧伤遗留的毁容或残疾等)。

(2) 次要依据(可能存在) 不愿查看、触摸身体的残损部位,不愿参与社交,对身体有否定的感觉(如无助、无望、无力及脆弱之感),有自毁行为(自残、自杀企图)等。

2) 相关因素

(1) 病理生理因素 与机体功能丧失或损伤引起的外表变化有关。

(2) 治疗因素 与住院或手术引起的外表变化有关。

(3) 情景因素 与由特定情况引起的外观效果有关,如创伤或手术后的瘢痕。

● **个人应对无效**——指个体处于感到或有可能感到因为能力不足(身体的、精神的、行为的或认知的)而不能充分处理内在的或外来的压力的状态。

1) 诊断依据

(1) 主要依据(一定存在,至少1个) ①用言语表达出不能应对或寻求帮助;②使用防卫机制不当;③不能满足角色期待的作用。

(2) 次要依据(可能存在) ①长期担忧、焦虑;②社会活动改变;③不能满足疾病需求;④对自己或别人有破坏行为;⑤常规的沟通形态发生改变。

2) 相关因素

(1) 病理生理因素 ①与病情的复杂性有关;②与身体的完整性改变有关,如肢体的部分丧失、容貌或外形的改变等;③与疾病引起的情感改变有关。

(2) 治疗因素 ①急诊住院,与家人分离;②外科治疗造成的形体改变。

(3) 情景因素 ①与环境变化有关,如入住ICU、经济困难;②与情感联系中断有关,如死亡、分离或离异;③与心理调节能力不足有关,如过多地否定自己,感觉无助。

3. 急诊病人的心理护理 急诊病人的心理反应各不相同,护士在护理病人的时候,要根据病人的不同心理特征,有针对性地做好心理疏导。要注意以下几点。

(1) 分清主次 根据不同类型的病人,区别病情的轻重缓急,首先处理最紧急、严重危害影响病人治疗康复的心理反应,特别是有绝望心理的病人。

(2) 有的放矢 心理护理要特别突出个体化的原则,要认真分析每个病人处于心理反应的哪个时期,有的放矢地进行心理疏导。

(3) 心理支持 帮助病人建立必要的心理准备。如对病人可能的病情变化、治疗过程中的可能反应、治疗的预期效果,用得体的语言作适当的解释或预告,以安定病人的情绪。

(4) 沉着镇静 急诊病人,多有焦虑、恐惧的心理反应,而且希望从医务人员的言谈举止中获取有关疾病的信息。所以,护士在病人及其家属面前不可以说"这么重,怎么办?"、"人都到哪儿去了?"等话语。而应该是沉着稳重、镇定有序进行救护,以自己紧张有序的工作和有效的治疗,使病人产生安全感。

(5) 心身同治 急诊救护,容易出现只注意抢救生命而忽略心理护理,而心理护理是可以与救护处置同步进行的。护士在实施医疗救护的时候,就可以观察病人的心理反应,抓住主要矛盾,适时地给予解释说明,就能达到稳定病人情绪的目的。

(6) 换位思考 主动与病人进行"心理换位"。理解病人及其家属由于求医心切而采取的不理智言语和行为，对于自杀未遂者不能训斥、讥讽。通过积极有效的救护、和气得体的解释，可以缓解病人的急躁情绪。

(7) 指导家属　护士要给予家属必要的安慰和心理指导，使其尽快从忧伤中走出来，知道如何配合医疗护理工作、如何支持和鼓励病人接受和配合医疗。对于预后不良的病人，应使其了解病人的病情，心理上有所准备。对于救治无效死亡的病人，应和家属一道作好善后工作，给予家属适当的安慰，不要只顾撤收整理抢救用品，而对家属不理不睬。

（刘书祥　李国荣）

第五节　急诊手术室的护理工作

在科技日益发达的现代社会，人类的疾病谱发生了巨大的变化，损伤性疾病的发病率居高不下。急诊科设置手术室有其显著的优越性，急诊手术室是抢救生命的主要阵地，尽早实施有效的手术治疗，能大大降低伤病员的病死率，提高生存率和生存质量。一般急诊手术室的建设模式有传统单一的清创室、清创室兼手术室和急诊手术室三种。本节主要介绍第三种模式的急诊手术室。

一、急诊手术室的设置、布局

1. 位置及结构要求　急诊手术室应是急诊科的一个组成单元，设置在急诊大楼的中部，与急诊抢救室及相关科室紧密毗连。同时，急诊手术室又应是一个相对独立的环境，与辅助科室（如影像诊断室、实验室、病理室等）、中心供应室及血库有直接的通道。急诊手术室为避免光线直射，利于人工照明而选在背阳的阴面为宜。

急诊手术室的结构除了手术间外，还包括其他附属房间。如手术用房、手术辅助用房、消毒供应用房、物品通过用房及办公用房等。

2. 急诊手术室的布局　急诊手术室的布局应遵循无菌区与非无菌区分开，清洁区与污染区分开的原则。出入路线最好设计三条：一为工作人员专用路线，二为伤病员专用路线，三为器械敷料等循环供应路线。每条路线尽量做到隔离，避免交叉感染。这与传统的手术室单通道（手术室在一侧，附属室在另一侧）有很大的区别。传统的单通道，工作人员、病人及器械、敷料等都共用同一走廊，很难避免交叉感染。自从世界上第一间层流手术室问世以来，我国许多大医院相继采用了生物洁净手术室。这种手术室分别设置了内走廊与外围清洁走廊，使手术室、洗手室及无菌附属室布置在内走廊周围，工作人员及无菌器械和敷料进出用内走廊，而病人及污染器械及敷料的进出在清洁走廊流动，有效地避免了交叉感染。

3. 急诊手术室基本设备　急诊手术室基本设备有万能手术床、手术无影灯、器械台、托盘、输液架、多功能外科电钻、高频电刀、电动吸引器等。另外还有麻醉用物（如麻醉柜、麻醉机等）、急救器材（如呼吸机、多功能监护仪、除颤器、管道氧气、抢救车等）及其他用物（移动式 X 线机、固定或移动的紫外线灯、手术显微镜、温度计、湿度计等）。

4. 急诊手术室人员配备及要求

(1) 人员配备　急诊手术室应配备 4 名手术护士，2 名麻醉医生，并由 1 名高年资、经验丰富的护士进行全面负责及协调各项工作。另外，还应备有 24 小时值班及备班人员，以应付重大抢救手术的开展。如人员紧缺，也必须保证开展 1 台急诊手术的进行，所以每班至少配备 2 名手术护士，1 名麻醉医生。

(2) 人员素质　急诊手术室的护理人员应具有熟练的急救技能、敏捷的思维能力和强健的身体等基本素质，同时还应具有丰富的工作经验，具有手术室工作经验者尤佳。

二、急诊手术的术前应急准备

1. 急诊手术病人的术前应急处理　急诊手术病人往往病情急、变化快，随时可能发生意外情况，因此时间就是生命。作为手术室的护士接到手术通知后，应立即做好手术相关的准备。急诊手术室的护士应密切观察病情变化，积极配合医生进行抢救。

(1) 急诊手术病人往往多发伤发生率高、创伤严重、失血量较大，在手术前应及时补充血容量，防治休克。

(2) 颅脑外伤手术时应注意伤员头位不能过低，搬运时防止头部过度转动，保持呼吸道通畅及积极防治脑水肿。

(3) 胸部外伤中张力性气胸者，应立即进行胸腔穿刺排气减压；开放性气胸者应予无菌敷料迅速封闭伤口；心包填塞者应进行心包穿刺引流或心包切开减压；创伤性膈疝者应迅速插胃管进行胃肠减压。

(4) 腹部外伤常合并有多处损伤，故应分清疾病的轻重缓急，补液最好选用上肢静脉，因严重的肝脏外伤可能会合并下腔静脉或肝静脉的损伤。

(5) 泌尿系统损伤时应试插导尿管，插管成功后留置导尿，加强留置导尿管的护理。

(6) 骨折或怀疑骨折的病人应避免在伤肢静脉注射，血管出血或渗血严重者先止血，使用气囊止血带的，应注意每隔 1 小时放松一次，每次 2～3 分钟。

(7) 伴有血管、神经损伤者应密切观察血压的变化，出现血容量不足时应补液纠正，但禁止使用血管收缩药物，以免血管痉挛。同时要注意防治血管栓塞的发生。如进行断肢再植者，手术室内的温度不应低于 25℃，防止低温引起血管痉挛。

2. 急诊手术器械、物品的应急准备　由于急诊手术的病人突发性高、多发伤的可能性大，故准备的器械应较齐全，不能只做普通的常规准备。

(1) 根据急诊手术的特点准备各种探查器械包，如剖腹包、剖胸包及开颅器械包等，包内应有最基本的器械。一般都是以剖腹包作为基本器械包，其他则根据病人的专科情况和伤情灵活添加相应的专科手术器械。

(2) 准备器械应快速、准确。在紧急情况时，也可在抢救的同时准备器械，千万不可因准备器械而耽误抢救病人的时机。

(3) 器械准备的量应充足，以备成批伤员手术的同时进行。

(4) 急诊手术用的敷料包准备数量要充足，确保急诊手术顺利开展。

(5) 急诊手术多为污染性手术,应使用一次性敷料,用后集中焚毁,以防交叉感染发生。

三、急诊手术室的工作制度

1. 急诊手术室的一般规则

(1) 急诊手术室为 24 小时值班制,值班人员应坚守岗位,严禁擅自离岗。

(2) 手术室工作人员应按规定着装,进出手术室必须更换衣、裤和鞋。手术参观者必须由医务科批准征得同意后方可进入手术室,且须遵守手术室的相关制度。

(3) 保持肃静,禁止大声交谈。动作要轻,开关门要轻,避免不必要的走动。参观者只能参观指定的手术,不得任意出入其他手术间。

(4) 无菌手术间与有菌手术间固定使用。非迫不得已,不得在一个手术间同时开展两类性质不同的手术。

(5) 急诊手术应先通知手术室,而后补送手术通知单。因故暂停或更改手术者,必须及时通知。

(6) 严格执行消毒隔离制度,防止交叉感染的发生。

(7) 加强安全管理,对于易燃易爆物品必须远离火源,注意用电安全。药品管理应有专人负责,定期检查,按规定保管;麻醉药的使用应严格执行有关的管理规定。

2. 手术过程中应遵守的制度

(1) 参加手术人员必须按时进入手术室,认真完成术前个人的无菌准备,严格执行操作规程。

(2) 手术者和助手应密切配合,如遇病人病情突变需要立即抢救时,应积极配合。

(3) 术中的口头医嘱,应先记录并复述一遍后再执行,用后的空瓶或空安瓿应待抢救完成后方可弃去,同时应及时补开医嘱。

(4) 严密监护和观察病情变化,如需输血,应认真执行输血规范,做好查对制度,必须由两人核对签名后才能输入病人体内。

(5) 如遇紧急会诊,应由巡回护士尽快通知相关人员会诊,并报告有关领导,对于会诊内容应做好记录。

(6) 急诊手术过程中,如需进行必要的辅助检查,如摄片、穿刺活检、冰冻切片等均应由巡回护士协助做好联系和准备工作。

(7) 严格执行手术查对制度。在手术开始前和闭合体腔前(尤其是在关闭体腔前),器械护士必须与巡回护士共同清点器械、敷料、线卷和缝针等数目,确认无误后方可缝合。如清点数字不符时,严禁关闭体腔。

四、急诊手术室工作人员职责

急诊手术室工作人员包括护士长、护士及卫生员,各级各类人员应各司其职,认真做好自己的本职工作。

1. 急诊手术室护士长职责

(1) 负责本科室护理工作的业务管理和行政管理,做好经常性的思想政治工作。

(2) 组织制订并实施各项护理工作计划，合理安排护理人员进行新业务的学习与开展。对于难度大或新开展的手术应现场指导或亲自参加。

(3) 经常督促检查各项护理工作制度的落实情况，操作规程的遵守与否以及分析讨论存在的安全隐患，及时总结处理。

(4) 负责本科室的药品管理、手术设备、器械管理等工作。

2. 急诊手术室护士职责

(1) 认真遵守手术护士及巡回护士的工作职责(具体工作职责见《外科护理学》相关章节)。

(2) 积极参加业务学习，熟练操作技能，书写论文或参与科学研究，协助护士长管理本科室。

(3) 指导见习、实习生和卫生员的工作。

(4) 负责接送一般的手术病人；配合医生护送术后的危重病人。

3. 急诊手术室卫生员职责

(1) 在本科室护士长领导和护士的指导下开展工作。

(2) 负责病人标本的送检及其他外勤工作。

(3) 认真完成清洁卫生工作，协助做好手术后的清理工作。

(4) 积极参加学习初级救生技术和基本医学知识，不断提高工作质量。

五、急诊手术自体输血的运用与护理

随着急诊创伤病人的增多，自体输血法在急诊手术中的运用日趋广泛，在节约血源和预防由输血传播的疾病等方面都取得了巨大的成效。所谓的自体输血是指采集病人自身的血液或采集后先保存一段时间，再在围手术期回输给病人自身的一种方法。采用自体输血后再进行扩容治疗，可有效降低血液的黏滞度，改善微循环的血流，从而减少弥散性血管内凝血(DIC)的发生率。

1. 自体输血的运用　自体输血共有3种方法：术前储血式自体输血、急性等容血液稀释和血液回收。术前储血式自体输血是在手术前事先采集病人自身的血液，然后进行保存作为手术期间备用。由于此方法要求采血间隔期在1周以上，而且最后的采血要在术前1周进行，故不适用于急诊手术的运用。在急诊手术时常运用后面两种方法。

1) 急性等容血液稀释　此方法是通过对病人血液的适度稀释，使血红蛋白降低，最终达到病人手术出血时减少血液有形成分丢失的目的。适用于心、肺、肝、肾功能正常，以及年龄在11～60岁、凝血酶原时间正常、血细胞比容不低于35%、总蛋白不低于60 g/L、血红蛋白不少于100 g/L、预计手术出血量在500 ml的病人。

具体的操作方法是在麻醉后、手术开始前，开放两条静脉通路。一条静脉采血，与此同时另一条静脉滴注血浆增量剂(电解质平衡代血浆、羟乙基淀粉氯化钠代血浆等溶液)。具体的采血量取决于病人状况与术中可能的失血量，大约为病人血容量的20%～30%，以血细胞比容在25%以上、白蛋白不低于30 g/L、血红蛋白100 g/L左右为限，采血速度约为40 ml/min。采集的血液可保存于4℃冰箱内或保存于室温条件下(手术时间短时)。当手术中失血量超过

300 ml 时，则可开始输注自体血。注意应先输最后采取的血，因为最先采取的血液内最富于红细胞和凝血因子，适宜在最后输入。

2）血液回收 血液回收自体输血是指用血液回收装置，对病人的体腔积血、手术中失血及术后引流血液进行处理，然后回输给病人，可分为非洗涤式与洗涤式两种。血液回收适用于组织损伤较轻时的出血，如胸腹腔内出血、估计出血量在 100 ml 以上的大手术等情况的使用。如果血液流出血管外达 6 小时以上，或怀疑血液被细菌、消毒液污染或含有癌细胞时则禁忌使用。病人患有镰状细胞贫血或有大量溶血存在时也禁止运用。具体操作方法如下。

(1) 非洗涤式血液回收 将腹腔内血液用吸引管吸出，存入储血瓶（已加抗凝剂），然后轻轻摇动储血瓶，再用专用过滤网滤过输给病人。此种方式易引起溶血、DIC 等并发症的发生。

(2) 洗涤式血液回收 从术野流出的血液用吸引管吸出与肝素盐水混合，存入回收血袋，再进行过滤，血液回收机开启后能自动处理废弃血浆部分，留下纯净的红细胞回输病人体内，可有效减少甚至避免非洗涤式血液回收引起的并发症。

2. 自体输血的护理 在自体输血时应认真筛选病人，严格把关。积极协助医生进行采血及自体血的回输工作。在整个过程中必须遵守操作规程，严格执行查对制度及无菌操作原则。

1）急性等容血液稀释

(1) 快速建立静脉通道。在采血过程中必须密切观察血压的变化，如收缩压降至 90 mmHg (12 kPa)时，应立即停止采血，并快速扩容使血压恢复正常后再进行采血操作。

(2) 在同一肢体不能同时实施静脉麻醉药的输注与静脉采血，否则既影响麻醉效果又影响采血的质量（因所采血中含有较多的麻醉药）。

(3) 采集的血液于术后及时回输给病人，在室温下最多可以保存 4 小时。

(4) 术中必须密切监测血压、呼吸、血细胞比容、血氧饱和度、中心静脉压、尿量等的变化。

(5) 病人带有多种管道，必须妥善固定，避免差错的发生。

(6) 自身血回输最易发生血源污染问题，必须注意无菌操作，防止血液污染。

(7) 如病人出现心率加快、血压急剧下降，而手术顺利、血容量正常时，应考虑输血反应，必须停止输血，送余血作细菌学检查。

2）血液回收

(1) 无菌操作尤为严格，在血液回收过程的任何一个环节发生污染都将危及病人生命。

(2) 打开体腔回收部分血液后，如果积血不从切口外溢，则应先止血，再回收。

(3) 伤后血液流出至回收时间应限于 4～6 小时。因为血液一旦离开血液循环与其他组织接触后，即会发生血细胞及血红蛋白的变化。

(4) 腹腔内存留的血液超过 2～3 小时后，在回收时抗凝剂用量应减少。因为腹腔内脏器运动具有去纤维蛋白作用及血液中凝血因子的消耗量减少，本身就不易凝集。

(5) 回输血必须进行充分过滤。因为腹腔内积血存留 2 小时后，可含有肉眼可见的凝血块或创伤组织等，这些物质输入人体可堵塞毛细血管。另外，肉眼不可见的微团聚物裂解释放出来的血管活性物质还可引起血管收缩和通透性增加。

(6) 吸引负压一般为 40～60 mmHg(5.33～8.0 kPa),避免压力过大引起组织损伤。

(7) 观察生命体征及尿量等变化,谨防出血及肝肾损害。

六、急诊手术室感染控制

急诊手术室作为院内感染的重点科室,感染控制必须常抓不懈。急诊手术间及工作人员的手,其细菌菌落培养必须符合标准。急诊手术人员必须严格遵守感染控制制度,掌握感染手术后的处理方式及急诊手术室感染的监测方法。

1. 感染控制制度

(1) 急诊手术室实行区域隔离制度,严格区分无菌区与非无菌区,合理划分清洁区、污染区与半污染区。

(2) 无菌手术衣应穿戴整齐,掌握无菌范围(身体前面、腋中线以前、肩以下、腰部以上及袖子)。穿手术衣后前臂应保持在腰部以上,肘部内收。术中工作人员交换位置时应背对背。

(3) 手术室、无菌物品存放室应用紫外线空气消毒每日 2 次,有接台手术的手术室至少间隔消毒 30 分钟。

(4) 手术室应每日消毒 1 次,每周彻底消毒 1 次。

(5) 无菌物品存放于干燥的清洁橱柜内。无菌包大小必须符合规格,按有效期先后进行分类定位存放。

(6) 干燥的无菌包保管有效期为 2 周,夏、秋潮湿多雨季节为 1 周;超过保管期应重新送供应室做灭菌处理。

2. 感染手术后的处理

(1) 安排污染手术室手术,专人负责供应物品。

(2) 一次性敷料使用后集中焚烧处理。一般敷料、器械均应先初步消毒后进一步处理。如为特殊感染(如破伤风、气性坏疽等),器械应双倍消毒剂浸泡 60 分钟后煮沸 20 分钟,再做常规处理。

(3) 手术室内的空气消毒,常选用紫外线消毒,一般消毒时间为 1 小时,如遇特殊感染或严重感染则需延长为 2 小时。也可选用过氧乙酸熏蒸(按 1 mg/m^3 计算,稀释成 3%～5%的水溶液加热熏蒸,密闭 6 小时;如为特殊或严重感染,则密闭 24 小时);或甲醛熏蒸(40 mg/m^3 熏蒸,密闭 6 小时;特殊或严重感染密闭 24 小时)。

(4) 引流液或冲洗液等污染液体用含氯消毒剂消毒后弃去。

3. 急诊手术室感染监测

1) 医务人员手的采样细菌检测

(1) 在进行各项操作前采样,手术人员在刷手、消毒未穿手术衣之前采样。

(2) 采样时,将 1 支浸有生理盐水的棉拭子在被检人员(要求五指并拢)的掌面上从指根到指端来回均匀涂擦 2 次,一只手的面积约为 30 cm^2。同法完成另一只手的采样,最后按常规方法将棉拭子放入试管中送检。

(3) 细菌菌落总数标准为≤5 cfu/m^3(无论是层流手术室还是普通手术室的工作人员均为此标准)，不得检出致病微生物。

2) 物体表面采样细菌检测

(1) 在消毒处理后4小时内采样。

(2) 采样面积最大为100 cm^2(10 cm×10 cm)，如被采面积<100 cm^2，则全部取样。采样时采用标准培养皿(5 cm×5 cm)，放在被检物体表面，用1支浸有生理盐水的棉拭子在培养皿内横竖往返涂擦5次，连续采样1～4个规格面积，再按常规方法将棉拭子放入试管中送检。

(3) 细菌菌落总数(不得检出致病微生物)标准为不超过5 cfu/m^3(无论是层流手术室还是普通手术室均为此标准)。

3) 空气采样

(1) 采样时间　在消毒处理后从事医疗活动时采样。

(2) 采样方法　室内面积在30 m^{2}以内时，取其对角线，设3点(中心一点、两端各距墙1 m处取一点)；室内面积如超过30 m^2，则设东、西、南、北、中5点，四角各点均于距墙1 m处采样。采样时，用普通培养皿(直径为9 cm)放在采样点暴露5分钟后送检培养。

(3) 细菌菌落总数　标准为：100级层流手术室≤10 cfu/m^3；普通手术室≤200 cfu/m^3。

(黄利全　邱会利)

思考题

一、名词解释

SOAP公式　整体护理　焦虑　恐惧　急诊分诊　健康教育处方　自体输血　血液回收自体输血　等容血液稀释

二、简答题

1. 急诊科的任务及接诊范围是什么？
2. 急诊科护理工作的特点是什么？
3. 常见急症的护理评估要点有哪些？
4. 如何做好急诊病人的心理护理？
5. 急诊科健康教育的方法有哪些？
6. 护理急诊病人常用的护理诊断有哪些？
7. 急诊科护士的素质要求有哪些？
8. 急诊科质量管理要求有哪些？
9. 什么叫健康教育处方？尝试为一心绞痛缓解带药回家病人开一健康处方。
10. 急诊手术的术前应急准备有哪些？
11. 急诊手术室感染控制制度有哪些？如何对手术室进行消毒？
12. 简述自体输血病人的护理。

第四章　急重症基本救护技术

学习目标

1. 学会打开气道的方法。
2. 说出两种打开气道方法的适应证。
3. 知道排除气道梗阻的方法，学会用 Heimlich 法排除气道异物。
4. 能够对急救志愿人员进行打开气道（仰头抬颏法）和排出气道梗阻的技术培训。
5. 学会常用的止血方法。
6. 说出止血带止血法的适应证和注意事项。
7. 能够对急救志愿者进行常用应急止血技术的培训。
8. 学会常用绷带的包扎方法。
9. 说出三角巾包扎的适应证。
10. 能够对急救志愿者进行包扎的技术培训。
11. 学会使用简易器材对伤员进行急救固定。
12. 能够说出固定的适应证和注意事项。
13. 能够对志愿者进行急救基本技术培训。

急重症基本救护技术，是指在现场救护中常用的基本操作技能，包括通气、止血、包扎、固定、搬运“五大技术”和心肺脑复苏术（参见第六章）。创伤救护“五大技术”来源于人民解放军对战伤救护的经验总结，是在战伤救护“四大技术（止血、包扎、固定、搬运）”基础上，结合现代战（创）伤救护经验和急救医学的发展，总结、发展、完善的结晶。

社会现代化进程的加快，以机械性损伤（创伤）为主的损伤发生率逐年增高。如发生在公路的道路交通事故伤，我国每年的死亡人数在 10 万左右，受伤人数以百万计；而战争和突发公共事件，人员的伤亡率更高。因此，创伤救护“五大技术”是每个急救从业人员和军队医务人员必须熟练掌握的技术，同时也是其他医务人员应该熟悉的基本技术。创伤救护“五大技术”和心肺复苏术也应该作为对社会公众普及的“自救互救”基本技术。当更多的人掌握了这些基本技术后，就可以使伤员在专业人员到达现场前获得初步的救护，从而有效地减少伤亡率，提高专业人员的救护质量和伤病员的生存质量。

第一节　通气技术与护理

保持有效的通气是一切抢救措施的基础。通气技术是指采用徒手或借助器械打开伤病员的气道、保持呼吸道通畅的技术和方法，借助建立的人工气道还可以对病人实施辅助呼吸。

一、打开气道的方法

当舌后坠时，就会堵塞声门，引起通气障碍，必须迅速处置，为进一步的救治创造条件。打开气道前要摆正病人体位（取去枕仰卧位），清除口腔内的异物，对固体异物用手指直接抠除，流体异物用纱布裹手指清除。然后采用以下方法打开气道。

1. 仰头抬颏法　我国急救学界推荐的首选方法，适用于无颈部损伤的伤病员。可供专业人员和非专业人员使用，尤其是非专业人员。操作方法：清理病人口腔异物后，施术者一手压病人额部，另一手示指和中指指腹置于病人颏下，以病人枕骨为支点，两手分别向下（额部手）和向上（颏部手）用力，使颏部抬高（图 4－1）。抬颏应避免压迫颏下软组织，以防压迫气管。抬高颏部的程度以病人的下颌骨与耳垂的连线与枕下的平面垂直为宜，并保持在这个位置。

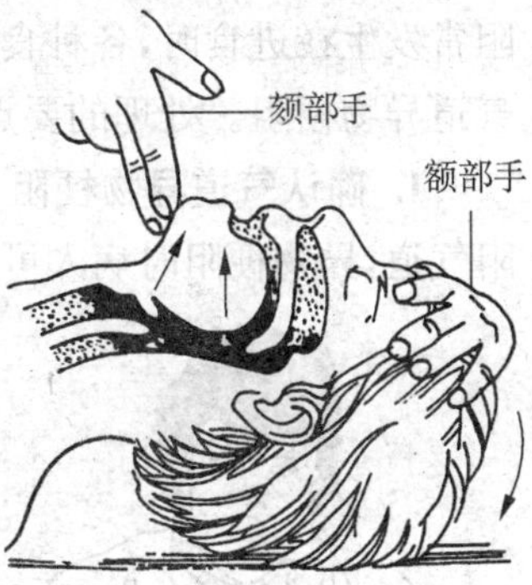

图 4－1　仰头抬颏法

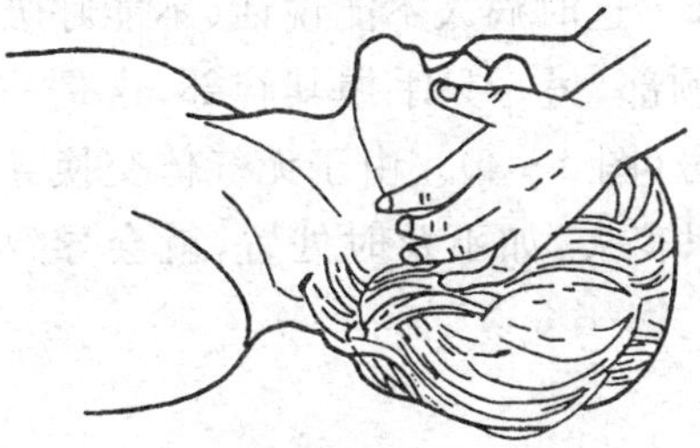
图 4－2　前托下颌法

2. 前托下颌法　此法仅供受过专门急救训练的人员在病人颈部（颈椎）有伤时使用，初级救生员和其他受过简单救生训练的志愿者不得使用。施术者位于病人头端，双肘着地（病人头位置的平面），双手握病人双侧的下颌角，以病人枕骨为支点，在保持颈部中直的体位下，向前向上用力，使颏部抬高（图 4－2）。

3. 通气管通气法　通气管分为口咽通气管和鼻咽通气管。口咽通气管可以使舌根离开咽后壁，解除舌后坠所致的气道梗阻，在一定程度上减少了口腔部的呼吸道死腔。将口咽通气管开口朝上由舌面上方压入后做 180°反转，至于口腔中央位置，其前端开口刚好对着声门。鼻咽通气管长 15 cm，管外涂润滑剂后，从鼻孔插入下行直达下咽部。复苏人员可以使用接管对通气管吹气，不必与病人直接接触（图 4－3A、B）。

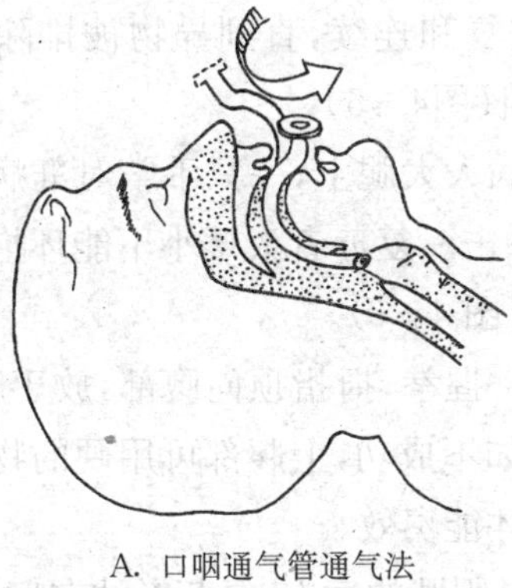
A. 口咽通气管通气法

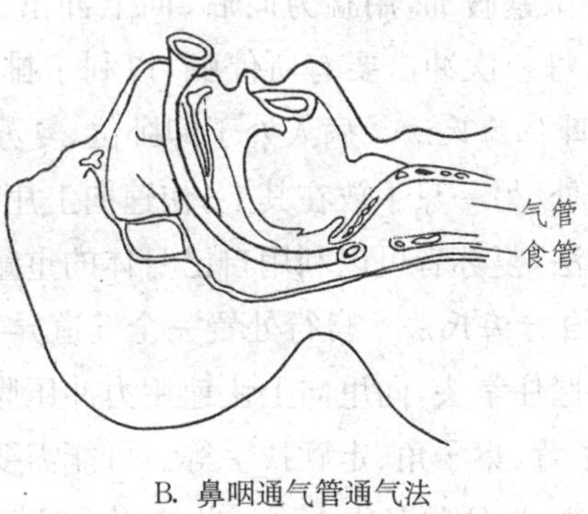

B. 鼻咽通气管通气法

图 4－3　口、鼻咽通气管通气法

二、气道异物梗阻排除的方法

上呼吸道突然梗阻可引起意识丧失和呼吸、心跳停止。因此,对突发呼吸、心跳停止病人应考虑气道异物梗阻(尤其是年轻人突然出现呼吸停止、发绀、意识丧失等表现)。气道异物梗阻常发生在进食时,各种食物都可以发生成人气道梗阻,老年人、患脑血管疾病者更容易发生气道异物梗阻。处理的要点如下。

1. 确认气道异物梗阻 早期确认气道异物对成功处置十分关键。异物可以部分或全部梗阻气道,异物梗阻时病人可有气体交换正常与不正常两种情况:

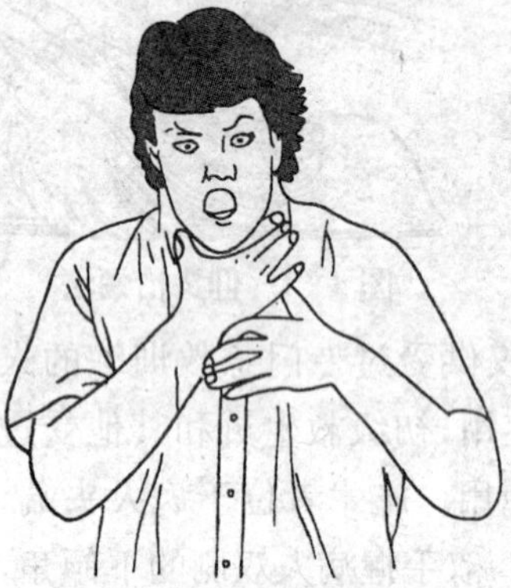

图 4-4 气道阻塞的手示信号

(1) 不全阻塞而有意识的病人 可以用力咳嗽,只要气体交换好,应鼓励病人自己呼吸和咳嗽。如异物持续不能排除,要紧急做医院内直视下取出异物。当气体交换不好时,表现为呼吸变弱,无咳嗽反应,吸气时鼻翼煽动,呼吸困难加重,并出现发绀,要当做完全气道梗阻来处置。

(2) 完全气道梗阻病人 这时病人不能说话、不能呼吸和咳嗽。表现为一手扳住颈部,另一只手握其腕部,这是一个通常气道阻塞的手示信号(图 4-4)。由于无气体交换导致缺氧,病人很快出现意识丧失,如不及时处置,就会导致死亡。

2. 气道梗阻的处理

(1) 腹部冲击法 即海氏法(Heimlich 法),通过在肋膈下腹部冲击,抬高膈肌,使力量作用于胸腔产生人为的气压,排出气道内梗阻异物。单次冲击有可能排除异物,也可能需要多次重复冲击才能排除气道异物。考虑此技术有可能损伤胸腹腔脏器,故手不要直接接触胸骨或下肋缘,应在肋下与脐间的中线上,也有可能出现胃内容物反流。

(2) 立位、坐位海氏法 复苏者站在病人身后,双手环绕病人腰部。步骤如下:用一手握空心拳,放在病人上腹部正中胸骨下端与脐间(相当于下脘穴或脐上二横指处),另一只手握住拳头压紧腹部,用猛力向后、向上冲击。冲击应重复和连续,直到异物被排除或病人意识恢复。每一次冲击要有所停顿,以利于排除异物梗阻(图4-5)。

(3) 卧位海氏法 病人处于仰卧位,复苏者骑跨在病人大腿上,一只手掌对准病人腹部肋脐间中线处,另一只手放在其上,快速向上用力向腹部冲击。复苏者太矮小不能环抱病人时可用这种方法,复苏者可以利用自己身体的重量行冲击法(图 4-6)。

(4) 自行海氏法 自行处置完全气道异物梗阻:一手握拳,拇指顶向腹部,放于肋脐之间,另一只手握住拳头,向里向上快速用力冲压腹部膈肌。如不成功,上腹部可用硬的物体进行冲击,如椅子背、桌子角、走廊扶手等。可能需要数次冲击才能奏效。

(5) 站、坐位胸部冲击法 此法用于晚期孕妇或明显肥胖的病人:复苏者站在病人身后,双臂正好在病人腋窝下,环绕病人胸部,把手握拳放在病人的胸骨中央,尽量避免压肋骨缘。另一只手握紧腕部猛力向后冲击,直至把异物排出。

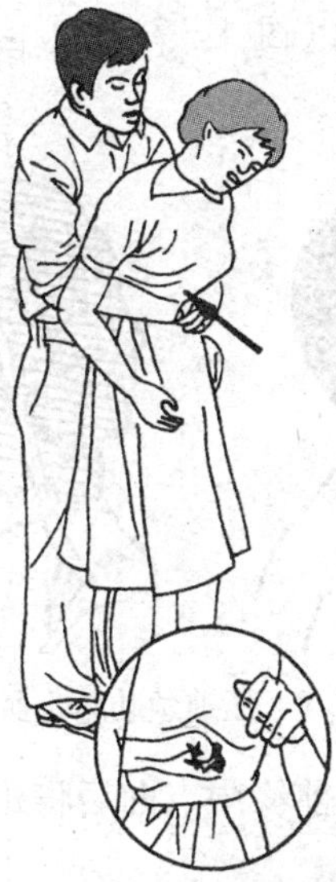

图 4－5　站立位海氏冲击法

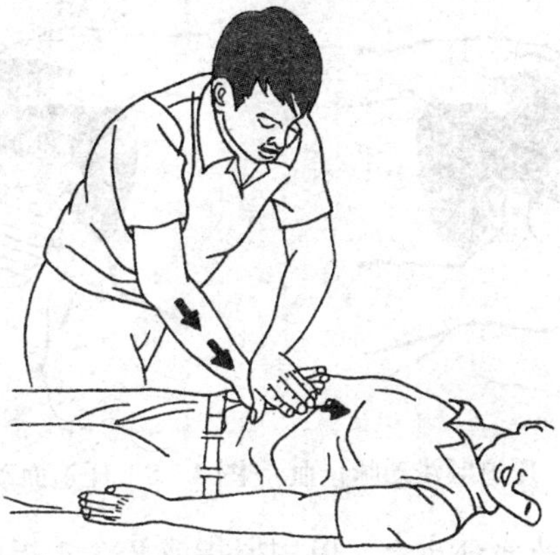

图 4－6　卧位海氏冲击法

(6) 手指清除　此法用于意识丧失病人。病人面朝上，复苏者用拇指和其他手指握住舌和下颌骨(舌-腭抬举法)，可以牵引舌避开咽喉部，而异物就在该处，可能在一定程度上减轻梗阻；再伸入另一手示指沿面颊、咽喉深至舌根部，手指以钩状清除异物或把异物移到口腔内再清除。有时有必要用示指把异物在咽喉部推向对侧，才能把异物去除，必须注意，不要把异物推向深处而进入气管内。

3. 病人意识丧失后操作程序　①如果病人有昏厥，并怀疑气道异物，复苏者要分开病人口腔，用手指清除异物；②如果病人意识丧失，证实无气道异物，要进行人工通气；③如果调整头部位置后仍有通气困难，要用海氏法冲击 5 次；④打开病人口腔用手指法清除异物；⑤进行人工通气；⑥海氏法、手指清除、人工通气可以反复进行；⑦有必要时，这个程序要重复和继续下去。

第二节　止血技术与护理

凡外出血均需及时有效地止血。根据伤口出血的情况，出血可分为动脉出血、静脉出血和毛细血管出血 3 种，急救时可根据出血的性质、出血速度及当时的条件，选用适宜的方法止血。

一、压迫止血法

压迫止血是最常用的止血方法。对于毛细血管出血和小的静脉出血具有良好的止血作用，同时也是大出血的应急止血措施。常用的方法如下。

1. 直接压迫　小伤口出血，可直接压迫出血部位，达到应急止血的目的，然后再视情况和条件做进一步处理。

2. 指压止血法　适用于邻近骨骼附近的血管出血的短时应急应用。将出血部位近端的动脉血管压向骨骼，达到止血的目的。

1) **面部出血** ①耳屏前压迫颞浅动脉,可止住头侧颞部出血(图 4-7)。②在下颌骨下缘、咬肌前压迫面动脉,可制止同侧颜面部出血(图 4-8)。

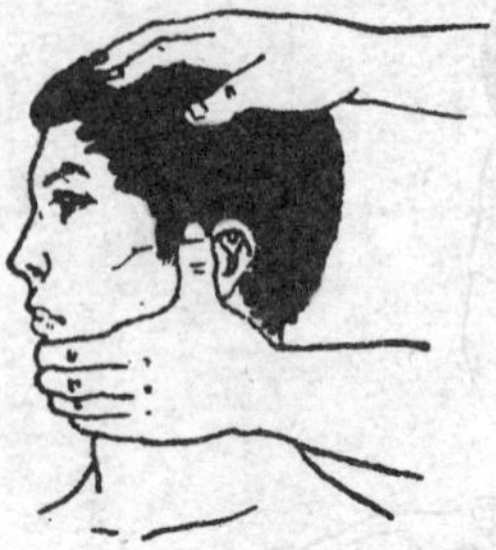

图 4-7 压迫颞浅动脉止血

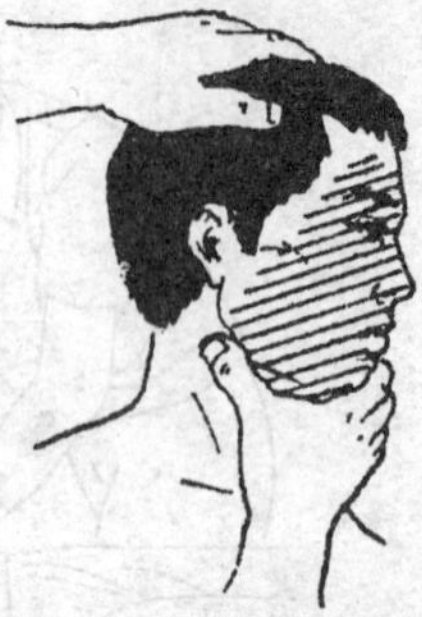

图 4-8 压迫面动脉止血

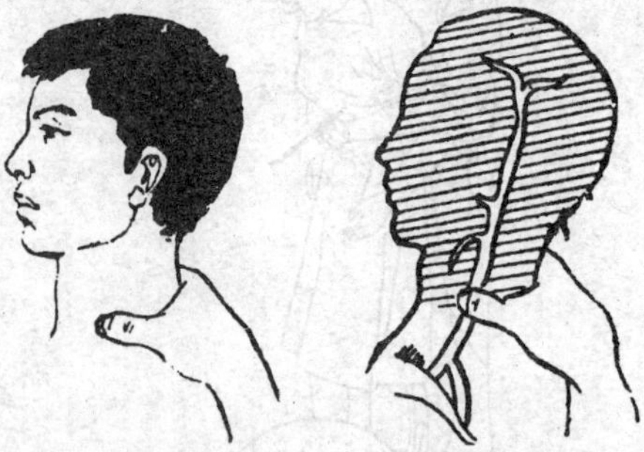

图 4-9 压迫颈动脉止血

2) **头面部出血** 单用拇指或 2、3、4 指同时在同侧胸锁乳突肌前缘中点向后将颈动脉压向第六颈椎棘突,对头皮和颈部出血有效(图 4-9)。

3) **上肢出血**

(1) *肩部、腋窝出血* 在同侧锁骨上窝中部锁骨下动脉搏动明显处,将其向下压向第一肋骨进行止血(图 4-10)。

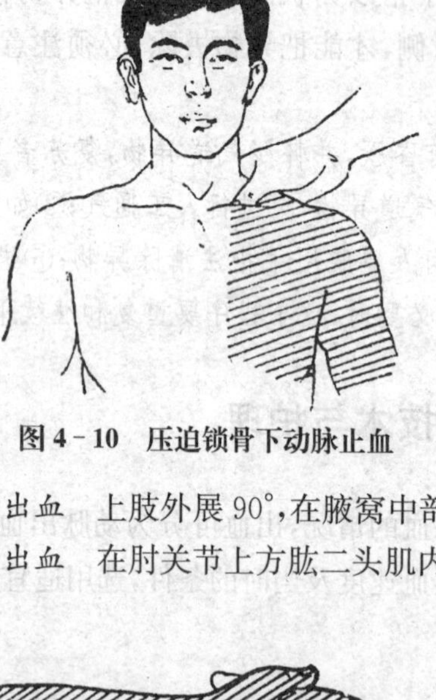

图 4-10 压迫锁骨下动脉止血

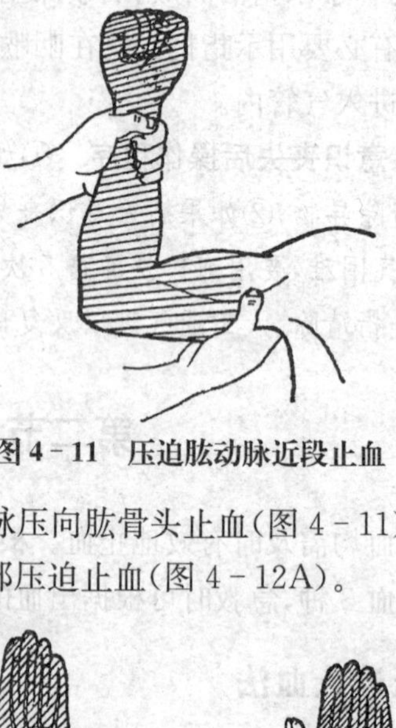

图 4-11 压迫肱动脉近段止血

(2) *上臂出血* 上肢外展 90°,在腋窝中部将肱动脉压向肱骨头止血(图 4-11)。

(3) *前臂出血* 在肘关节上方肱二头肌内侧沟中部压迫止血(图 4-12A)。

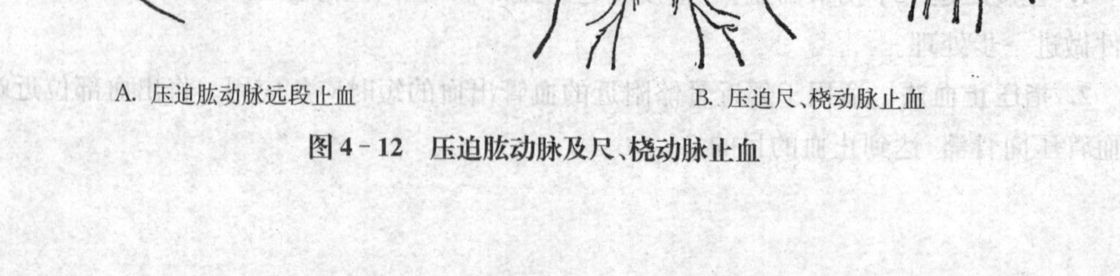

A. 压迫肱动脉远段止血　　B. 压迫尺、桡动脉止血

图 4-12 压迫肱动脉及尺、桡动脉止血

(4) 手部出血　于腕横纹上方用双手拇指分别压迫尺、桡动脉止血(图 4－12B)。

4) 下肢出血

(1) 大腿及以下动脉出血　在大腿根部、腹股沟韧带中点下方的卵圆窝处用力压迫股动脉止血(图4－13)。

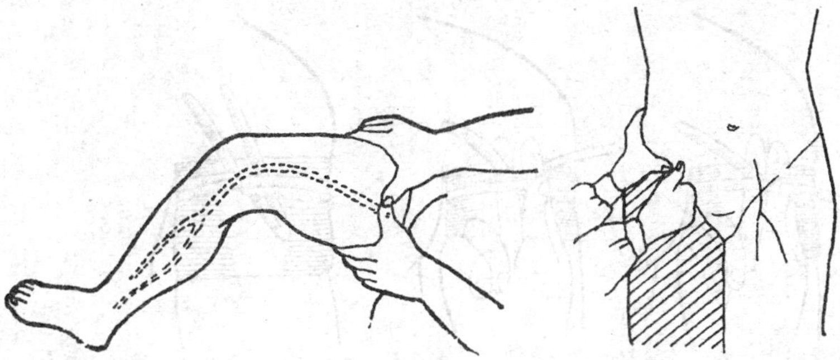

A　　B

图 4－13　压迫股动脉近段止血

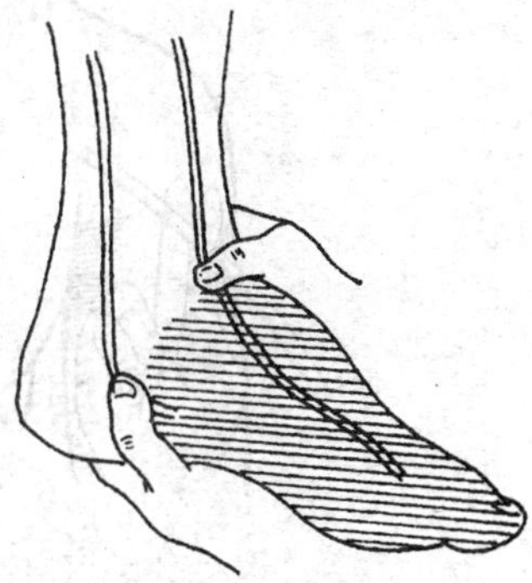

图 4－14　压迫胫动脉止血

(2) 足部出血　根据出血范围可以分别或同时压迫胫前动脉、胫后动脉止血(图 4－14)。

3. 加压包扎止血　在出血处放置敷料或伤口内填塞敷料后，用绷带加压包扎，适用于出血量小的毛细血管或静脉出血(图 4－15A、B)。

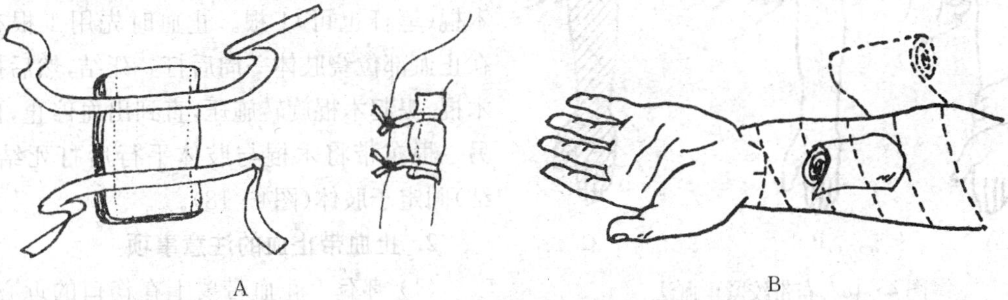

A　　B

图 4－15　敷料加压包扎压迫止血

4. 屈肢加垫压迫止血　用厚敷料折叠或绷带卷做成垫子，置于关节处，屈曲关节通过垫子压迫关节处动脉，达到止血目的。在腋窝处置垫压迫肱动脉用于制止上臂和前臂的出血，肘窝处置垫压迫远端肱动脉制止前臂出血，腘窝处置垫压迫腘动脉可以制止小腿及以远的出血(图 4－16)。

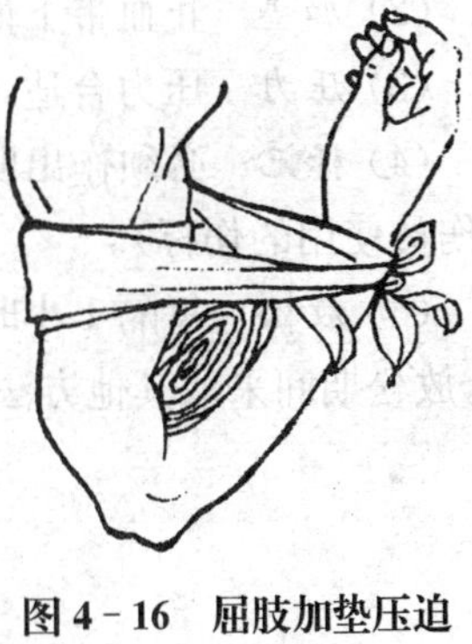

图 4－16　屈肢加垫压迫止血法

二、止血带止血法

适用于四肢出血的止血，常作为压迫止血的补充止血方法和(或)需要长距离转运伤员的止血。有制式止血带止血法和简易止血法(布带绞紧止血)两种。

1. 止血带使用方法

(1) 橡皮制式止血带法　制式止血带是指工厂标准化生产的止血带。根据出血部位,选用适宜的止血带:制止股动脉出血使用制式橡皮止血带,制止上肢和小腿出血,也可使用输血用乳胶管制备的止血带。止血带止血的方法见图 4-17。

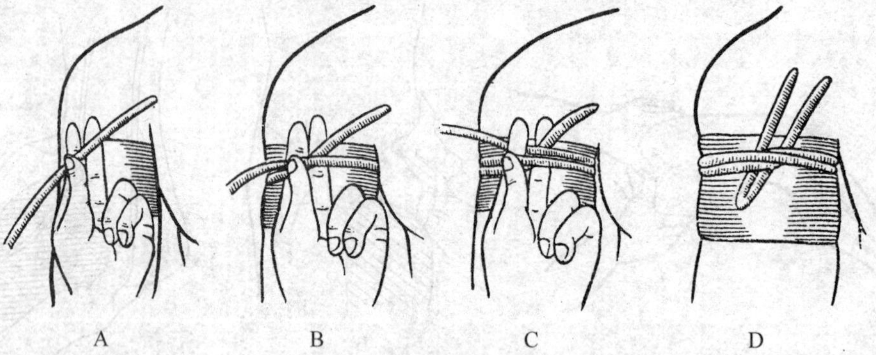

图 4-17　止血带止血法

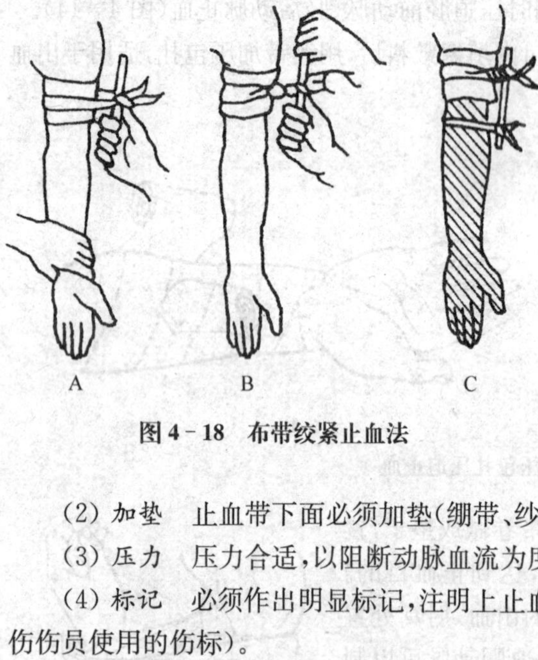

图 4-18　布带绞紧止血法

(2) 布带绞紧止血法　属于简易止血法。当无制式止血带时,应就地取材,可用宽度大于 3 cm、长度大于要止血部位肢体周径 10 cm 的布带 2 条,直径大于 1 cm、长度10 cm左右的木棍(笔杆也可)1 根。止血时先用 1 根布带在止血部位绕肢体一周后打一死结,然后插入木棍,提起木棍旋转施压,直到出血停止,再用另一根布带将木棍与肢体平行后打死结(方结)固定于肢体(图4-18)。

2. 止血带止血的注意事项

(1) 部位　止血带要上在伤口的近心端,尽量靠近伤口。

(2) 加垫　止血带下面必须加垫(绷带、纱布敷料或衣料亦可),不可直接接触皮肤。

(3) 压力　压力合适,以阻断动脉血流为度,约 250 mmHg(33.33 kPa)。

(4) 标记　必须作出明显标记,注明上止血带的部位和时间,以便于后续的救护识别(如战伤伤员使用的伤标)。

(5) 放松　每隔 1 小时放松止血带 1 次,每次 2～3 分钟,以防止远端肢体发生缺血性坏死,放松期间采取其他方法止血。

第三节　包扎技术与护理

包扎技术是现场对开放性伤口的临时处置,用于防止伤口的出血、再污染和固定肢体;包扎技术同时也是医院内常用的治疗性措施。现场包扎时要求做到:一是牢靠、快速、舒适、美观；二是肢体的包扎必须维持在功能位。根据包扎的部位和条件，常用的包扎材料有绷带、三角巾、多头带等。

一、绷带包扎法

绷带包扎是最常用的急救技术，纱布绷带平时使用较多（以节约成本），棉布绷带则多用于战时。根据包扎部位不同，可以选用不同规格的绷带。绷带一般长度为 500 cm，宽度有 5 cm、7 cm、10 cm 等不同规格。常用的包扎方法有以下几种。

1. 基本包扎法

（1）环形包扎法　适用于小伤口、小创面的包扎方法，在伤处加盖无菌敷料后，直接围绕敷料包扎 3～4 周即可。环形包扎法也是其他绷带包扎法的起始和结束的方法（图 4－19）。

（2）蛇形包扎法　多用于固定内衬材料，如石膏固定前用蛇形包扎法固定放置于骨突部位的棉花、纱布；急救时用于包扎需由一处迅速延伸于另一处时的中间过渡（图 4－20）。

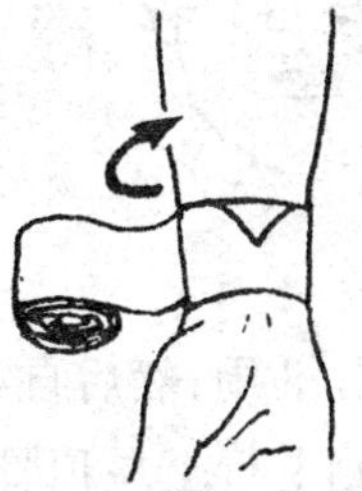
图 4－19　环形包扎法

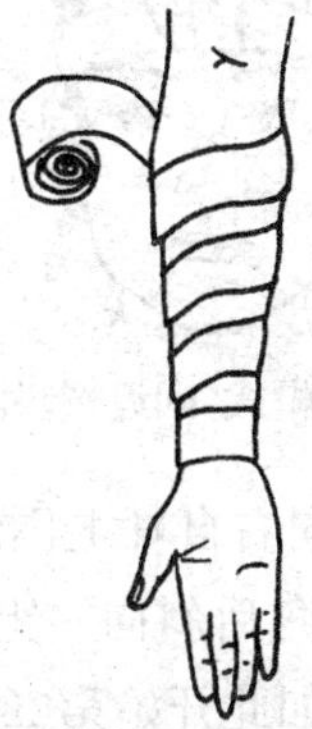
图 4－20　蛇形包扎法

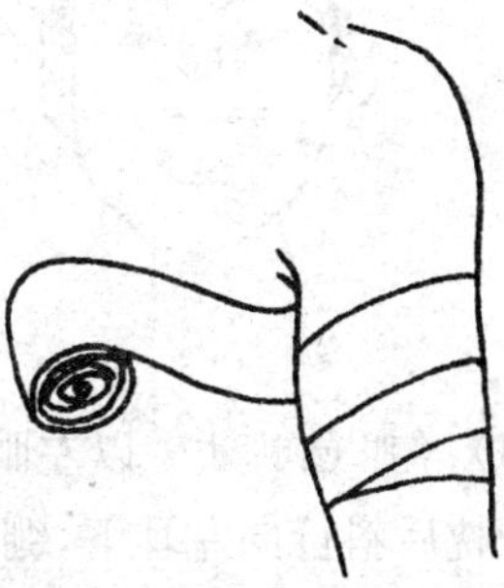
图 4－21　螺旋包扎法

（3）螺旋包扎法　适用于肢体周径相对一致的上臂的包扎，先环形包扎后再使绷带倾斜向上移行，每次重叠 1/2～2/3 直至创面敷料完全覆盖，最后再以环形包扎结束（图 4－21）。

2. 特殊包扎法

（1）螺旋反折包扎法　适用于肢体周径不一致的前臂、小腿和大腿的包扎。包扎时一手持绷带围绕肢体包扎，另一手固定反折部位的绷带，每次反折前拉紧背面绷带；如此反复向上移行，每次重叠 1/2～2/3，最后再以环形包扎结束（图 4－22）。

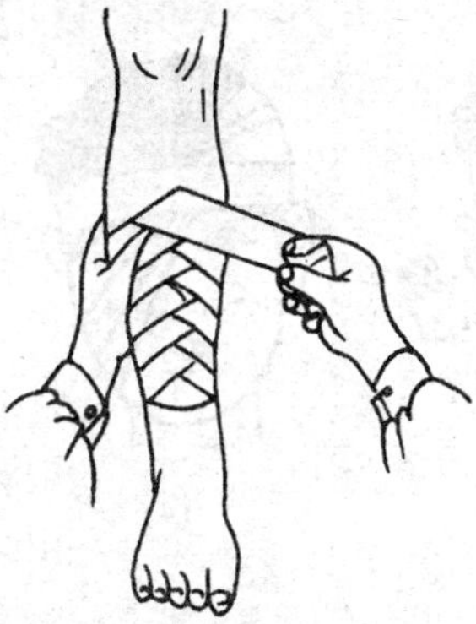
图 4－22　螺旋反折包扎法

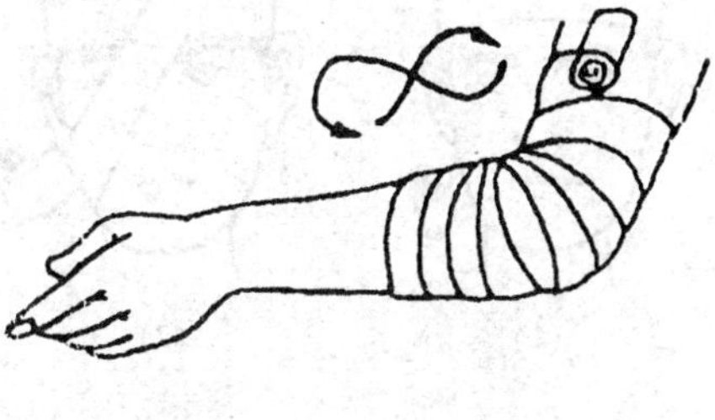
图 4－23　"8"字形包扎法

(2)“8”字形包扎法　适用于踝、肘、肩等关节部位的包扎。先在局部以环形包扎固定敷料3～4周，然后围绕环形包扎的绷带做“8”字状交替上下移行包扎，每次重叠2/3～4/5，直至将敷料覆盖，最后在肢体一端以环形包扎结束(图4-23)。由于创伤救护使用的棉布绷带没有伸缩性，故该法不适于膝关节的包扎。

(3)帽式(回返)包扎法　适用于头部或断肢(截肢)残端的包扎。以头部为例：先围绕头部做1.5周环形包扎，位置尽量靠下(前面在眉上，后面在枕骨下，两侧紧挨耳根部)，然后自头部中间开始，交替向左右移行，每次重叠应大于1/2以防止滑脱，最后以环形包扎固定(图4-24)。帽式包扎应有助手配合完成，术者在后，助手在前，每包扎一次助手都要将绷带在额前压紧，以免绷带松脱。

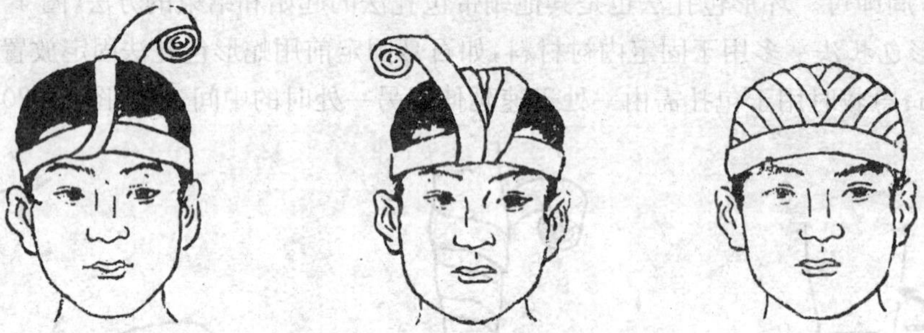

图4-24　帽式(回返)包扎法

(4)单眼包扎法　以左眼为例：先自左向右自耳上围绕头部环形包扎3周；然后自第4周始行至枕后斜行向左耳下，绷带挂到左下颌角后斜向右上，遮盖左眼内侧上行至左顶骨，再至枕后压迫该环起始部完成第一个斜环；继续如此开始第二个斜环(第二个斜环向上重叠第一个斜环约2/3～4/5)包扎，第二个斜环行至额前与第一环交叉开始向下斜行(向下重叠约2/3～4/5)，达右顶骨至枕后完成第二个斜环；依次再完成第三个斜环；最后再环形包扎3周固定(图4-25A)收尾。注意，单眼包扎不可把同侧耳一起包扎了。

(5)单耳包扎法　单耳包扎方法与单眼相同，仅斜环的第一环先包扎耳垂，交叉部位在同侧眼的上方(图4-25B)。

(6)其他包扎法　手、足和腹股沟区等部位的包扎技术难度较大，不适合向社会公众普及(图4-26)。

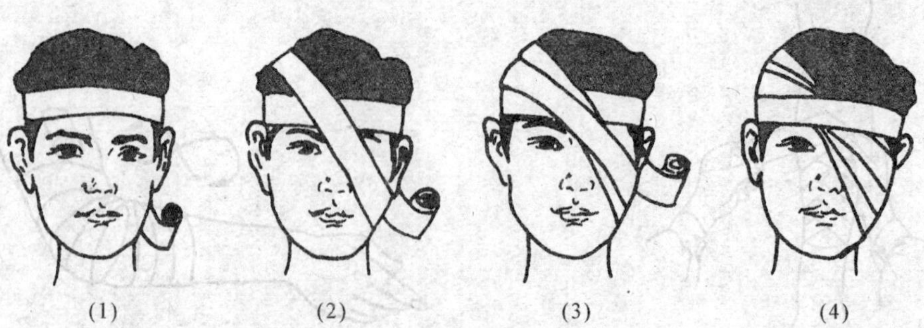

(1)　(2)　(3)　(4)

A. 单眼包扎法

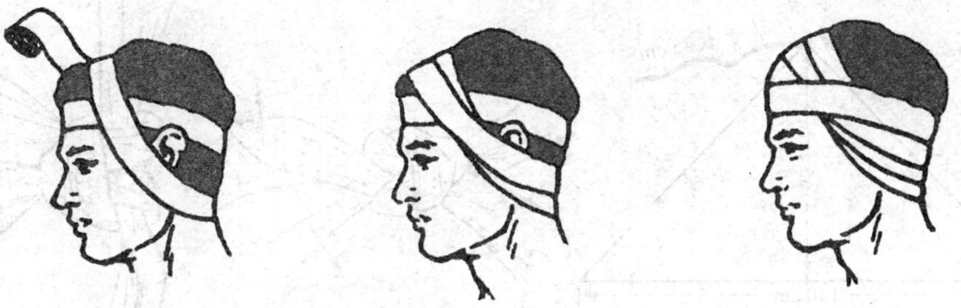

(1)　　(2)　　(3)

B. 单耳包扎法

图 4－25　单眼、单耳包扎法

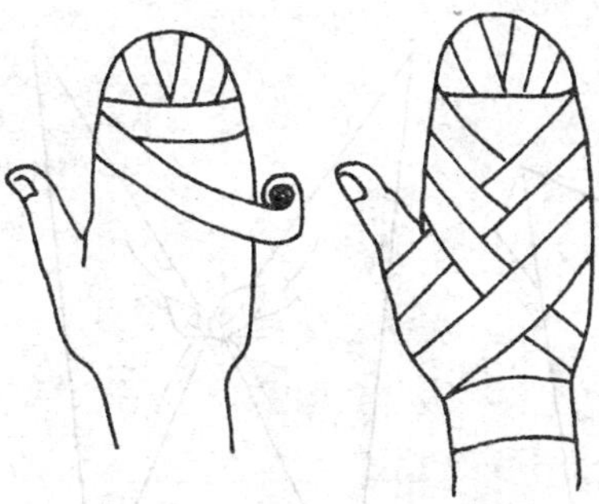

(1)　　(2)

A. 全手包扎法

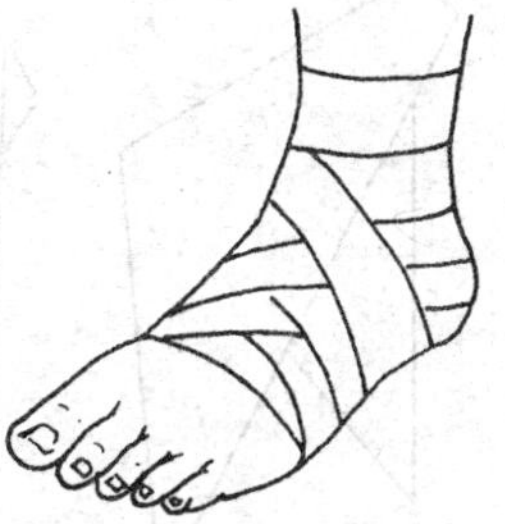

B. 足背和踝部包扎法

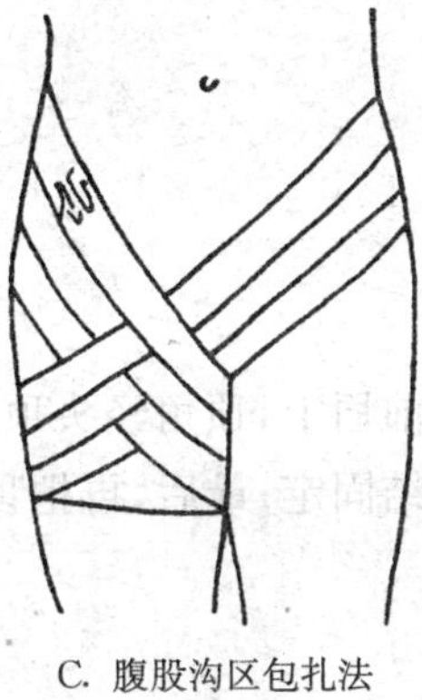

C. 腹股沟区包扎法

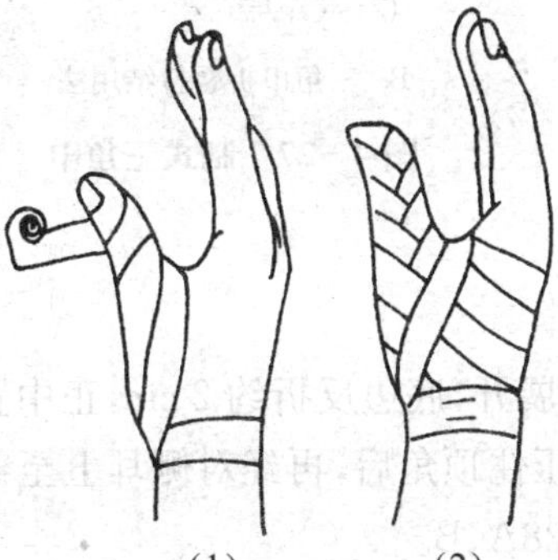

(1)　　(2)

D. 拇指包扎法

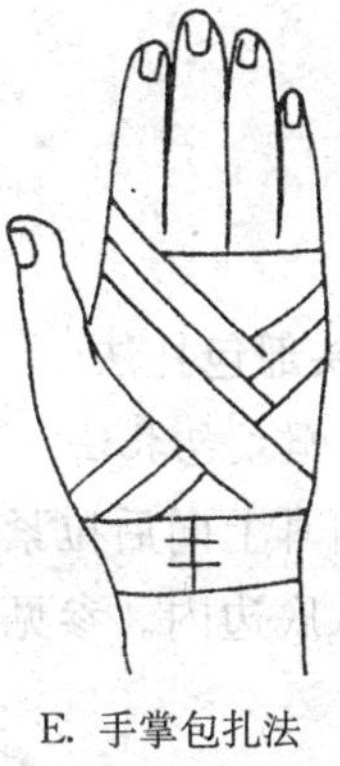

E. 手掌包扎法

图 4－26　其他各类包扎法

二、三角巾包扎法

制式三角巾为底边长 130 cm、斜边长 85 cm、顶角高 65 cm 的等腰三角形棉布制作的包扎材料，灭菌密封包装。三角巾包扎的特点是：包扎快捷，适用部位广，通过改变三角巾的形状（如折叠成绷带状、顶角和底边中点对折成燕尾状、两顶角打结成双燕尾巾，如图 4－27A、B 所示），几乎可以包扎身体各部位。三角巾的缺陷是不易包扎紧密，用于压迫止血不可靠；再是制作成本较高，平时主要作为紧急情况下救护大批量伤员时应用。各部位的包扎方法如下。

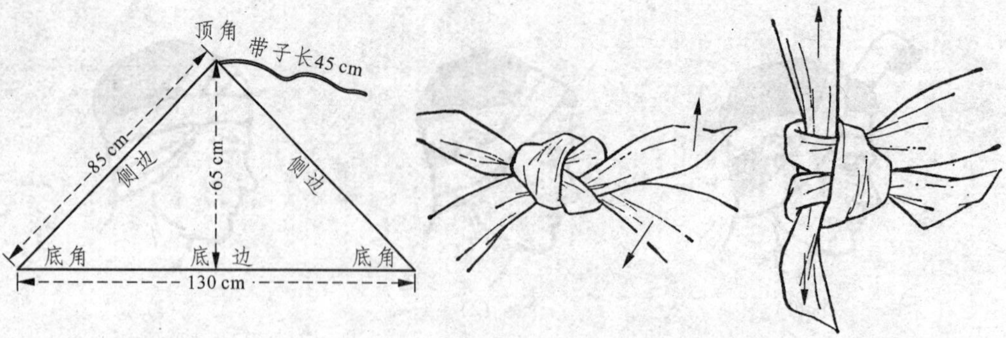

(1) 规格　　(2) 三角巾打结法(方结)　　(3) 三角巾解法

A. 三角巾规格及打结、解结法

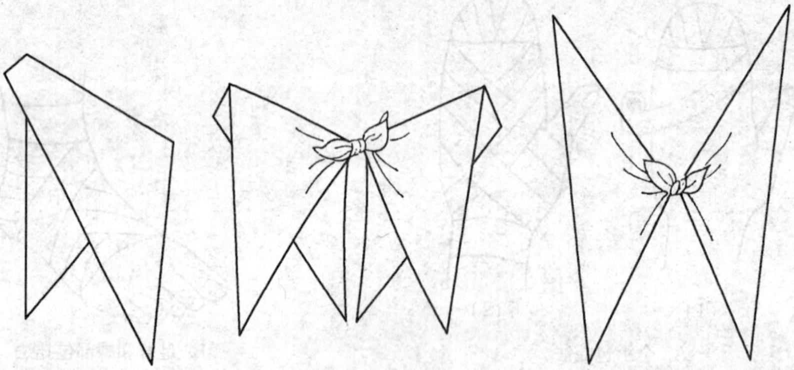

(1) 燕尾式　　(2) 双燕尾式　　(3) 蝴蝶式

B. 三角巾折叠打结用法

图 4－27　制式三角巾

1. 头部包扎法

(1) 帽式包扎法　三角巾展开，底边反折约 2 cm，正中置于额前眉上，顶角经头顶至枕部，两底角自耳上向后拉紧，交叉压住顶角后，再经对侧耳上至额部打结固定；最后，再把顶角向上反折掖入底边内。参见图 4－28A、B。

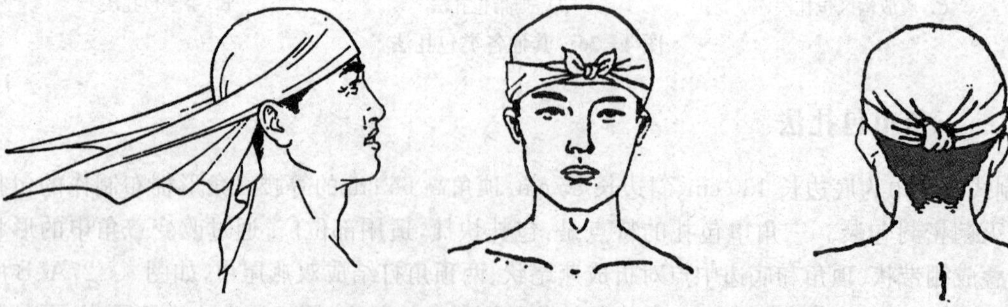

A　　B

图 4－28　头部帽式包扎法

(2) 风帽式包扎法　三角巾展开，将顶角和底边中点各打一个结做成一个帽子，然后顶角结在额前、底边结在枕后，向下拉紧两底角后，再向前包住下颌，两底角经颏部交叉向后；最后在枕部打结(本包扎法的要领是两底角边要边拉边折成带状兜住颏部，切不可在颈前交叉打结，以免影响伤员呼吸)。参见图 4－29。

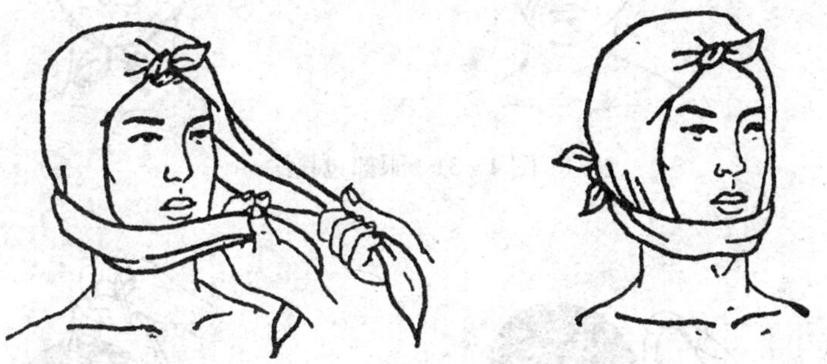

图 4－29　风帽式包扎法

2. 面部包扎法

(1) 面具式包扎法　三角巾顶角打结后套在颏部或置于额上头部，向后拉紧斜边和底边，在枕部交叉后在额前打结；最后在口鼻处和眼部剪洞(眼未受伤时)。参见图 4－30。

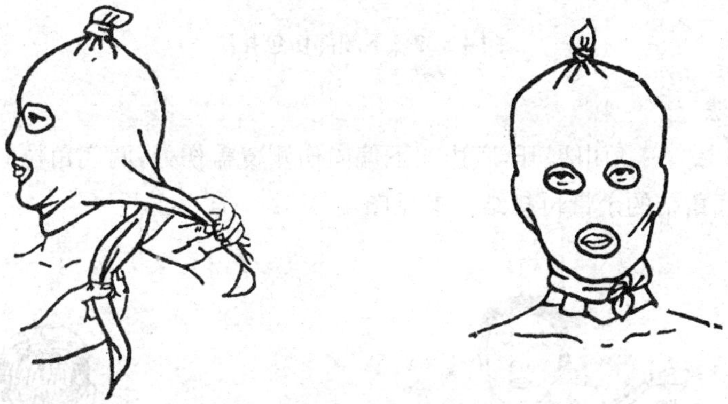

图 4－30　面具式包扎法

(2) 眼部包扎法　三角巾展开，顶角向内把三角巾折叠成 7～8 cm 宽的带状巾(以带状巾的 1/3 长为短端、2/3 长为长端)。将带状巾的长端向下，以长短端交汇处斜形遮盖伤眼，长端向下经伤侧下颌角至枕部，再经对侧耳上向前压住带状巾的短端，继续经额部、伤侧耳上向后；短端向下反折压住长端后，再自耳上向后与长端打结(结要避开枕部，打在颞部较好)。本法适用于单眼包扎。参见图 4－31。

(3) 下颌部伤包扎法　三角巾展开，将顶角向内折叠成 7～8 cm 宽的带状巾。自一侧下颌角开始，将带状巾的长端向前包裹颏部，经对侧耳下、颈后至起始部与短端交叉(长端在上)；长端再经颌下至对侧，短端经耳前、头顶至对侧颞前与长端打结。此法仅用于下颌骨折的临时固定。参见图 4－32。

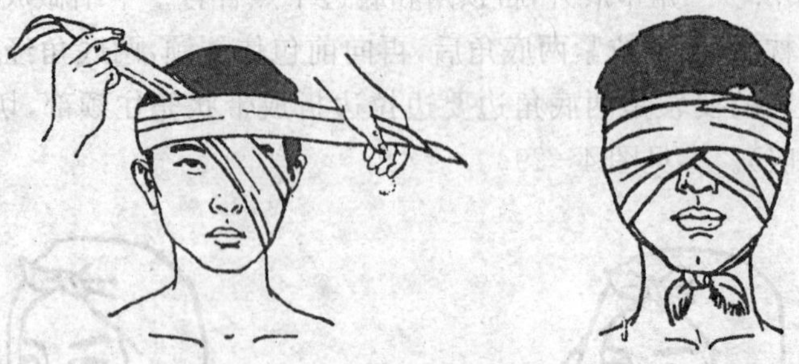

图 4-31　眼部包扎法

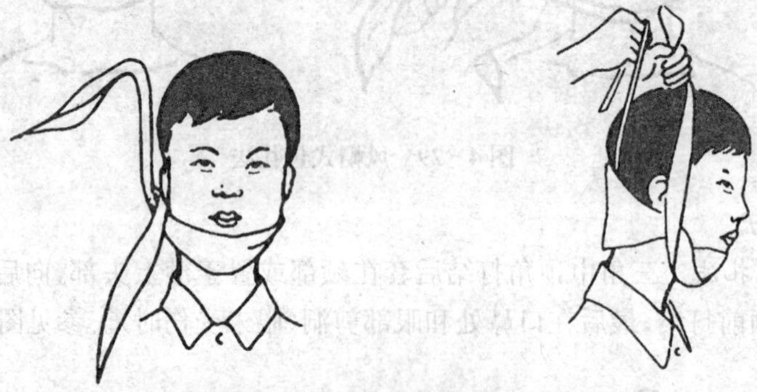

图 4-32　下颌部伤包扎法

3. 胸部包扎法

(1) 单胸包扎法　三角巾展开,底边向下偏向伤侧覆盖伤处,两底角拉向背部打结;顶角自伤侧肩部向后与底角结的余带再打结。参见图 4-33。

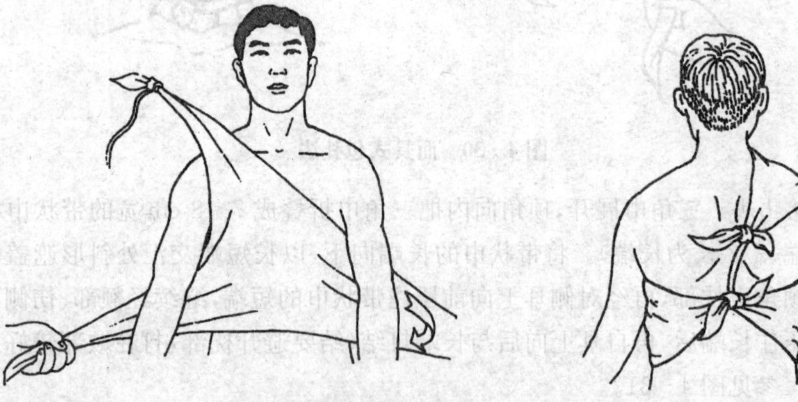

A. 正面　　B. 背面

图 4-33　单胸包扎法

(2) 双侧胸包扎法　三角巾折叠成两角大小相等的燕尾状,燕尾向上覆盖伤处;在伤员背后顶角和底边中点在腰背部打结,两底角在颈后打结,然后再上下打结。

4. 四肢包扎法

（1）单侧肩背部包扎法 三角巾折叠成燕尾状（夹角一大一小，大角在上向后、小角在下向前），搭在伤肩上；先将底边中点和顶角环绕上臂上段打结，然后拉紧两底角在对侧腋下打结。参见图4-34。

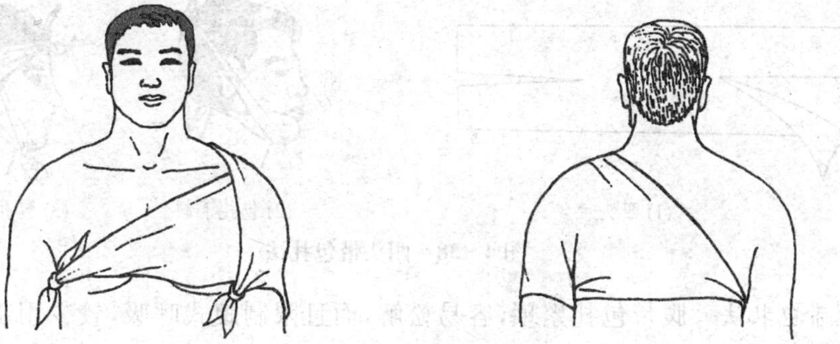

图4-34 单侧肩背部伤包扎法

（2）双侧肩背部包扎法 如图4-35所示，两底角分别和同侧的顶角、底边中点在腋下打结。

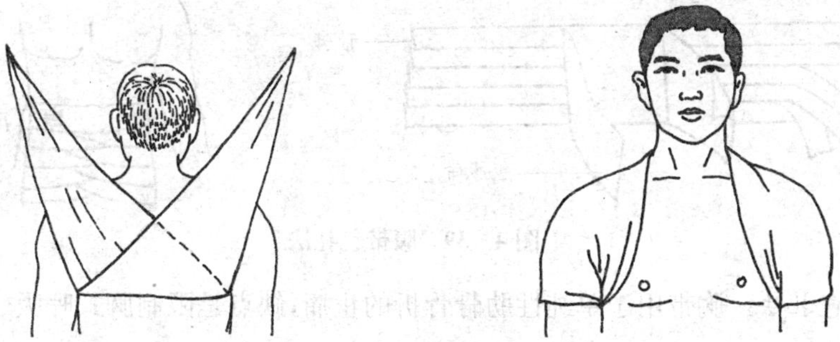

图4-35 双侧肩背部伤包扎法

（3）手部包扎法 三角巾展开，手放在三角巾上面（底边在腕部），顶角向上提起反折覆盖手背；继之向内折叠手两侧多余的三角巾，使之包裹手部，最后两底边在腕上部打结。注意事项：手指间若有损伤，伤指之间要放置敷料做间隔。参见图4-36。

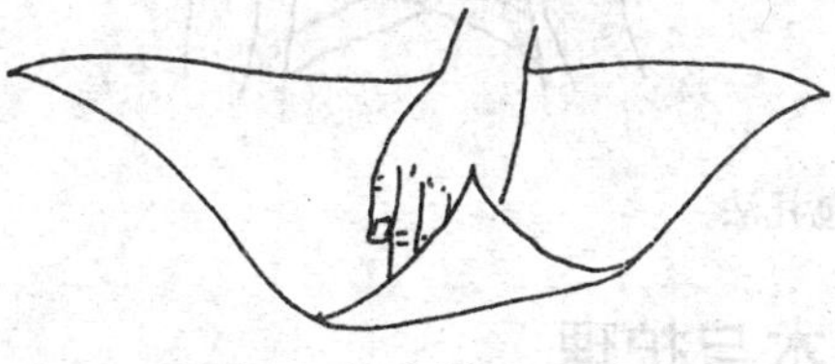

图4-36 手部包扎法

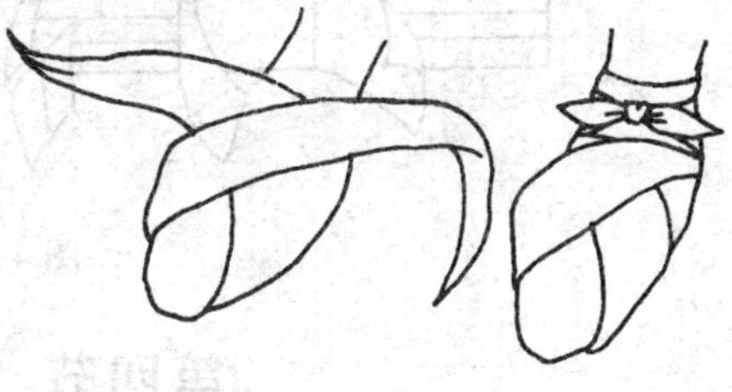

图4-37 足部包扎法

（4）足部包扎法 同手部伤包扎法。参见图4-37。

三、多头带包扎法

多头带包括胸带、腹带和四头带等,适用于不同的部位和特殊损伤的包扎。

(1) 四头带包扎法 参见图 4-38。

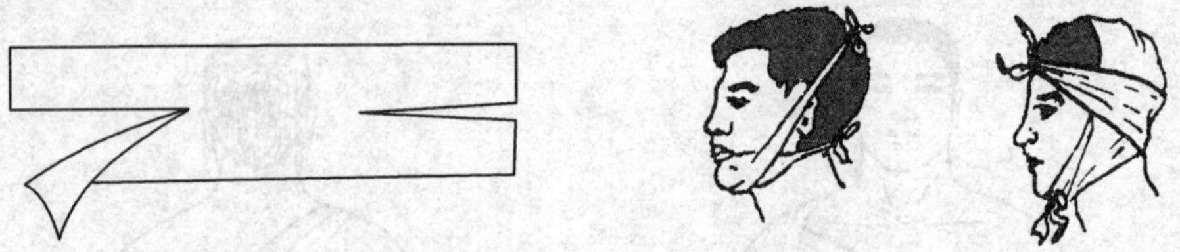

(1) 四头带 (2) 包扎下颌 (3) 包扎头枕部

图 4-38 四头带包扎法

(2) 腹带包扎法 腹带包扎繁琐,容易松解,而且限制腹式呼吸,较少用于急诊救护(图 4-39)。

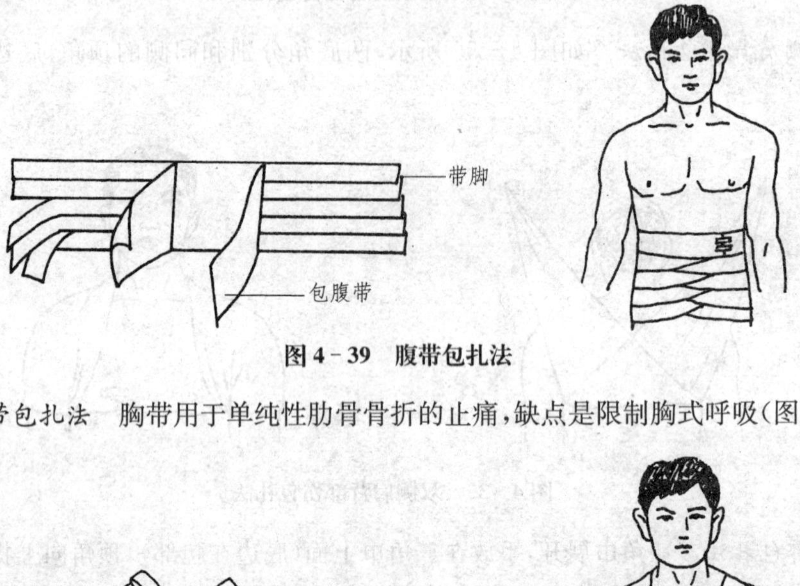

图 4-39 腹带包扎法

(3) 胸带包扎法 胸带用于单纯性肋骨骨折的止痛,缺点是限制胸式呼吸(图 4-40)。

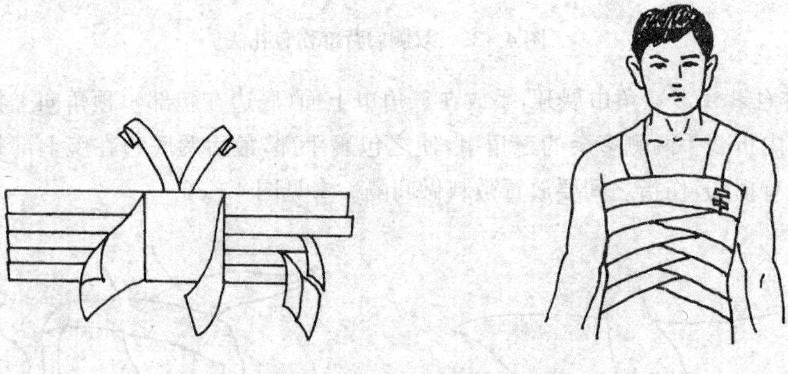

图 4-40 胸带包扎法

第四节 固定技术与护理

急救固定是对骨折和怀疑骨折的伤员临时所采用的局部或全身的制动措施。急救固定的目的是减轻疼痛、防止再损伤和便于安全地转运伤员；同时由于减轻了疼痛，兼有预防休克的作用。四肢的固定材料有制式夹板（竹木制品、金属制品、聚酯材料制品等）、就便器材（树枝、木板、秸秆、长枪等）和缚扎夹板的材料（尼龙搭扣、普通布带、绷带、三角巾或其他绳类等）。脊柱骨折固定较为复杂，材料和技术要求都比较高，应由专业人员实施。不过，一些简单损伤的固定方法，可为志愿者和社会公众所掌握。固定也是医院内骨关节疾病常用的治疗技术。

一、各部位的固定方法

（1）锁骨骨折绷带“8”字固定法　用宽绷带或三角巾叠成带状，肩部外展位，在背部交叉做“8”字固定，固定时两腋下要加软垫。参见图 4-41。

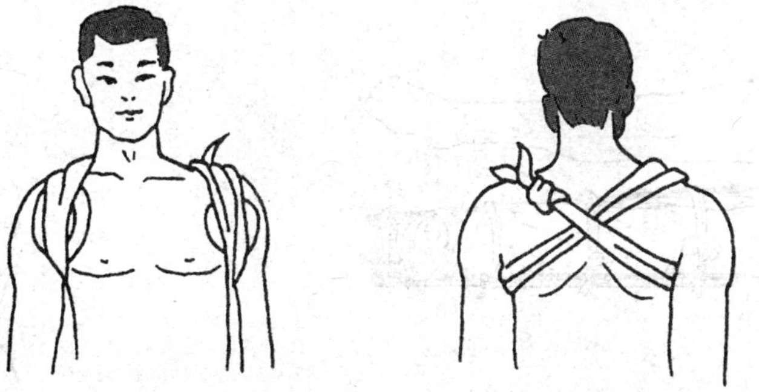

图 4-41　锁骨骨折绷带“8”字固定法

（2）上臂骨折小夹板固定法　先用 4 块小夹板固定上臂，至少绑扎 3 道，松紧度以扎好后能够上下拉动 1 cm 为宜。前臂屈肘 90°功能位，用小悬臂法固定，前臂下垫托板或书本。参见图 4-42。

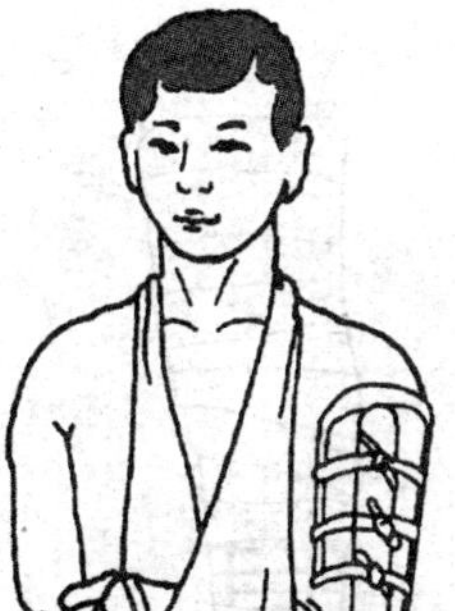

图 4-42　上臂骨折小夹板固定法

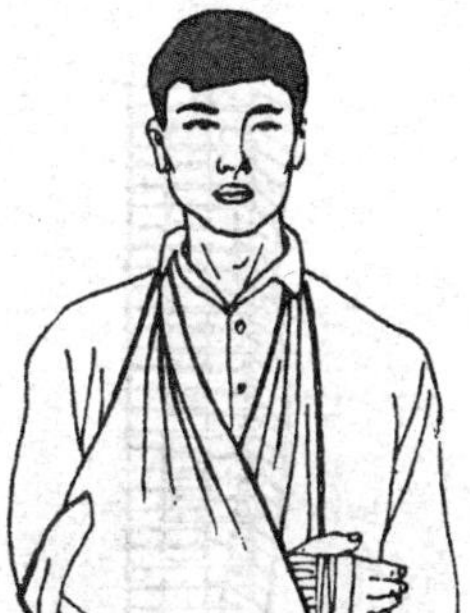

图 4-43　前臂骨折固定法

（3）前臂骨折固定法　前臂骨折用 2 块夹板或书本弯成 U 形固定后，用大悬臂法屈肘 90°悬吊固定。参见图 4-43。

（4）大腿骨折的超关节固定法　大腿骨折必须超关节固定，方能维持骨折的稳定，减轻疼痛和避免附加损伤。用特制长短夹板各一块，长夹板自腋下至足跟，短夹板自大腿根部足跟，用宽绷带绑扎，骨突部和悬空部位注意加垫。参见图 4-44。

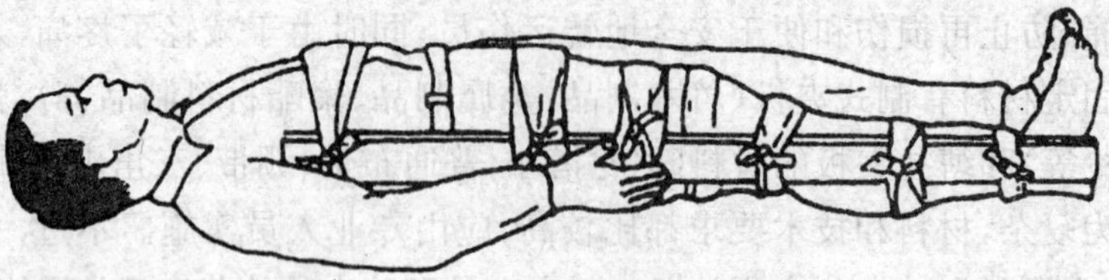

图 4-44　大腿骨折的超关节固定法

(5) 小腿骨折的超关节固定法　小腿骨折要连同大腿一同固定,要求同大腿骨折。无制式固定材料时,可以直接固定到对侧。参见图 4-45。

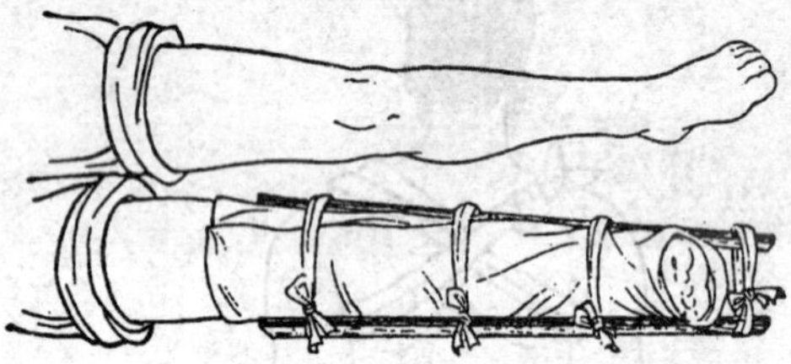

A. 小腿骨折的超关节夹板固定法

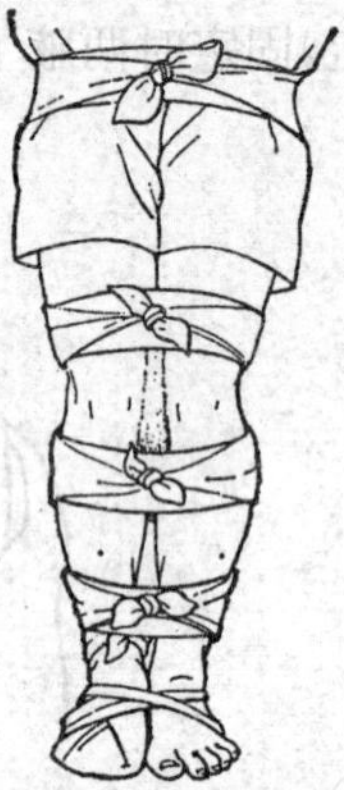

B. 小腿骨折伤肢固定于健肢

图 4-45　小腿骨折超关节固定法

(6) 钢丝夹板固定法　钢丝夹板可塑性好,使用方便,缺点是携带不便,现已少用。参见图 4-46。

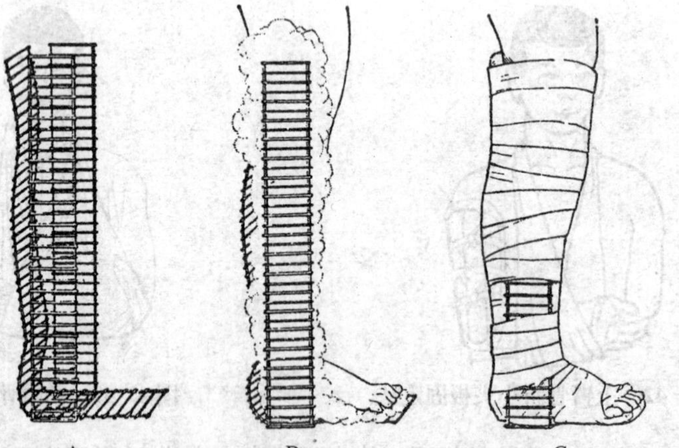

A　B　C

图 4-46　小腿骨折制式钢丝夹板固定法

二、固定的原则和注意事项

固定的原则和注意事项有:①先抢救生命和先处理伤口,然后再固定;②现场固定不整复,对刺出伤口的裸露骨端，可用无菌敷料(或干净的布料)覆盖后固定；③必须超关节固定，固定材料要超过骨折处上下的关节；④注意保护固定部位的组织，如骨突部位要衬垫棉花保护、固定材料与肢体之间的悬空部位加厚棉垫填充，以免骨折端移位；⑤松紧适宜，不因固定而影响远端的血液循环；四肢末梢未受伤时要暴露以便于观察血液循环情况。

第五节　搬运技术与护理

搬运主要是指将伤病员迅速、安全地脱离灾害事故现场和转移到运输工具上所采用的方法和技术，同时也包括伤病员到达医院或救护所的途中所接受监护。常用的搬运方法有以下几种。

一、徒手搬运法

(1) 单人徒手搬运法　可以采用搀扶、背、抱等方法(图 4-47)。

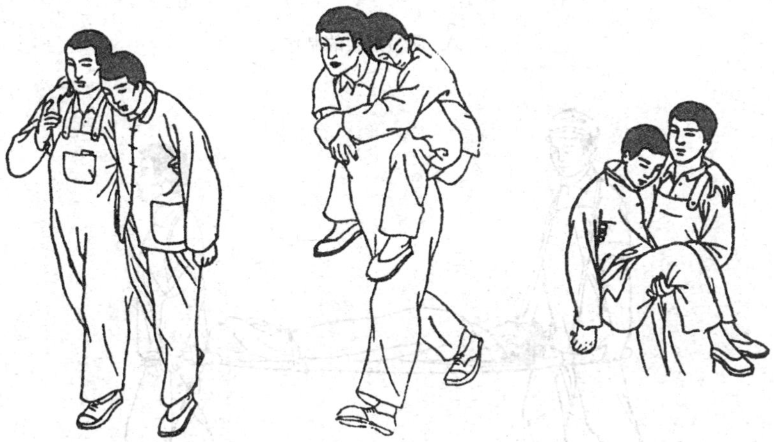

图 4-47　单人徒手搬运法

(2) 双人搬运法　采用双人椅式、拉车式、平托式等方法(图 4-48)。

(3) 多人搬运法　多人搬运对伤员更加安全，对于脊柱损伤的伤员，要采用 3～4 人平托法搬运，以防止脊柱的扭曲造成截瘫。尤其是颈椎损伤，应专门有一人扶持固定头颈部，严防颈部扭曲(图 4-49)。

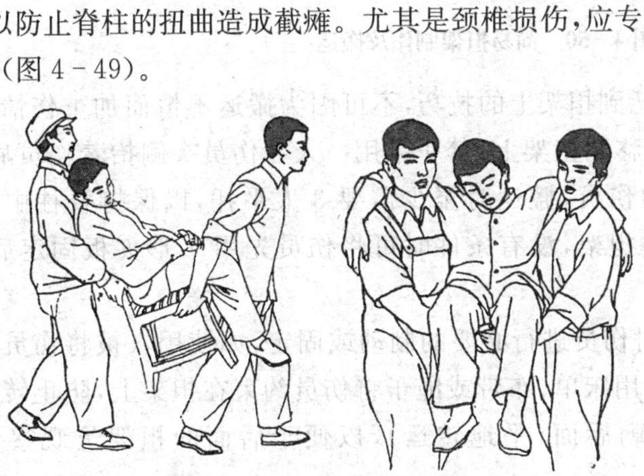

图 4-48　双人徒手搬运法

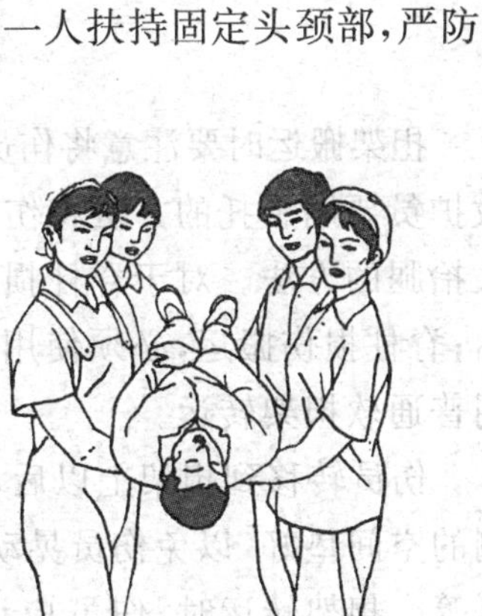

图 4-49　多人搬运法

二、担架搬运法

担架分为制式担架和简易担架两类。制式担架由铁、铝合金材料做骨架和帆布制作;新近的产品“铲式担架”可改变长度和宽度,而且不用移动伤病员即可使伤病员置于担架上面,可以作为创伤救护担架的升级换代产品。简易担架为就地取材的代用品(如门板、较宽的木板)或竹木杆加网绳制作(图4-50)。

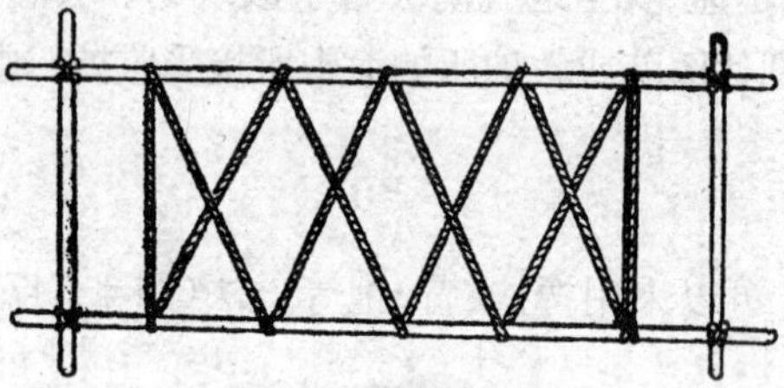

A. 简易担架的制作

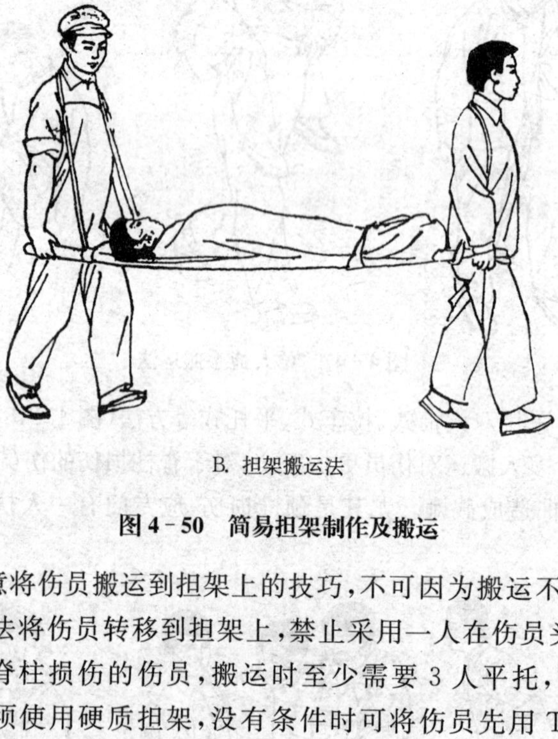

B. 担架搬运法

图4-50 简易担架制作及搬运

担架搬运时要注意将伤员搬运到担架上的技巧,不可因为搬运不慎而加重伤情。两个救护员要用平托的方法将伤员转移到担架上,禁止采用一人在伤员头侧抬着伤员肩部、一人抬腿的方法。对于脊柱损伤的伤员,搬运时至少需要3人平托,以保持脊柱中直不扭曲;脊柱损伤搬运,必须使用硬质担架,没有条件时可将伤员先用T形夹板固定后,再使用普通软担架转运。

伤员转移到担架上以后,要对伤员进行必要的制动或固定,如使用衣被将伤员身体两侧的空间垫好,以免伤员晃动;使用床单、布带或绳子将伤员约束在担架上,防止转运中坠落等。担架转运时,伤员应该头朝后面(平地转运),以便于后面的担架员观察伤员的表情。

三、伤员的远距离转运

搬运转移的注意事项:①现场条件允许,应先对伤员做初步处理;②根据伤情和条件,灵活地选择搬运工具和搬运方法;③搬运过程中随时观察伤员的伤情变化;④搬运特殊部位损伤伤员时,要注意伤员的体位和搬运的方法;⑤搬运动作轻快,避免震动;迅速转运伤员,运送途中治疗监护不要中断。

思考题

1. 什么情况下使用仰头抬颏法打开气道?
2. 为什么托下颌法打开气道只能由专业人员实施?
3. 使用止血带的注意事项有哪些?
4. 包扎的要求是什么?
5. 如何搬运脊柱损伤的伤员?

（刘书祥　李国荣）

第五章　急重症高级救护技术

学习目标

1. 熟悉气管插管、动静脉穿刺置管、紧急胃导管洗胃、抗休克裤的适应证与禁忌证。
2. 掌握人工气道技术、血管内导管技术、紧急胃管技术及伤口清创术的操作要领和操作步骤,完成模拟操作。
3. 熟悉并熟练掌握各项高级救护技术的术中配合和术后护理。
4. 能初步识别动脉压的波形及其意义。
5. 能配合使用抗休克裤。
6. 了解清创术的适应证及术中配合,能完成一般小伤口的清创操作。

本章的高级救护技术是专业救护人员面对危重病人及时有效地给予高级生命支持的重要救护技术,主要包括人工气道技术、血管内导管技术、紧急胃导管技术,以及伤口清创术。本章的内容是急救护士应知应会的内容,应该努力掌握。

第一节　人工气道技术

经口气管插管术是运用特殊的器械,将气管导管置入病人的气管,以解决病人的通气问题,或经气管导管对病人进行呼吸支持;环甲膜穿刺术是在紧急情况下建立的临时人工气道,当病人危险解除后,应当尽早改用其他办法解决通气问题;对长期需要人工气道的病人,气管切开是解决的办法,护士要能够熟练地进行气管切开的手术配合。

一、经口气管插管术

1. 适应证与禁忌证

(1) 适应证　①呼吸心跳骤停;②窒息;③呼吸衰竭;④各种原因引起的自主呼吸障碍;⑤上呼吸道梗阻;⑥各种原因导致的下呼吸道分泌物过多,需要抽吸引流者;⑦吸入麻醉或需经气管插管作呼吸道疾病诊断、治疗的患者。

(2) 禁忌证　①咽喉部血肿或脓肿;②胸主动脉瘤压迫或侵蚀气管壁者;③呼吸道急性炎症者;④严重出血倾向者。

2. 术前准备

(1) 器械物品准备　喉镜(图 5-1),分为成人和儿童用两大类;气管导管(图 5-2)、管芯(铜质,备用),根据病人情况选择合适型号;喉头喷雾器(备用,内装 1%丁卡因);插管钳

(Magill 钳，备用)；负压吸引装置(吸引器、连接管、吸痰管、换药碗或清水瓶)；给氧装置以及牙垫(可用 5～7 cm 长的木棒外套橡皮管制成，紧急情况下可用 5 ml 的一次性注射器针筒代替)、压舌板、简易呼吸气囊、开口器(备用)、器械盘、无菌敷料 2～3 块、剪刀、胶布等。另外，还要酌情准备加压给氧面罩或气管切开包，以备在插管困难时迅速解决通气问题。

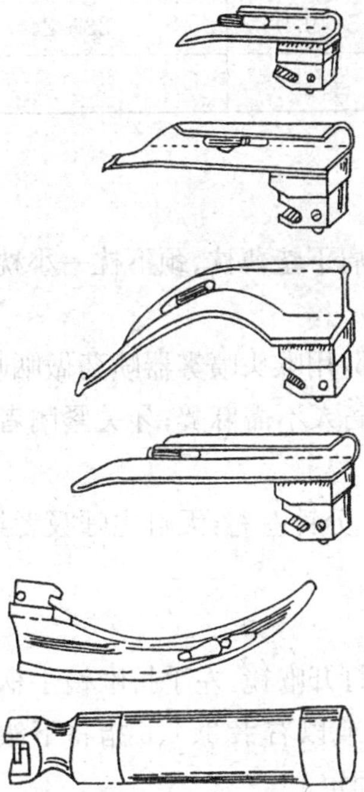

图 5-1　喉镜

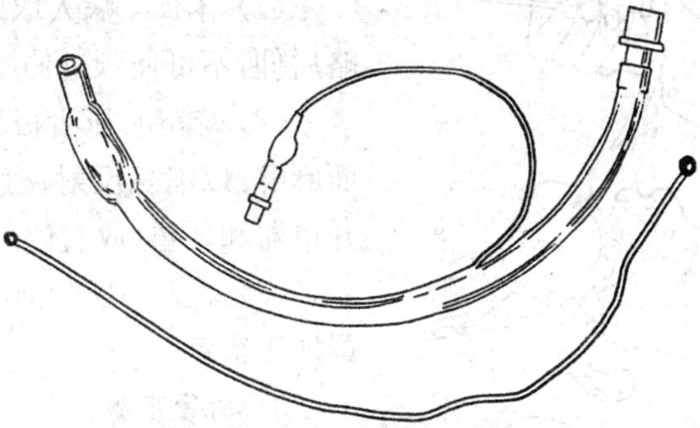

图 5-2　气管导管与管芯

(2) 病人准备　意识清楚者，给予必要的解释，以取得配合；对家属说明插管的必要性，进行必要的告知义务和履行签字手续。

3. 操作步骤

1) 器械准备

(1) 喉镜的结合　①旋开喉镜手柄(镜筒)底座，装入 2 节 5 号电池，旋紧底座。②左手持手柄，右手拿镜片，将镜片的卡槽卡在手柄的卡榫上，使结合后的喉镜呈折叠待用状态。③检查光源：左手拿起喉镜，右手持镜片使其向外展开成 90°，即成使用状态，此时镜片上的聚光灯泡发光(如灯泡不亮，立即予以更换)，检查完毕仍使喉镜处于折叠待用状态。

(2) 检查气管导管　气管导管现已多用聚乙烯塑料导管，它光滑柔韧，可长时间留置(超过 2 周)。①型号选择，气管导管型号即为管腔内径数值(mm)，如导管为 F 制编号，则 F/3＝内径 3 mm；各年龄段的型号选择见表 5-1。②管芯可以弯曲，能赋予气管导管一定的曲度而便于插入，一般情况下可以不用；婴幼儿插管不用管芯，过于柔软不易插管时，可用冰水冷冻后再用。③检查导管气囊，向气囊内注气直至完全膨胀，观察气囊膨胀是否均匀、导管末端是否居中，不居中的导管不能用，因其在气管内偏歪可致气管壁局部受压坏死；1 岁以内小儿不用带气囊导管。④插管前在导管外面涂上含利多卡因的水溶性润滑剂。

表 5-1　　　气管插管各年龄段的型号选择参考

年　龄	型号(内径)/mm	插入深度(距门齿)/cm	年　龄	型号(内径)/mm	插入深度(距门齿)/cm
未成熟儿	2.5	8	2岁*	4.0～5.5	14
新生儿	3.0	9	成年女性	8.0～8.5	22
6个月	3.5	10	成年男性	8.5～9.0	22～24
1岁	4.0～4.5	12			

*2岁以上至16岁者,型号为4+年龄/4;>16岁者按成年人标准。

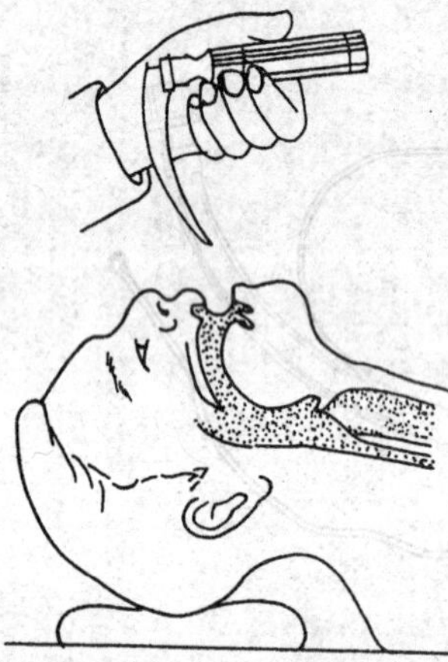

图 5-3　插管体位

2) 体位与麻醉

(1) 体位　病人取仰卧位,肩下垫薄枕、颈下枕一小枕,使头略后仰,不可使颈过伸(图 5-3)。

(2) 麻醉　压舌板暴露咽部,用喉头喷雾器喷药做咽喉部表面麻醉,以消除反射;意识丧失病人不需麻醉;牙关紧闭者,使用开口器和牙垫(放右侧)。

(3) 给氧　插管前吸纯氧5分钟左右,无自主呼吸者给予面罩加压给氧。

3) 插管步骤

(1) 术者位于病人的头侧,打开喉镜,左手持喉镜手柄,右手以拇指示指分开病人的上下唇;或以右手3、4、5指将下颌托起,用拇指自右侧口角将口腔分开固定。

(2) 左手将镜叶自口右侧插入,同时将舌推向左侧,并缓缓向下推进,见到会厌壁后,镜叶移向中线,再稍前进至会厌窝处。

(3) 左手缓慢向前向上用力,即可暴露声门裂(图 5-4A);本步骤的关键是不可以病人的门齿作为支点来暴露声门。

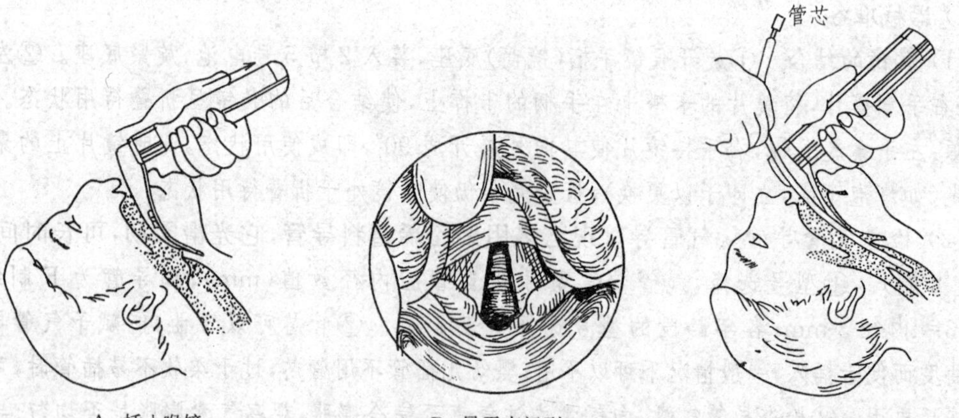

A. 插入喉镜　　B. 暴露声门裂　　C. 插入气管导管

图 5-4　经口气管插管术操作示意

(4) 右手持润滑过的气管导管尾端，看清声门导管紧贴镜叶在声门开放时轻轻插入（图5-4B、C），并缓慢送至预定深度（观察导管上的刻度）；如果导管曲度不够，可使用管芯增加弯曲度，幼儿尚可用 Magill 钳协助。

(5) 放入牙垫，退出镜片，折叠后放入器械盘内；摆正病人的体位。

4) 检查整理

(1) 呼吸气囊和气管导管连接，给予人工通气，同时听诊双侧胸部。注意以下3点：①双侧呼吸音相等，说明气管导管位置适当；②若一侧呼吸音强，而另一侧呼吸音甚弱或无，说明插入过深，应拔出导管少许，再次听诊确认；③如果听不到呼吸音，说明导管误入食道，应退出重插。

(2) 用注射器向气囊内注气，约5～7 ml，压力大小可通过挤压注气导管尾端的小气囊进行判断。

(3) 将胶布剪成"工"字形，两条横臂的一条将气管导管和牙垫固定在一起，另一条粘在上唇和两侧颊部。

(4) 自主呼吸不能满足生理需要的伤病员，把气管导管和呼吸气囊或呼吸机连接起来进行呼吸支持。

4. 护理

1) 常规护理

(1) 妥善固定　防止脱落，发现粘贴失效应及时更换；有胶布过敏反应则立即改用其他方法固定。

(2) 保持清洁　插管后病人需经胃管进行管饲，要注意对病人口腔的护理，随时清理口、鼻的分泌物；口腔还可以用3%过氧化氢（双氧水）和生理盐水的混合溶液冲洗，以减少口腔异味；经常用温水棉签擦洗鼻腔，以湿润黏膜；用液体石蜡涂于口唇和鼻前庭，保护黏膜，也可用生理盐水浸湿纱布盖于口唇部。

(3) 观察生命体征　注意观察病人的神志、呼吸、脉搏、血压的变化。未接呼吸机的病人特别要注意呼吸的深度、频率的变化；对神志清醒者，要防止其自行拔管；对浅昏迷的病人要防止病人因躁动而造成导管脱落。

(4) 注意气道湿化　插管后失去了生理气道对吸入气的加湿作用，必须注意气道湿化的问题，防止分泌物干燥结痂。未接呼吸机的病人可使用湿化器雾化吸入（或用灭菌生理盐水直接注入导管，2 ml/15 min）；接呼吸机者注意给湿化罐加水，保证湿化效果。

(5) 保持气道通畅　吸痰应由两名护士操作。方法是：①先向导管内注入灭菌生理盐水2～3 ml。②然后一人用纯氧给病人过度通气5～6次后，另一人快捷轻柔地将吸痰管插过导管，一次插入到位，然后倒提旋转吸痰管，以边退边吸的方法进行吸引，退管时吸痰管退入气管导管即不再后退，再次深入进行吸痰（插入1次可吸痰3次，第3次完全退出后进行呼吸支持）；如此反复进行多次，每次吸痰时间10～15秒。③如病人生命体征稳定，还可以给病人作变换体位吸痰，以便将两侧主支气管的分泌物彻底吸净。吸痰过程中，管理呼吸的护士要严密观察病人的 SpO_2，一旦低于95%，即停止吸痰，立即退管给氧,恢复后再吸痰。

2) 并发症观察与护理

(1) 窒息　发生原因可见于脱管、导管堵塞或呼吸机故障等意外情况;主要是加强护理观察,发生意外及时给予处理。

(2) 肺不张　呼吸道分泌物堵塞细小支气管、插管过深造成单侧吹气所致;加强护理观察,定时和不定时吸痰相结合,减少呼吸道分泌物滞留。

(3) 继发感染　主要为细支气管堵塞继发肺不张,进而出现肺部感染;另外,插管和吸痰不注意无菌操作也是原因之一。积极处理肺不张、严格无菌技术操作,观察病人的全身表现和呼吸系统表现,有症状及时和医生联系。

(4) 插管术后喉炎　较多见,与插管时间呈正相关。表现为拔管后的声音嘶哑和刺激性咳嗽,重症病人甚至有吸气性呼吸困难而出现缺氧的表现。处理的方法有①0.1%肾上腺素 1 mg+地塞米松 5 mg+生理盐水 10 ml 超声雾化吸入,每日 3～4 次;②有呼吸困难者,可考虑再插一只较细的导管;③必要时做气管切开。

3) 拔管及护理

(1) 指征　①需要插管的指征消除;②吸入 30%氧血气分析在正常范围;③间歇指令通气(SIMV)频率<10 次/分钟、吸入 30%氧血气分析在正常范围。上述三项具一者即可拔管。

(2) 方法　①时间安排在白天正常上班的时间内,便于对病情观察和出现意外情况及时得到处理;②首先进行吸痰,继之以纯氧过渡 10 分钟;③气囊导管应先抽空气囊内气体;④在病人呼气相时拔管,避免咽部分泌物被吸入。

(3) 护理　①ICU 的病人,留观不少于 24 小时,方可出 ICU;②禁食 4～6 小时,以建立局部反射;③不用镇静安定药,拔管后的烦躁可能是缺氧的表现。

二、环甲膜穿刺术与环甲膜切开术

环甲膜穿刺术是在紧急情况下呼吸复苏的一种最简单最迅速的开放气道措施,医生和护士都应该掌握的基本急救技术。

1. 适应证与禁忌证　各种原因导致的上呼吸道完全性或不完全性梗阻,而又短时间内不能建立其他人工气道者。本手术不适于 3 岁以下小儿,有出血倾向的病人慎用。

2. 术前准备　切开包,16 号采血针头 4 只或 10～12 号套管针 2 只(穿刺法用),5～6 号金属或聚乙烯塑料气管切开导管 1 只,T 形接管或 Y 形接管,供氧装置,简易呼吸器。

3. 手术步骤

1) 环甲膜穿刺术

(1) 体位　①仰卧位或斜坡位,头后仰,颈过伸;②时间允许应备皮;一般不需麻醉。

(2) 定位、消毒　①左手示指触摸甲状软骨与环状软骨之间的凹陷,深部就是膜状结构的环甲膜,即为穿刺点;②打开切开包,戴无菌手套;用 PVP-I 溶液消毒局部皮肤后铺洞巾。

(3) 穿刺　普通针穿刺法:①左手拇指、示指分别固定穿刺点两侧皮肤;②右手拇指、示指持穿刺针与中线平行,在左手拇指、示指间垂直刺入,有落空感后提示已进入喉腔,病人可有反射性咳嗽，针尾有气泡逸出；③此时立即停止进针，防止进针过深伤及喉后壁及其深部结构。

套管针穿刺法：①右手固定穿刺点皮肤；②左手持套管针以45°角进针(右利者可在病人左侧施术)，边进针、边抽气，容易抽气后停止进针；③先送入套管少许后，边轻柔送入套管边退出针芯；④再次抽气确定套管位于气管内。

(4) 呼吸观察　在穿刺针上接T形管(图5-5)，T形管的一臂接供氧管道，另一臂的开口可用手指间歇堵管，形成人工正压呼吸，吸呼时相掌握在1∶2；用穿刺针通气时，一根穿刺针若不足以解决问题，可再插2～3根穿刺针通气。

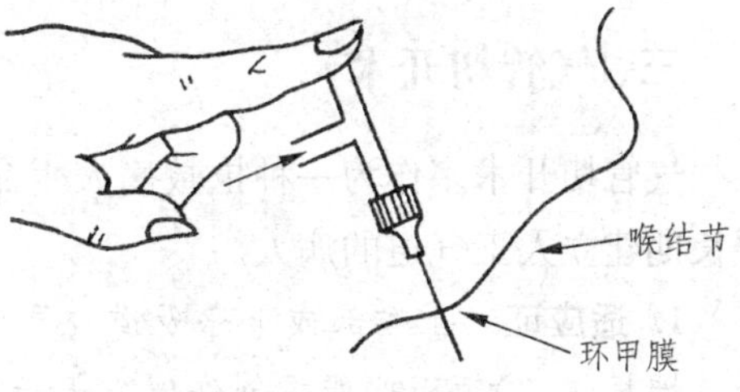

图5-5　环甲膜穿刺术

(5) 提示　在非医院内的急救的场合，为了抢救病人，可以使用代用品完成此手术，如普通的小刀和笔管、竹管、塑料管等器物；切开时，也不必考虑消毒和无菌操作等问题。

2) 环甲膜切开术

(1) 体位　同气管切开术。

(2) 消毒铺巾　常规备皮、消毒铺巾，酌情麻醉。

(3) 检查导管　检查气管切开导管气囊是否漏气，管芯与外套管是否相配套。

(4) 切开　切开皮肤、皮下组织和颈阔肌，显露环甲膜；横形切开环甲膜，不要切的太深；用手术刀柄或中弯血管钳扩张环甲膜切口直至可插入气管切开导管(图5-6)。

(5) 置管　在血管钳的扩张下，插入气管切开导管并退出血管钳、拔出气管切开导管管芯，迅速吸出气管内分泌物。

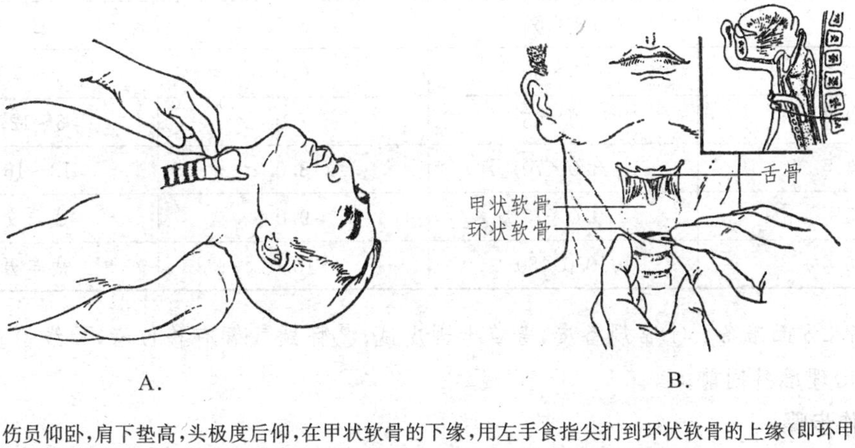

A.　　　　B.

A. 伤员仰卧，肩下垫高，头极度后仰，在甲状软骨的下缘，用左手食指尖扪到环状软骨的上缘(即环甲膜)
B. 用刀片直接切开环甲膜，插入橡皮管即可解除呼吸道阻塞

图5-6　环甲膜切开术

(6) 固定　气管切开导管固定同气管切开术。

4. 护理

1) 环甲膜穿刺术的护理　①经气管给药时，先嘱咐病人不要吞咽和咳嗽，然后快速将药物注入;注入的药物要稀释,pH 值适宜,用生理盐水做稀释剂;②以灭菌干棉球压迫穿刺处止血。③病人通气障碍的紧急情况解除后,应另行改做气管切开或做异物取出等处理。

2) **环甲膜切开术的护理** 并发症(主要是出血)观察:①术中出血量大见于颈部血管丛撕裂,应避免对局部切开过多和过度扩张,给予妥善止血;②晚期出血多由气管套管压迫无名血管所致,表现为呼吸道出血,应及时报告医生处理;③其他护理同气管切开术。

三、气管切开术

气管切开术多作为一种抢救病人生命的急症手术,主要用于严重的喉阻塞紧急救护和需要长期建立人工气道的病人。

1. 适应证 ①喉部或上呼吸道较严重的创伤或呼吸道阻塞(喉阻塞、气管异物);②呼吸道吸入性损伤;③颌面部严重创伤伴有舌后坠;④各种原因导致的气管内分泌物多而无法自行咳出者;⑤胸壁严重创伤,须呼吸机支持者;⑥需长期建立人工气道者。

2. 术前准备

(1) **器械物品准备** 气管切开包(紧急情况下一刀、一钳、一剪、一镊即可),适宜的气管套管(表 5-2),供氧装置,负压吸引装置,麻醉药品(1%普鲁卡因或利多卡因)。另外,还要准备气管插管器械、支气管镜、急救药物等。

表 5-2　气管套管的选择

导管型号	直径(mm)×长度(cm)	管径(mm)	适用年龄
00 号	4.0×40	4.0	1~5 个月
0 号	4.5×45	4.5	1 岁
1 号	5.5×55	5.5	2 岁
2 号	6.0×60	6.0	3~5 岁
3 号	7.0×65	7.0	6~12 岁
4 号	8.0×70	8.0	13~16 岁
5 号	9.0×75	9.0	成年女性
6 号	10.0×80	10.0	成年男性

(2) **病人方面准备** ①常规备皮,普鲁卡因皮试;②怀疑气管有移位者,X 线检查,确定气管位置;③心理准备同前。

3. 操作步骤

1) **开放式气管切开术**

(1) **体位与麻醉** ①仰卧位肩下垫薄枕,一助手在头侧扶住以保持体位(图 5-7A);呼吸困难较重的病人可以采取坐位,病人坐在靠背椅子上,头后仰,由助手扶住;②常规消毒铺巾;③清醒病人可采用局部浸润麻醉;昏迷病人不用麻醉;病人躁动、抽搐或不配合者,可采用基础麻醉或全身麻醉,术前不用麻醉前药物。

(2) **切开置管**　①切口一般选择竖切口(图5－7B),显露较好;②切开皮肤、皮下组织,分离舌骨下肌群、酌情分离甲状腺峡部,暴露气管环(图5－7C);③切开第2、3、4(或2、3,或3、4)气管环,切时用尖刀向上挑开气管前壁,不可刺入过深,以免损伤器官后的结构(图5－7D);④检查气管套管气囊无漏气后,将内套管抽出,插入管芯;⑤中弯用血管钳撑开气管切口,将气管套管插入气管,迅速拔出管芯(图5－7E);⑥若套管在气管内,可感觉到有气流或有分泌物自管口排出;证实套管在气管内后,将内套管放入外套管内,并固定在外套管的底板上(图5－7F)。

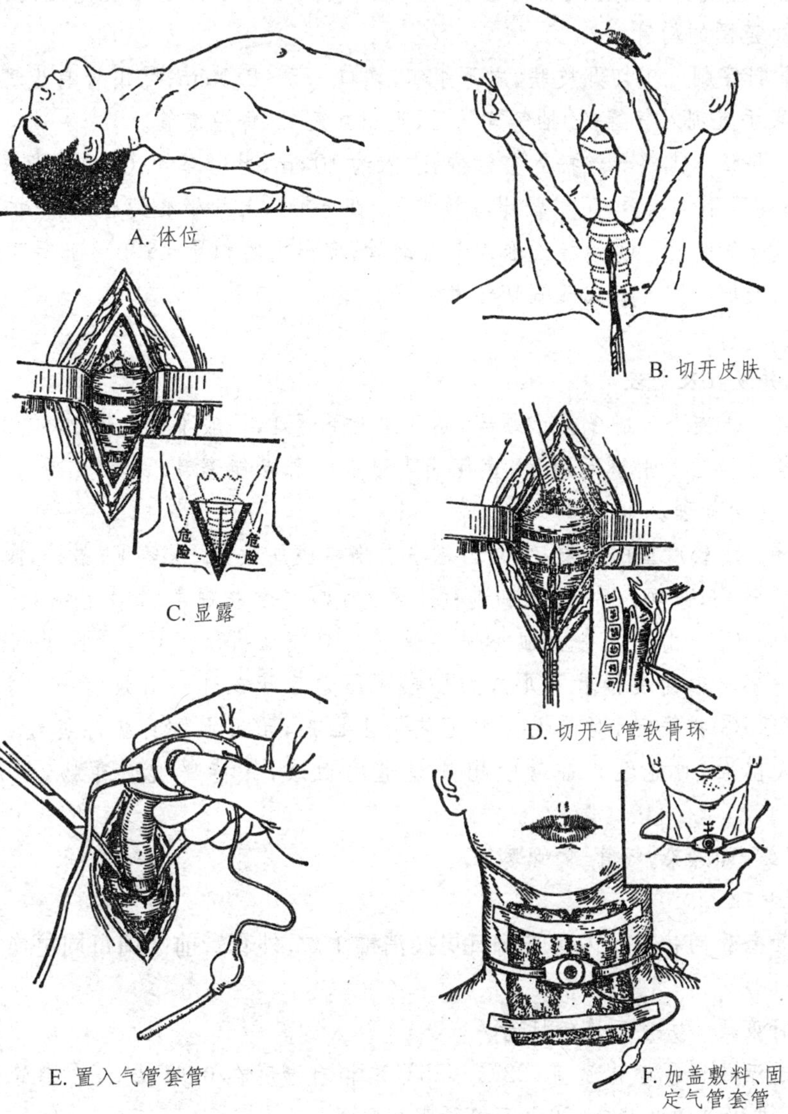

图5－7　气管切开术

(3) **伤口与套管处理**　①妥善止血,套管上下酌情缝合1～2针;②用约2 cm宽、90 cm长的布带自一侧套管底板孔内穿入,双带头自颈后拉至对侧,一个带头再穿入套管底板的另一个孔内,两带头在颈一侧用方结打成死结;③取无菌纱布块从中间剪开约3/5,从套管底板下面围住外套管,以保护切口。

2) **非开放式气管切开术** 本术式是一种微创手术,比经典的开放式手术操作容易、快捷,但不适于儿童、局部有恶性肿瘤、甲状腺肿大、有出血倾向者。物品准备包括:静脉切开包、14G套管针、皮肤扩张器、导丝、带导丝通路的扩张钳、内芯开孔的气管套管。其他同开放式手术。

(1) **体位与麻醉** ①体位、定位、消毒铺巾同开放式气管切开术;②插管前给病人吸纯氧;如已有气管插管,则吸氧后将气管导管排气,退到喉入口处重新对气囊充气封闭气道;③在拟穿刺部位做小范围的局麻。

(2) **套管针穿刺** ①切开皮肤、皮下组织,切口1.5～2.0 cm;②用含有生理盐水注射器的套管针沿中线垂直刺入气管;③抽气确认后,退出穿刺针,保留套管。

(3) **置入导丝** ①将导丝插入套管内,进入约10 cm,退出套管;②用扩张器沿导丝扩张软组织和气管;③取下扩张器,用扩张钳继续扩张,直至可插入气管套管后,退出扩张钳。

(4) **置入气管套管** ①沿导丝送入气管套管,取出内芯和导丝;②迅速吸痰后给氧。

(5) **其他处理** 同开放式气管切开术。

4. 护理

1) 常见并发症及处理

(1) **气肿** ①皮下气肿多见于颈部,亦可向上下蔓延,一般不需处理,多在3～5天后吸收;②纵隔气肿多由皮下气肿蔓延所致,重症病人可有心肺功能紊乱,故术后要密切观察,发现异常,及时报告医生处理。

(2) **气胸** ①较严重的并发症,多为术中误伤胸膜所致,小儿多见;另外,也可见于喉阻塞并发的自发性气胸;②确诊后,按气胸进行处理(参见《外科护理学》相关内容)。

(3) **出血** ①多由于术中止血不完善或病人有凝血机制障碍,少见于气管套管下端磨破无名血管;②出血速度慢者可形成血肿出现压迫症状或外出血致纱布红染,速度快者可致休克或窒息;③护理时,对慢性失血可使用止血剂,形成血肿可拆除缝线,清除血肿彻底止血;发生大出血,可先经口插管吸出呼吸道的血液,保持呼吸道通畅,然后迅速送手术止血。

(4) **其他** 如感染、气管-食管瘘等。

2) 常规护理

(1) **气管套管的护理** 内套管每日更换消毒1次;外套管前2周每周更换1次,以后每2天更换消毒1次。

(2) **及时吸痰** 方法同气管插管。

(3) **气道湿化** ①室温适宜(22℃～25℃),相对湿度在60%以上;②套管外口覆盖1～2层盐水纱布,并保持湿润状态;③也可给予雾化吸入。

(4) **口腔护理** 同气管插管。

(5) **拔管** ①喉阻塞及下呼吸道分泌物堵塞症状解除,可以考虑拔管;②拔管前,必须先行堵管2～3天,病人无不良反应,确认呼吸道通畅;③应在上午拔管,拔管后伤口用蝶形胶布拉拢对合，外面再覆盖无菌敷料；④拔管后密切观察呼吸的变化，病人床头放置同型号气管套管和气管插管器械备用。

（刘书祥　李国荣）

第二节　深静脉导管技术

随着现代监测技术的发展以及各种穿刺测压导管的临床普及，深静脉穿刺和中心静脉插管已广泛应用到各类危重病人的监测、治疗和抢救中。深静脉穿刺主要途径有：锁骨下静脉、颈内静脉和股静脉等。

一、经锁骨下静脉穿刺置管术

由于锁骨下静脉穿刺置管较颈内静脉易于固定，监测的中心静脉压较颈内静脉准确、可靠，故以锁骨下静脉穿刺置管应用较多。

1. 适应证与禁忌证

1) **适应证**　①临床危重病人抢救需要快速建立通畅的静脉通道者；②心血管疾病危重症需要进行血液动力学监测者；③各类大而复杂的手术；④需要长期静脉输液者，如四肢的大面积烧伤、肿瘤病人的化疗、全胃肠外营养（TPN）的病人；⑤心血管外科手术需CVP、PCWP监测以及心导管检查、安装起搏器等患者。

2) **相对禁忌证**　①急性全身感染性疾病（菌血症或脓毒血症）；②急性心肌炎及细菌性心内膜炎；③近期内有栓塞性疾病者；④重度心律失常者；⑤凝血异常或血小板明显减少，有出血倾向者。

2. 锁骨下静脉解剖特点

锁骨下静脉较表浅、粗大，成人周径可达2.0 cm，全长平均4.8 cm，管壁薄、压力低，变异小，邻近无重要结构，常处于充盈状态，静脉壁与筋膜附着，管腔不易塌陷，可重复使用，尤其是循环血量不足而静脉穿刺困难时，锁骨下静脉穿刺成功率较高（图5-8）。

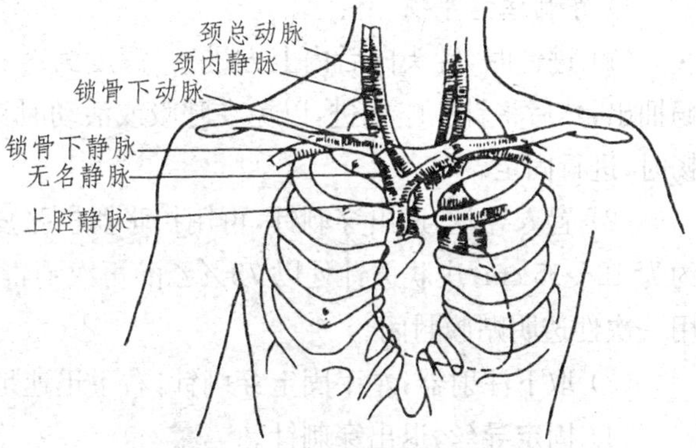

图5-8　锁骨下静脉解剖示意

锁骨下静脉与颈内静脉在相当于胸锁关节及前斜角肌内缘处汇合形成静脉角，此处右侧有淋巴导管，左侧有胸导管汇入，穿刺右侧较安全，以免误伤胸导管。

右侧锁骨下静脉比左侧粗，变异小。锁骨下静脉与颈内静脉汇合处，其后方约5 mm便是肺尖，因胸膜顶和肺尖较第一肋软骨高出3～4 cm，如进针角度过大或潜行过深，均易刺破胸膜和肺组织。

3. 操作方法

1) 评估患者

(1) 全身情况　患者病情、年龄和意识状况等。

(2) 局部情况　患者穿刺部位皮肤和血管情况。

(3) 心理状态　患者情绪及配合情况。

2) 准备

(1) 操作者准备　衣帽整齐,消毒双手,戴口罩。

(2) 患者准备　向病人及家属介绍置管的必要性和术中的注意事项,以取得配合;签署知情同意书;做普鲁卡因皮肤过敏试验。

(3) 用物准备　深静脉穿刺包、穿刺套管针、注射器、棉签、无菌透明贴膜、消毒液、生理盐水、输液器、肝素注射液、普鲁卡因注射液、肝素帽或三通接头、无菌手套等。

(4) 环境准备　环境宽敞、清洁,符合无菌操作要求。

3) 操作步骤

(1) 体位　取右锁骨下静脉插管。病人平卧,略将右肩部垫高(肩高头低位),头转向左侧,显露胸锁乳突肌外形,以便于穿刺。

(2) 穿刺　穿刺点位于锁骨中点下缘 0.5～1 cm 处,可先用甲紫作出标记,穿刺方向对向胸锁关节。

(3) 麻醉　颈、胸、肩部常规消毒,打开无菌包,戴手套,铺洞巾。抽取 1%～2%的普鲁卡因(或 1%利多卡因)5 ml 作局部浸润麻醉。检查中心静脉导管是否完好,用 5 ml 注射器抽取生理盐水 3～4 ml 后与穿刺针相连,排尽导管内的空气。

(4) 穿刺置管步骤　右手持针,针头与皮肤成 30°～40°角进针,针梗紧贴锁骨下缘。进针过程中,嘱病人不要咳嗽,如有咳嗽应停止进针,以免刺破胸膜损伤肺组织而引起气胸(图 5-9)。

4) 穿刺注意事项

(1) 进针时,针头向后内上方进针,深度为 3～4 cm,边进针边抽回血,见有暗红色血液通畅抽出,然后将针头略推进,以免在呼吸或活动时针尖脱出血管之外。当血流回抽和注入都通畅时,进行固定。

(2) 置入导丝,退出穿刺针,再用扩张器扩张皮下组织退出,最后置入中心静脉导管,深度约为 12～15 cm;皮肤进针处以 75%乙醇再次消毒,局部进行固定,外表覆盖纱布,封闭成功后用一次性透明贴膜封闭。

(3) 取下注射器,左手固定穿刺针,右手迅速地从穿刺针内引导丝至预定的部位。

(4) 固定导丝,退出穿刺针。

(5) 沿导丝置入血管扩张器和导管鞘。

(6) 将导丝和扩张器一起拔出,仅留导管鞘在静脉内。

(7) 把导管从导管鞘内插入(做测压可插入 Swan-Gaiz 导管)。

(8) 用低浓度肝素液冲洗导管(先回抽血液,排尽空气),与可来福接头连接。

(9) 连接输液系统及导管,用专用固定器固定导管并将其与皮肤缝合固定,用无菌透明贴

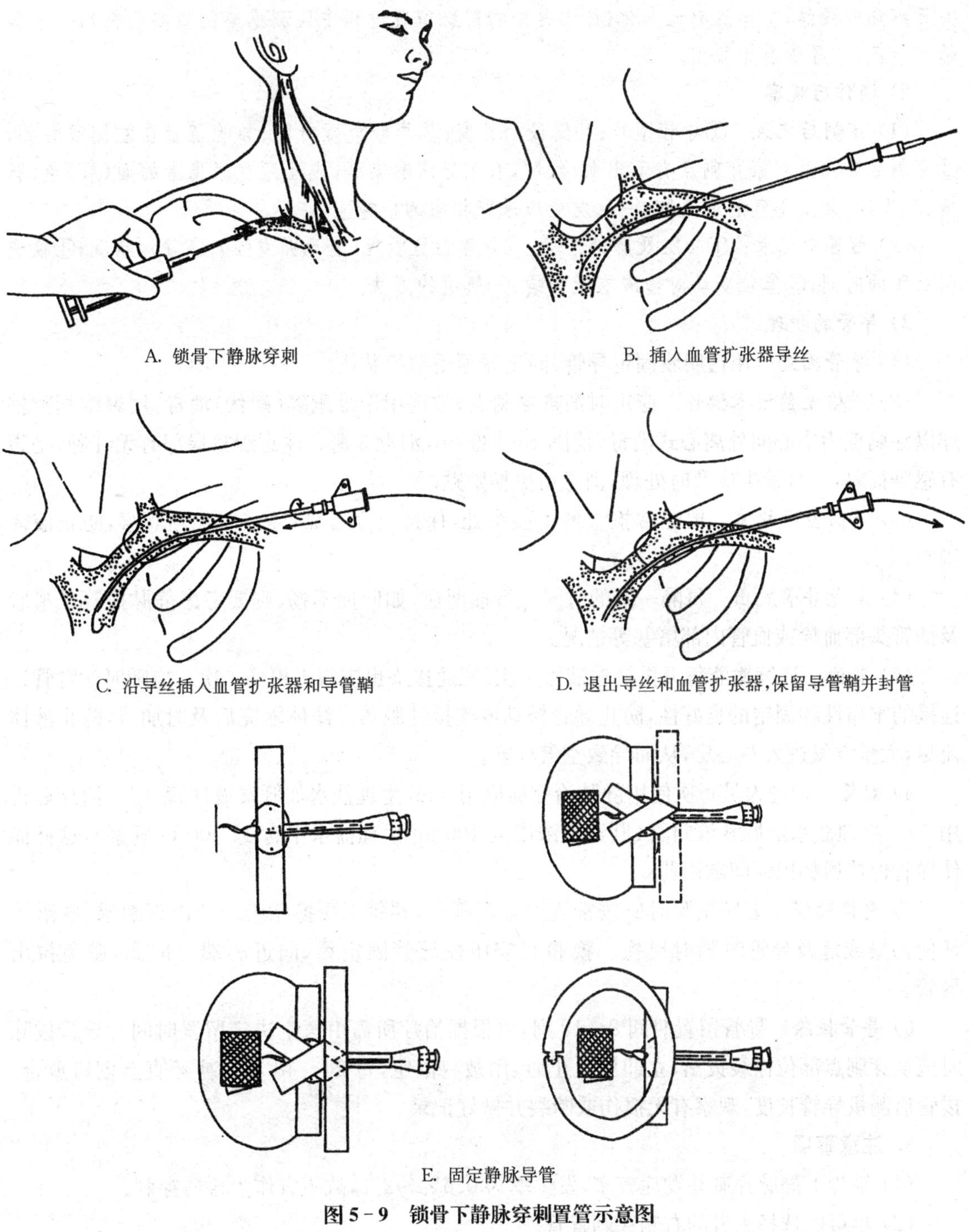

A. 锁骨下静脉穿刺　　B. 插入血管扩张器导丝

C. 沿导丝插入血管扩张器和导管鞘　　D. 退出导丝和血管扩张器，保留导管鞘并封管

E. 固定静脉导管

图 5－9　锁骨下静脉穿刺置管示意图

膜保护穿刺点。局部压迫。

4. 护理观察

1）**留置过程中观察**　①导管定位；②穿刺点有无出血；③穿刺点部位有无红肿或血肿；④病人有无不适感，如头痛、胸闷、呼吸困难等；⑤穿刺点有无液体渗出或水肿；⑥穿刺点周围

有无疼痛或硬结;⑦体温有无变化(体温是中心静脉留置过程中监测感染的重要指征);⑧液体输入状况;⑨导管有无脱出。

2) **操作后观察**

(1) **穿刺后记录** ①导管型号、外露段的长度;②导管放置时间、导管留置在左侧或右侧;③穿刺后要注意观察穿刺点有无出血、红肿,有无疼痛感染等,应注意观察患者的面(唇)色、脉搏、呼吸,有无皮下气肿或气胸,一旦发生应采取相应的措施。

(2) **留置中记录** ①心脏及肺部情况;②导管留置状况(有无并发症);③输液状况;④换透明贴膜的时间;⑤体位变动对输液有无影响;⑥解决的方法。

3) **导管的护理**

(1) **导管固定** 用透明膜固定导管,固定器须用贴膜贴住。

(2) **严格无菌技术操作** 应定时消毒穿刺点,常选用聚维酮碘(碘伏)消毒,用聚维酮碘棉球以穿刺点为中心向外离心式消毒,范围15~20 cm,消毒3遍。注意观察局部有无红肿,是否有感染征象,一旦发生应及时处理,消毒后更换敷贴。

(3) **严防空气栓塞** 要经常检查各个接头处,保持牢固可靠;输液时加强观察,防止液体滴空。

(4) **避免导管脱出** 每隔一定的时间试行抽回血,如回抽不畅,则要考虑静脉插管处滑脱及插管头部血栓或血管内部堵塞等情况。

(5) **其他** 连续输液每天更换输液器1次,三通接头也应每天更换1次。应随时注意管道连接的牢靠性和固定的良好性,防止导管松动或连接处脱落。液体输完后及时加液,防止液体流尽,大量空气进入右心房,从而导致空气栓塞。

4) **封管** 护理人员每次使用静脉治疗前应用5 ml生理盐水加肝素液冲管,用药治疗后再用5 ml生理盐水加肝素液封管(肝素液浓度为100 ml生理盐水中含12 500 U肝素),这样能使导管保持通畅以便间歇用药。

5) **更换贴膜** 更换贴膜时应按常规消毒穿刺点,并每天更换贴膜。若出现潮湿、脱落等任何污染或危及导管时随时更换。换膜时应压住导管固定翼,向近心端方向撕,避免拉出导管。

6) **导管拔除** 导管留置时间8~12周,可根据治疗所需由医生决定留置时间。导管拔除时应从穿刺点部位徐缓拔出,立即压迫止血,用敷料固定,每24~48小时换药直至创口愈合。拔管后测量导管长度,观察有无损伤或断裂并做好记录。

5. 注意事项

(1) 锁骨下静脉穿刺并发症较多,发生率为0.5%~2%,故不宜作为普通穿刺。

(2) 尽可能选择患者的右侧穿刺置管。

(3) 锁骨下静脉吸气时可为负压,在进行插管、更换接头时须在呼气后屏气时;输液时应使一段输液管低于病人心脏水平,且液体不可输空。

(4) 严格无菌操作,防治并发症。

(5) 用作测压(CVP、PCWP)时的相关护理参见第八章。

(6) 插管完毕应拍摄床旁 X 光片确定导管位置。

(7) 防止血液在导管内凝集，应定时肝素稀释液冲洗导管。

二、经外周静脉深静脉置管术

经外周中心静脉置管术(PICC)，具有置入部位安全，患者活动方便、便于长期使用、护理方便、感染率低、可避免严重并发症等优点，可取代普通中心静脉导管的输液，临床应用日趋广泛。

PICC 导管特点：①导管材料为硅胶，柔软、弹性好；②是一条放射显影的导管，使用时，可通过放射影像学确认导管及其尖端的位置；③导管总长度通常为 65 cm，可根据个体及治疗需要预先进行裁剪。导管上的厘米刻度标记使修剪导管准确而容易。

1. 适应证与禁忌证

1) 适应证　①需长期静脉输液者；②化疗病人；③胃肠外营养(TPN)病人；④使用对外周静脉刺激性较强的药物者；⑤缺乏或不易建立外周静脉通路者；⑥家庭病床的病人；⑦早产儿。

2) 禁忌证　①肘部静脉血管条件差；②穿刺部位有感染或损伤；③乳腺癌术后患侧手臂静脉；④上腔静脉压迫综合征患者；⑤有严重的出血性疾病等。

2. PICC 穿刺静脉的选择

(1) 贵要静脉　PICC 插管的首选，因该静脉较粗、直，静脉瓣较少，送管较其他静脉顺利，置管易成功。当手臂与躯干垂直时，为最直和最直接的途径，经腋静脉、锁骨下无名静脉，达上腔静脉。90%的 PICC 放置于此。

(2) 肘正中静脉　PICC 的次选，此静脉粗直，但个体差异较大，静脉瓣较多。

(3) 头静脉　PICC 的第三选择，此静脉前粗后细，且高低起伏。在锁骨下方汇入腋静脉，进入腋静脉处有较大角度。

3. 置管方法

1) 物品准备　①深静脉穿刺套管 1 套，内有特制的穿刺针、空针、导丝、扩张器、留置管等；②穿刺包 1 个，内有纱布 2～3 块，无菌巾 1 块，另有剪刀、持针器、针、线、无菌手套、镊子、消毒用碘酒、乙醇、棉签或棉球等；③1%利多卡因、肝素稀释液。

2) 操作方法

(1) 选择、评估静脉　一般首选贵要静脉，在预穿刺部位以上扎止血带评估病人的静脉状况。

(2) 测量定位　测量时患者取平卧位，手臂外展 90°角(应当注意外部的测量不能准确显示体内静脉的解剖)。上腔静脉测量法：从预定穿刺点沿静脉走行到右胸锁关节，再向下至第三肋间；或从穿刺点测量至对侧胸锁关节(一字形外测量法)。

(3) 建立无菌区　打开一次性 PICC 穿刺包，带无菌手套；准备肝素帽、抽吸生理盐水和肝素盐水。将第一块无菌治疗巾垫在病人将进行穿刺的手臂下。

(4) 穿刺点消毒　严格执行无菌原则，消毒穿刺点时范围应不小于 10 cm×10 cm；消毒液待干时在穿刺肢体上铺无菌孔巾。

(5) 预冲导管　用肝素盐水冲洗导管、润滑导丝，并将导管、连接器、固定夹浸泡在盛有肝素盐水的治疗碗内备用。

(6) 扎止血带　在病人上臂扎上止血带，使静脉充盈。

(7) 去保护套　再次消毒后将保护套从穿刺针上去掉。

(8) 静脉穿刺　实行静脉穿刺，一旦有回血，立即减小穿刺角度，并推进导引套管，缓慢进入静脉。

(9) 取出穿刺针　左手示指固定导引套管避免移位，中指压在套管尖端所处的血管上，减少血液流出。让助手松开止血带从导引套管中抽出穿刺针。

(10) 置入导管　使用包内的无菌镊子夹住导管尖端，用力均匀、缓慢地将导管置入静脉；当导管进到肩部时，让病人头转向穿刺侧(下颌靠肩以防导管误入颈静脉)，完全将导管置入到预计长度。

(11) 拔出导引钢丝　证实导管在血管内，用盐水冲净管内回血，一手固定导管，一手拔除导丝。拔出导丝时动作要缓慢、轻柔。

(12) 退出导引套管　置入导管预定位置后，即可退出导引套管。指压导引套管上端静脉固定导管，从静脉内退出导引套管。

(13) 修剪外留导管长度　外留导管至少为 5 cm，平直修剪，依次组装连接器和固定夹，应在导管预定位置处放置导管锁定夹。

(14) 抽吸与封管　连接生理盐水注射器，抽吸回血，并注入盐水，确定是否畅通，使用肝素盐水正压封管。

(15) 清理穿刺点　移去治疗巾，用乙醇棉签清理穿刺点周围皮肤。

(16) 固定导管　注意导管的体外部分必须有效固定，任何移动都意味着导管尖端位置的改变；将体外导管呈“S”状弯曲放置后用胶带固定，并覆盖无菌敷料用一透明胶贴在导管及穿刺部位。

(17) X 线检查　置管后，应行 X 线摄片确定导管位置，并记录导管型号、置入长度、穿刺过程、固定状况及 X 线检查结果等，未确定位置前不得进行任何输液治疗。

4. PICC 的护理　穿刺成功后，深静脉导管的维持主要依靠精心的护理及并发症的预防。优质护理能有效延长置管时间；同时，护士在患者的教育中也起着重要作用。

1) 患者教育　导管植入后，由于带管时间较长，患者教育很重要。嘱咐患者保持局部清洁、干燥。同时，护士应及时帮助患者更换贴膜。带 PICC 导管不影响患者一般日常活动及体育锻炼，但应避免使用带 PICC 一侧手臂提过重物品或持重锻炼。指导患者正确活动患肢，输液时适当抬高患肢，避免屏气动作及剧烈咳嗽。

2) 导管的护理

(1) 冲洗及封管　每次输液前用 0.9%氯化钠注射液冲洗导管；输液完毕，再用 0.9%氯化钠注射液或用肝素稀释液经肝素帽注入，边推注边撤出注射器，以达到正压封管。然后用无菌纱布包裹固定。

(2) 防止导管阻塞　输液过程中若发现输液速度过慢、冲管时阻力加大，表明导管有阻塞。导管阻塞常见的原因是导管护理不当，如封管方法不正确，从导管抽血、输血，或导管被压折等。因此，应采用正确的封管方法。由于 PICC 导管官腔狭窄，直径只有 0.3～0.6 mm，易形成血栓，故不宜经导管抽血和输血；一旦出现导管阻塞，不可强行冲管，以免发生栓塞。可用注射器回抽，将 PICC 导管抽空，然后将 1 ml 肝素稀释液(50 U/ml)注入管内保留 5 分钟，回吸后有回血出现，表明导管通畅。

(3) 穿刺处皮肤护理　导管置入后，应每天更换无菌透明膜，更换敷料时，常选用聚维酮碘棉球，以穿刺点为中心向外离心式消毒，范围 15～20 cm，消毒 3 遍。以防止细菌经皮下隧道逆行入血。不主张用抗生素软膏。有报道表明，抗生素软膏的应用与链球菌感染增加有关。

(4) 其他护理　观察导管周围皮肤、患者体温，定期进行血培养；同时作好心理护理。

(李国荣)

第三节　动脉穿刺置管测压技术及护理

动脉穿刺置管是 ICU 和心脏手术时的常用监护技术，通过进行连续的动脉血压监测，可以有效地对病人实施循环功能的监护，从而帮助判断病情，指导治疗。本节以桡动脉插管术为例，介绍动脉穿刺置管测压病人的护理。

一、适应证与禁忌证

1. 适应证　①休克或外科大手术(体外循环、心内直视手术的术中和术后)病人；②需经常、反复采取动脉血标本者；③交换输血者；④控制性药物降压者，需连续监测动脉血压变化者；⑤注射溶栓剂治疗动脉血栓者。

2. 禁忌证　①Allen 试验阳性(桡动脉插管时)；②血液系统处于高凝状态者；③有出血倾向或抗凝治疗的病人；④相对禁忌证：当该动脉是局部唯一供血来源时，不可选作长时间插管用。

二、术前准备

1. 器械物品准备　静脉切开包 1 个，不同型号动脉穿刺针各 1 个，延长管，注射器(5 ml 1 具、10 ml 2 具)，三通接头 2 个，换能器，持续冲洗装置 1 套，软包装生理盐水 1 袋(500 ml)，加压袋 1 个，无菌包 1 个(内有手套、手术衣、治疗巾等)，2%普鲁卡因 2 ml，瓶装生理盐水500 ml，肝素注射液 50 mg，输液管、移动输液架等。

2. 病人的准备　①心理准备同静脉插管；②履行必要的告知义务和签字手续；③拟穿刺部位常规备皮、普鲁卡因皮试。

3. 医务人员准备　选择穿刺部位，首选桡动脉，次为股动脉，新生儿选脐动脉。如用桡动脉，须先做 Allen 试验(桡动脉侧支循环试验)，检查是否能经桡动脉插管，方法如下。

(1) 先将病人拟穿刺侧手臂高举，术者双拇指分别触及尺、桡动脉搏动后，用力压迫阻断尺、桡动脉血流，然后嘱病人做握拳和放松 3 次，促进静脉排空。

(2) 让病人伸展手指，此时病人手掌肤色发白。

(3) 放低病人手臂，并放开对尺动脉的压迫，观察手部颜色改变及恢复情况，判断尺、桡动脉间掌深、浅弓侧支循环供血情况(图 5－10，表 5－3)。

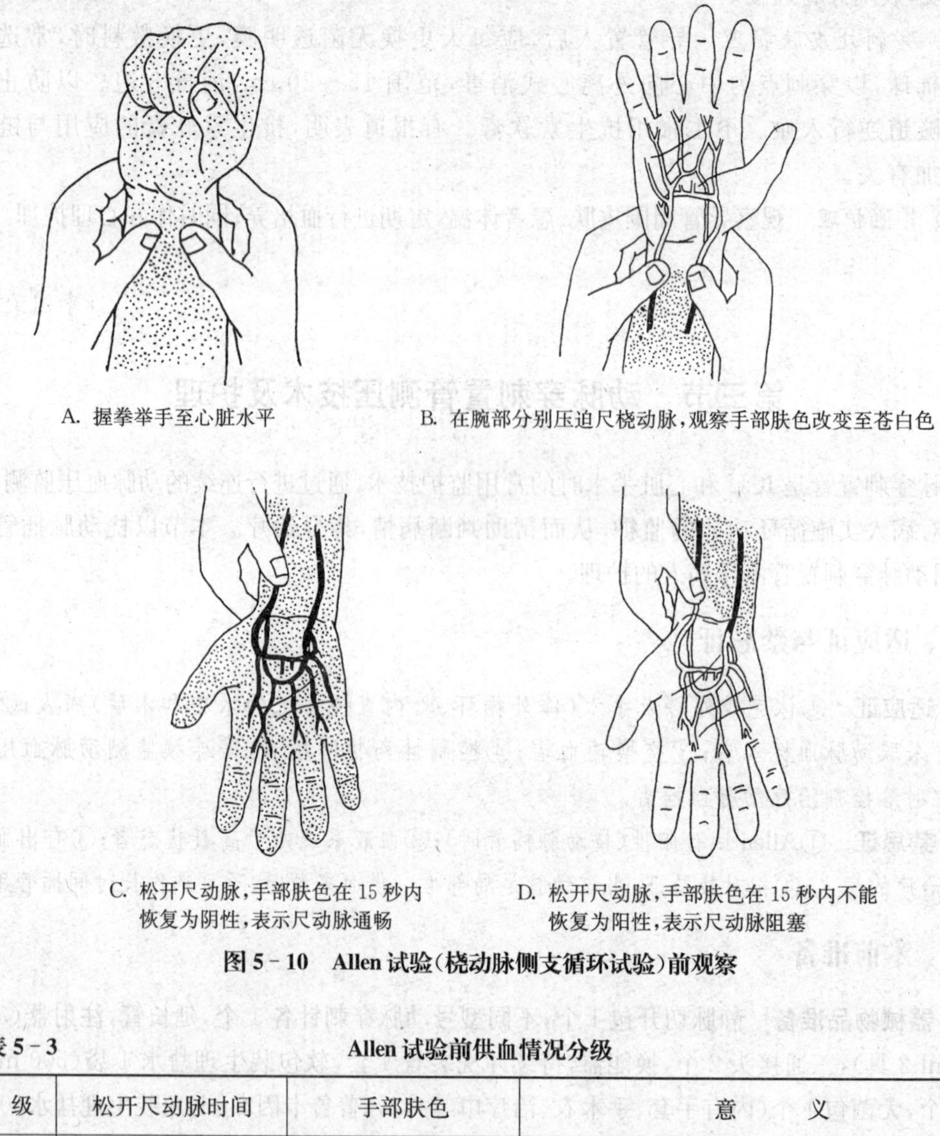

A. 握拳举手至心脏水平

B. 在腕部分别压迫尺桡动脉，观察手部肤色改变至苍白色

C. 松开尺动脉，手部肤色在 15 秒内恢复为阴性，表示尺动脉通畅

D. 松开尺动脉，手部肤色在 15 秒内不能恢复为阳性，表示尺动脉阻塞

图 5－10　Allen 试验(桡动脉侧支循环试验)前观察

表 5－3　Allen 试验前供血情况分级

分　级	松开尺动脉时间	手部肤色	意　　义
一级	≤6 s	恢复红润较快	正常，可以置管
二级	7～14 s	恢复红润较慢	Allen 试验(＋)，谨慎使用或不用
三级	＞15 s	恢复红润很慢	供血不足，禁忌置管

三、操作步骤

1. 定位、固定　选取腕部桡动脉搏动明显处作为穿刺点（触诊不明显时可用多普勒定位），做出标记；腕背伸位固定于小夹板上，关节部垫一绷带卷（图 5-11），使腕关节背深约 60°。

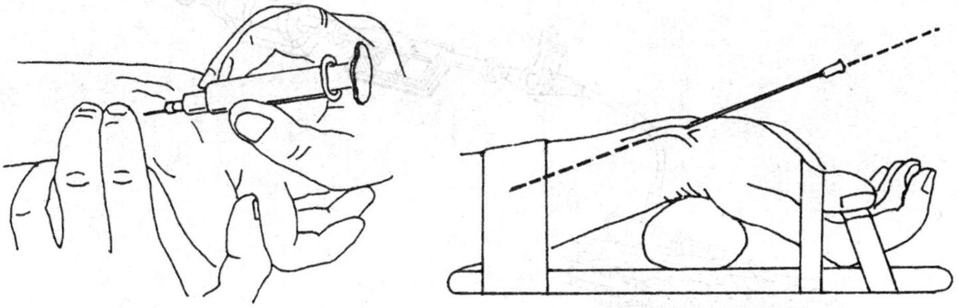

图 5-11　桡动脉穿刺术体位

2. 消毒铺巾　常规对穿刺部位消毒铺巾、戴无菌手套。

3. 穿刺进针　①在穿刺点处作浸润麻醉，动脉两侧也要浸润到，以防止穿刺时引起动脉反射性痉挛；儿童不麻醉，以免导致穿刺困难。②持套管针以 30°角穿缓慢进针，见到鲜红色血液即证明穿刺成功；放低穿刺针，以 10°角再进针少许使外套管也进入血管；一手固定针芯，另手将外套管送入血管 3～5 cm 后，拔出针芯。③将测压装置通过延长管与外套管连接起来（图 5-12）。

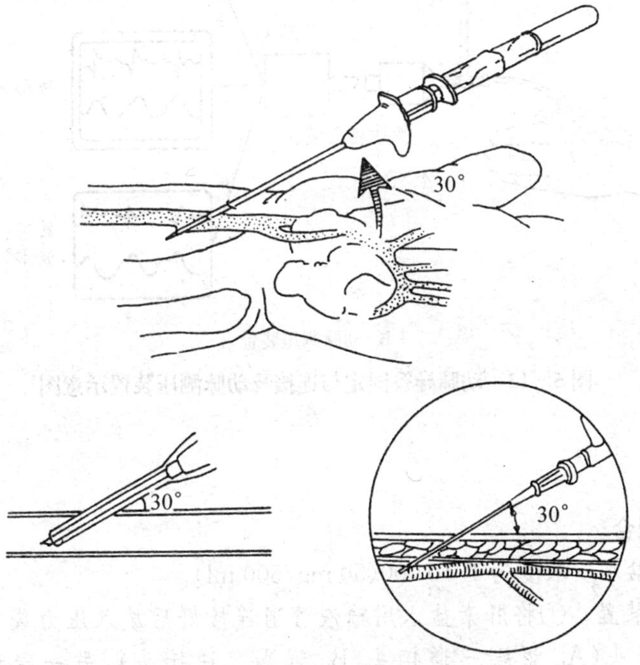

图 5-12　动脉穿刺过程示意

4. 固定调节 ①穿刺部位用无菌贴膜粘贴固定,胶布固定远端导管;不合作的病人,可将前臂和手一同固定在小夹板上予以约束。②按压冲洗装置的快速冲洗钮,冲尽管道和套管内的血液。③关闭桡动脉的三通,使传感器的压力室与大气相通,观察监护仪,当压力线归零,表示零点调节完成(图 5-13A、B)。

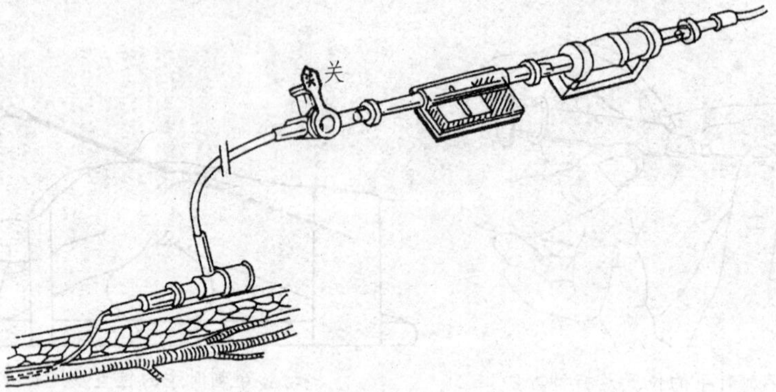

A. 动脉导管固定与连接

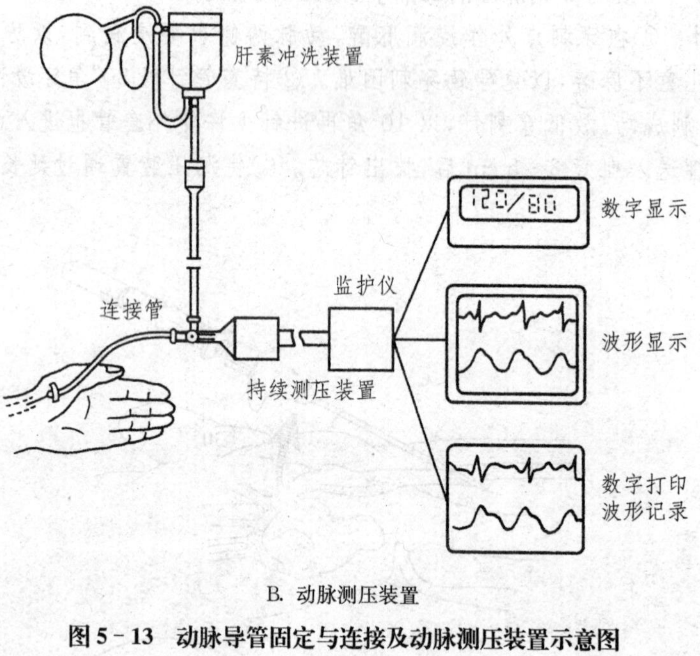

B. 动脉测压装置

图 5-13 动脉导管固定与连接及动脉测压装置示意图

四、护理

1. 术前护理配合

(1) 配制肝素盐水 浓度为 1/10 000(50 mg/500 ml)。

(2) 连接冲洗装置 ①将肝素盐水用输液管道连接好后放入压力袋中;②冲洗装置的两端分别连接三通接头(A. 近端三通接头,B. 远端三通接头),另一端连接压力袋的输液管道。

(3) 连接测压系统　①A三通与延长管相接;②B三通与传感器相连,再把传感器与监护仪连接起来;③关闭三通与延长管、传感器的连通,向压力袋内加压至300 mmHg(40kPa),观察各连接处是否牢固;④打开A、B三通,将延长管和传感器内充满液体并排尽气体。

2. 术后护理

(1) 正确测压　①压力传感器的位置应于桡动脉测压点在同一水平线上;②病人的体位和传感器位置不变时,每4～6小时校正零点1次;每次体位改变均要校正零点;③动脉直接测压与间接测压,前者要高于后者10 mmHg(1.33 kPa),每次测压都要进行间接测压,以便及时修正;④应用肝素盐水持续点滴,压力150～300 mmHg(20.0～40.0 kPa),流速2 ml/h,既防止管道凝血,又可以使波形显示良好。

(2) 严密监护　常见动脉压波形及意义见图5-14,表5-4。

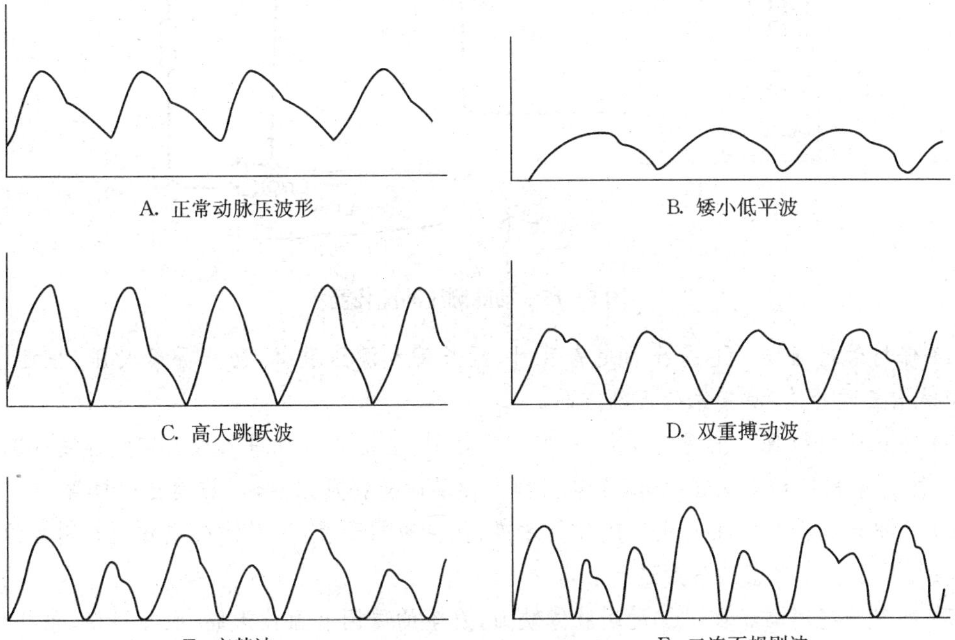

图5-14　常见动脉压波形及意义

表5-4　动脉测压波形的意义

波　形	意　　义	波　形	意　　义
高大、跳跃波	主动脉瓣关闭不全	不规则波	见于房颤、三联律等心律失常
矮小波	术后低心输出量或主动脉瓣狭窄	双重搏动波	主动脉瓣狭窄伴关闭不全
交替变化波	提示有左心衰竭趋势		

(3) 防止血栓形成　①坚持持续的肝素盐水冲洗;②采血标本要掌握正确方法(先关闭A三通与冲洗装置的连接,再用一只装有肝素的注射器抽取数毫升血液;继之,用另一只注

射器采取血液标本;最后,再把第一只注射器的血液注回;开启冲洗装置);采血后,马上快速冲洗;③经常检查各个接头的连接,发现渗漏立即进行处理,以保证肝素盐水的滴入(图5-15)。

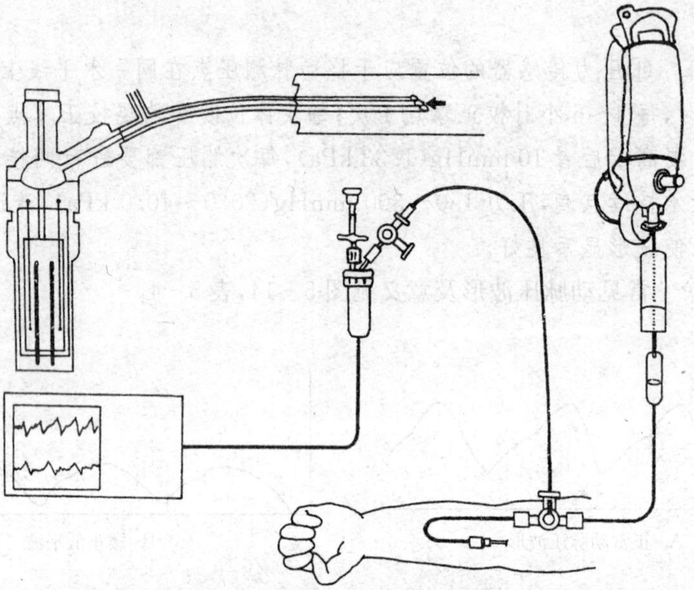

图5-15　动脉测压冲洗装置

(4) 保持管道通畅　①妥善固定套管针、延长管和测压肢体,防止导管受压、扭曲、折叠;②仔细操作三通开关,使其保持正确方向。

(5) 防止连接松脱　①调节零点、采取血标本时,要防止空气进入造成空气栓塞;②保持连接可靠,防止穿刺针和测压管脱落,尤其当病人躁动时应特别注意,严防其自行拔管。

(6) 严格无菌操作　①防止穿刺部位污染,保持敷料干燥,一旦污染或发现敷料渗湿,应立即更换;②采血应在严密消毒后进行。

(7) 并发症观察与护理　①远端肢体缺血,发生的原因有血栓形成、血管痉挛、包扎过紧或对肢体做环形包扎、粘贴压迫所致;护理中要经常观察肢体远端供血情况,如有皮肤苍白、发凉、疼痛、麻木等表现,立即报告医生给予处理(如拔管、重新包扎等)。②局部血肿,见于穿刺失误刺穿血管或拔管后没有有效进行压迫止血;主要是加强预防,压迫止血时间要长一些,不要揉动;抗凝治疗的病人压迫要在5分钟以上;必要时可用绷带加压包扎压迫30分钟。③感染的防治,可有局部感染和全身感染(导管相关脓毒血症);器械物品严密消毒,操作遵守无菌技术要求,置管时间不超过7天是有效的预防措施;局部感染者及时消毒处理,全身感染者立即拔管并全身用药,控制感染。

(刘书祥　李国荣)

第四节 紧急胃导管技术

紧急胃导管技术包括经消化道胃导管的紧急洗胃术和上消化道大出血冰盐水洗胃术、使用双气囊三腔管压迫止血技术，急诊科的护士应当能够熟练地完成这些操作。

一、全自动洗胃机洗胃术

全自动洗胃机洗胃术，是利用电磁泵作为动力源，通过自控电路的控制，使电磁阀自动转换动作，分别完成向胃内注入洗胃药液和排出胃内容物的急救技术。全自动洗胃机洗胃能够自动、迅速、彻底清除胃内毒物。

1. 目的

(1) 排毒与解毒　清除胃内毒物或刺激物(有害物质)，减少毒物的吸收，还可利用不同灌洗液进行中和解毒，用于药物或食物的急性中毒。中毒后6小时内洗胃最佳。

(2) 减轻胃黏膜水肿　可清除幽门梗阻病人胃内潴留物，减轻上腹胀满不适、恶心呕吐等症状，从而消除或减轻胃黏膜水肿与炎症，解除病人痛苦。

(3) 为手术或检查作准备　如胃肠道手术前的准备。

2. 用物准备　用物准备应根据病情及所处条件准备用物，如治疗盘、洗胃管、量杯、水温计、压舌板、液体石蜡、检验标本容器、水桶内盛洗胃溶液、必要时备开口器等。

3. 操作程序

1) 准备

(1) 护士准备　①着装整齐，洗手，戴口罩；②了解病人病情，如摄入毒物的种类、剂型、浓度、量、中毒时间、途径等，来院前的处理措施，是否曾经呕吐及有无洗胃禁忌。如遇病情危重者，应首先进行维持呼吸、循环功能的抢救，然后再洗胃；③了解病人生命体征、意识、心理状态等，以判断病人的合作、理解程度。

(2) 用物准备　①无菌用物应严格消毒灭菌或选择一次性无菌物品。②胃管分普通胃管和硅胶胃管。目前硅胶胃管使用较多，一般成人使用16号或18号胃管，小儿使用8号或10号胃管。准备时要检查胃管是否通畅。漏斗胃管洗胃术另备漏斗洗胃管。③洗胃溶液：根据毒物性质准备拮抗性溶液，毒物性质不明时，可备温开水或等渗盐水，量10 000～20 000 ml，温度25℃～38℃。

(3) 病人准备　①核对病人床号、姓名，确认病人。②护士应向病人及其家属解释插管的目的、方法和注意事项，消除病人紧张情绪，取得配合。使清醒且能够合作的病人知道怎样配合操作，以减轻痛苦。③病人应学会如何在操作过程中配合插管的方法，如吞咽、深呼吸等。④病人若有活动义齿应取下妥善放置，以免操作时脱落误咽，导致气道梗阻。

(4) 环境准备　①病室内环境要清洁、安静；②病人床单位周围要宽阔，便于操作。

2) 卧位　根据病人病情，协助采取合适卧位。

(1) 中毒较重者，取左侧卧位，因左侧卧位可减慢胃排空，延缓毒物进入十二指肠的速度；

昏迷者取平卧位,头偏向一侧并用压舌板、开口器撑开口腔,置牙垫于上下磨牙之间,如有舌后坠,可用舌钳将舌拉出。

(2) 围好围裙或铺好橡胶单及治疗巾,弯盘放于口角旁,污物桶置座位前或床旁。

3) 机器的准备

(1) 接通电源,检查全自动洗胃机。

(2) 滑润胃管前端,插管,证实胃管在胃内后固定。

(3) 将配好的洗胃液倒入水桶内,将3根橡胶管分别与机器的进液管(药管、胃管;进液若为单管,则用Y型接头连接)、污水管(出液管)相连,药管的另一端始终放入洗胃液桶内洗胃液的液面下,污水桶的另一端放入空水桶内,胃管的另一端与插好的胃管相连,调节药量流速。

(4) 先按"手吸"键吸出胃内容物,必要时将吸出物送检,中毒洗胃要常规留取标本;再按全自动洗胃机面板上的"自动"键,机器即进入全自动洗胃程序,开始对胃进行自动冲洗;冲洗时"冲"灯亮,吸引时"吸"灯亮。

(5) 若发现有胃内容物堵塞管道时,水流减慢、不流或发生故障时,可将洗胃机自动洗胃程序改为手动程序。如可交替按"手冲"和"手吸"键重复冲洗数次,直到管路通畅。再按"手吸"键将胃内残留液体吸出后,按"自动"键,恢复自动洗胃,直至流出的洗出液澄清无味为止。管路通畅后,必须先吸出胃内残留液,再按"自动"键,否则会使灌入量过多,造成胃潴留。

(6) 如此反复灌洗直至吸出液澄清为止(图5-16)。

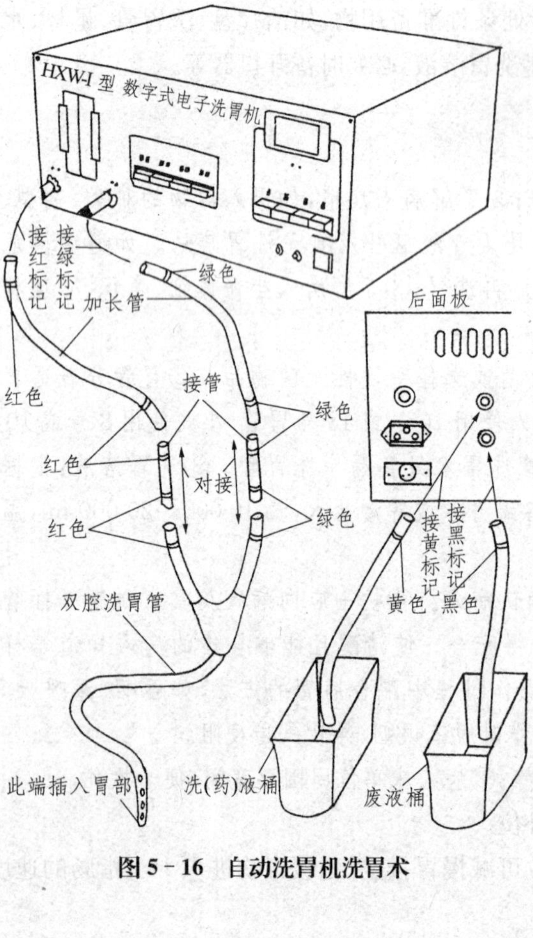

图5-16 自动洗胃机洗胃术

4) 观察 在洗胃过程中,随时观察吸出液的性质、颜色、气味、量及病人面色、生命体征的变化,并注意病人的病情变化。如病人感到腹痛,灌洗出的液体呈血性或出现休克现象,应立即停止,及时与医生联系,采取相应的措施。

5) 拔胃管 洗胃结束后,为防止胃管内液体误入气管,在拔胃管时,应反折胃管,迅速拔出。

6) 整理 ①协助病人漱口、洗脸,必要时更衣;②整理床单位,协助病人取舒适体位,嘱病人卧床休息;③整理用物,清洗消毒后备用;④全自动洗胃机洗胃后,应将药管、胃管和污水管同时放入清水中,按"清洗"键清洗各管道,清洗完毕,将各管同时取出,待机器内水完全排尽后,按"停机"键关机,以免各管道被污物堵塞或腐蚀。

7) **记录**　①灌洗液名称、量;②洗出液的颜色、气味、性质、量;③病人的反应;④标本是否送检。

4. 注意事项

(1) 插管动作应轻柔,勿损伤食管黏膜及插入气管。

(2) 一次灌入量以 300～500 ml 为宜,过多则胃容积增大,胃内压明显大于十二指肠内压,促使胃内容物进入十二指肠,加速毒物的吸收;同时,过多也可引起液体反流,导致呛咳、误吸或窒息。灌入量过少则洗胃液无法与胃内容物充分混合,不利于彻底洗胃,延长洗胃时间。

(3) 每次灌入量和洗出量应基本相等,否则易引起胃潴留。

(4) 洗胃液的温度应适宜,过高则血管扩张,促进毒物吸收,过低可导致胃肌痉挛。

(5) 当中毒物质不明时,应先抽取病人胃内容物送检,同时选用温开水或等渗盐水洗胃,待毒物性质明确后,采取对抗剂洗胃。

(6) 电动吸引器洗胃时,负压吸引宜保持在 100 mmHg(13.3 kPa)左右,以免损伤胃黏膜。

5. 病人护理

(1) 洗胃术适用于非腐蚀性毒物中毒,如有机磷、安眠药、重金属类与生物碱等以及食物中毒的病人。病人若吞服强腐蚀性毒物(如强酸、强碱)时应禁忌洗胃。肝硬化伴食管胃底静脉曲张、胸主动脉瘤、近期内有上消化道出血及胃穿孔病人禁忌洗胃;上消化道溃疡、癌症病人不宜洗胃。

(2) 洗胃过程中,注意观察病人有无并发症的发生。常见的并发症有急性胃扩张、胃穿孔、大量低渗液洗胃导致水中毒、电解质紊乱、酸碱平衡失调、昏迷病人误吸或过量胃内液体反流致窒息、迷走神经兴奋致反射性心脏骤停。如出现上述情况应立即停止洗胃,采取相应的急救措施。

(3) 对于幽门梗阻的病人洗胃,可在饭后 4～6 小时或空腹进行。记录胃内潴留量,便于了解梗阻程度。胃内潴留量=洗出量－灌入量。

(4) 昏迷病人洗胃时更应慎重,去枕平卧,头偏向一侧,以防分泌物或液体吸入到气管内导致窒息。

二、冰盐水灌洗术

1. 适应证　主要用于胃大出血,如食管、胃底静脉曲张破裂出血。

2. 操作前准备　治疗盘内放置胃管(18 号、24 号)各 1 根,冰冻生理盐水(温度≤4℃),50 ml 注射器、弯盘、石蜡油、棉签、无菌纱布、治疗巾,以及输液架等。

3. 操作步骤　①经左右鼻腔各插入胃管一根,并检查证实均已在胃内(图 5－17);②将 18 号胃管与洗胃漏斗连接,另一根胃管与污桶相连;③以 500～

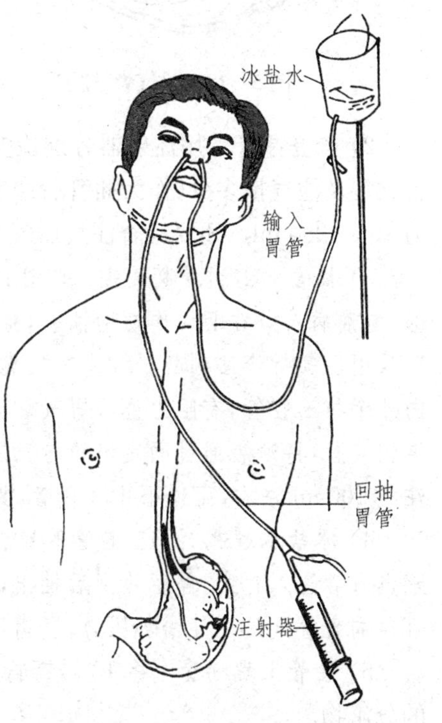

图 5－17　冰盐水洗胃示意图

1 000 ml/h 的速度,向胃内注入冰盐水;④用 50 ml 注射器连接 24 号管向外抽吸,使之形成虹吸,使胃内的液体自然排出。

4. 护理 ①记录出入液量是否均衡。②观察排出液的颜色,如果颜色逐渐变浅,直至变清,说明出血已控制;如果颜色一度变浅,而后又变深,甚至呈鲜红色,说明胃内仍有活动性出血,应立即请医生进行处理。③洗胃过程中,应严密观察患者的神志及生命体征的变化。

三、双气囊三腔管的护理

1. 适应证 门静脉高压症所致食道下端和胃底静脉曲张破裂大出血,以及其他非手术治疗措施无效或来不及使用时,可用双气囊三腔管压迫止血。

2. 术前准备 (1) 器械物品准备 双气囊三腔管(图 5-18),18 号普通胃管,牙垫,20 ml、50 ml 注射器各 1 具,输液夹子 2 个(最好用中弯钳外套橡皮管代用),血压计,听诊器,沙袋(重 250 g,或用砝码),液体石蜡,器械盘,弯盘,负压吸引装置,胶布,剪刀,滑轮牵引固定装置等。另备冰盐水 5 000~10 000 ml,废液桶 1 只。

(2) 心理准备 安慰病人,稳定其情绪,以配合插管。

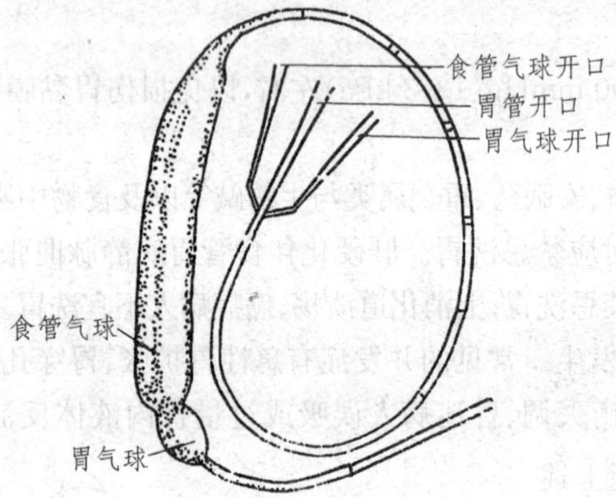

图 5-18 双气囊三腔管

3. 操作步骤

1) 体位 取斜坡侧卧位,身下铺橡胶单,口角放弯盘;取下活动性义齿。

2) 检查导管 用注射器分别检查导管的三个腔是否通畅;然后再检查导管的两个气囊有否破裂及注气量多少(作为插管后注气的参考),一般胃气囊和食管气囊的注气量差别不大,均为 100~200 ml。还要检查注气后气囊的大小,过小则起不到压迫作用,不适合用。

3) 插管 ①润滑双气囊三腔管,抽尽气囊内的气体。②从一侧鼻腔插入三腔管,到达咽喉部时,嘱病人做吞咽动作协助插管;插入 65 cm 时,用注射器抽取胃液,证实三腔管在胃内,也可采用注气听诊法判断。③先向气囊注气至预定量,使气囊膨胀后将注气口导管折叠后夹闭;向外牵拉三腔管,有阻力说明胃气囊已达胃底,用宽胶布将胃管固定于病人的面部;然后,连接滑轮装置,将沙袋通过固定滑轮与三腔管连接起来,通过牵拉产生压迫作用。④再向食管气囊注气 100 ml 左右,压迫下 1/3 食管,夹闭注气口(图 5-19)。

4) 冰盐水灌洗 ①三腔管的胃腔开口连接负压吸引装置,抽尽胃内容物。②将大量冰盐水自胃管注入胃内,停留片刻后抽出,反复进行,直至抽出液清亮为止。③如果出血不能制止,可再向食管气囊注气增加压力;所需压力以能制止出血的最低压力为佳。

5) 食管上端插管 将 18 号胃管通过另一鼻腔插至食管气囊的近端,定时吸引上段食管内的分泌物。

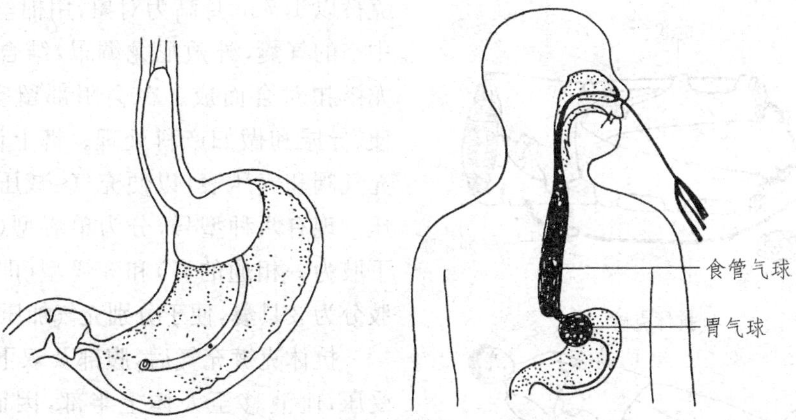

图 5-19　双气囊三腔管压迫止血

4. 护理

(1) 并发症观察　双气囊三腔管压迫后病人可有呃逆、心律失常及胃、食管内容物反流、误吸等。护理中要加强观察，及时处理，严重者请医生处理；少见的有气囊脱出导致气道阻塞，一旦发生，立即放气并拔出三腔管；长时间置管，可能发生局部压迫坏死、黏膜撕裂等。

(2) 常规护理　①定时测压注气，保证有效压迫，胃气囊压力 50 mmHg(6.67 kPa)，食管气囊压力 30～40 mmHg(4.00～5.33 kPa)；测压时常有气体泄漏，可在测压后补注 5 ml；②定时放气减压，防止压迫性坏死，一般每 12～24 小时放出食管气囊的气体和放松对胃气囊的压迫 1 次，每次 30 分钟；放气前先口服液体石蜡 20 ml；③置管压迫时间一般不超过 72 小时，若出血不止可适当延长或改用他法。

（刘书祥　李国荣）

第五节　抗休克裤的应用

严重创伤和出血时，由于剧烈的疼痛以及血容量的短时大量丢失导致有效循环血量锐减，容易形成的创伤性休克和失血性休克，是受伤伤员早期最严重的并发症和死亡的主要原因之一。在尚无良好的救治条件及需转运时，应首先考虑何种方法使血管床内血液重新分配，以保证生命器官得到有效的灌注。

抗休克裤就是在现场用来防治失血性休克和其他原因引起的休克，以及制止腹内和下肢活动性出血的器材；同时，对下肢骨折也有固定的作用。经过临床验证，抗休克裤因其独特的功效，已成为院前和医院急救复苏中不可缺少的装备(亦可院内应急使用)，近 20 年来在世界范围得到了广泛应用。

一、抗休克裤的构造和原理

我国于 1981 年 8 月通过了对 80 型和 81 型抗休克裤的鉴定并投产。我国自行设计的抗休

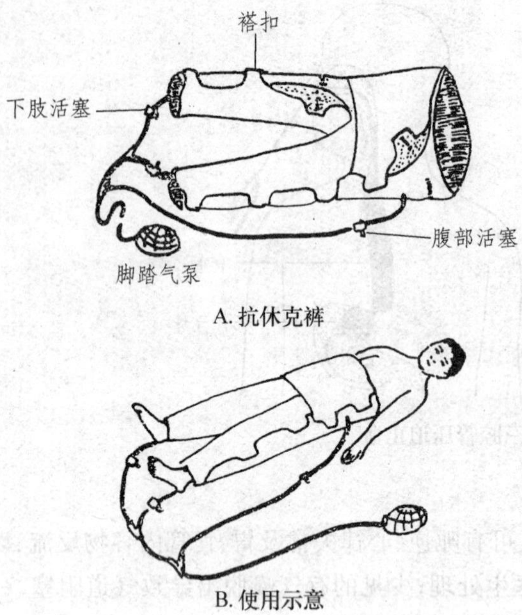

图 5-20　抗休克裤示意图

克裤以 1.7 m 身高为对象,用棉丝绸硅胶制成中空的气囊,外敷尼龙绸罩,结合部用张力尼龙褡扣对合而成。在会阴部留空,以利于排便、导尿和做妇产科处理。裤上设有充气泵、充气阀和气压表,以便充气、减压和监测囊内压。现有两种型号,分为单囊型(即腹部与双下肢为一相通的囊)和 3 囊型(即腹部和双下肢分为 3 具囊,便于分别充气加压)。

抗休克裤充气后,腹部及双下肢静脉血池受压,血液移至人体上半部,因而保障了心、脑、肺等重要脏器的血液灌注。其血液转移量约在 1 000(750～1 500)ml 可有效缓解心、脑等重要生命器官血液供应不足的问题,为高级生命支持(ALS)和延续的生命支持(PLS)赢得时间。其次,由于局部的加压作用,同时也起到了压迫抗休克裤包裹范围内的肢体伤口或创面活动性出血的止血作用,对其包裹范围的骨折也起到固定作用(图 5-20)。

二、抗休克裤的使用方法

使用时将其打开,从伤病员的侧身垫入身后,将腹部片及双下肢片分别包裹腹部和双下肢,把尼龙褡扣扣好。上缘必须达到剑突水平,以便充气发挥其作用;下缘可连踝部。充气方法可用自带的充气泵或用打气筒等其他气源,紧急情况下亦可用氧气瓶充气。囊内压力一般在 20～40 mmHg(2.67～5.33 kPa),可显示明显效果,囊内压超过 100 mm Hg(13.3 kPa)时则减压阀自动开放排气减压。

三、适应证和禁忌证

1. 适应证　①收缩压低于 80 mmHg(10.66 kPa)的多种休克,如低血容量休克、创伤性休克、神经源性休克和过敏性休克和感染性休克等;②腹部及股部以下出血需直接加压止血者;③骨盆及双下肢骨折需要固定者;④开颅手术手术中预防低血压。

2. 禁忌证　①心源性休克;②脑水肿或脑疝;③横膈以上出血。

四、注意事项

(1) 由熟悉抗休克的专业人员决定是否使用抗休克裤。

(2) 穿着要正确,经常监测神志、血压、脉搏、呼吸、瞳孔的情况和囊内压的变化。

(3) 有条件时,一面穿裤打气,一面输血、输液。

(4) 解除抗休克裤时加快输血、输液,以免血压骤停重陷休克。

(5) 伤员较长时间穿抗休克裤时，应适当降低气压，并适量输注5%碳酸氢钠以防治酸中毒和碱化尿液。

（刘书祥　李国荣）

第六节　清创术

处理污染伤口的方法称为清创术。通过清创使污染伤口变为清洁伤口，开放伤变为闭合伤，争取达到一期愈合。清创时，为了查明伤情、彻底止血，常需扩大伤口，故又称为扩创术。

一、清创原则

(1) 清创时机　伤后早期细菌仅黏附于伤口或创面，以后才开始迅速生长繁殖、扩散，因此：①清创应越早越好，最迟应于伤后6～8小时内进行；②若伤口污染不重、组织挫灭较轻（如切割伤）、局部血运丰富、早期已用抗生素，清创时间可以延长到伤后12小时；③对于头皮，由于其血运丰富、抗感染能力和愈合能力强，清创时间可以放宽到伤后72小时。超过上述时限，按感染伤口处理。

(2) 基本原则　①清创应在休克纠正、伤员生命体征稳定后进行；②对于大出血的伤员，不手术不足以挽救伤员生命，要边扩容抗休克，边紧急进行清创止血；③严格无菌技术操作，彻底清创，认真修复，以利于组织愈合、预防感染和最大限度保存及恢复功能。

二、术前准备

(1) 防治休克　①安慰病人，稳定其情绪；②诊断明确者，可以使用镇痛剂；③输液、输血抗休克；④有活动性出血应立即采取措施止血。

(2) 器械物品准备　①基本手术器械，根据伤情可选用切开包、阑尾包或剖腹包；②根据损伤部位和初步诊断，准备相应的专科手术器械；③凉开水（或蒸馏水）5 000～10 000 ml、外用灭菌生理盐水2 000～5 000 ml、0.1%依沙吖啶（或0.1%氯己啶）1 000 ml、过氧化氢（H_2O_2）500 ml、灭菌软肥皂液、消毒毛刷等；头部外伤还要准备剃刀、理发推剪，以剃除伤口周围的毛发。

(3) 履行手续　履行告知义务和签字手续。

三、手术步骤

1. 麻醉　清创应在无痛下进行，可根据伤情及创伤的部位、范围与程度采取不同的麻醉方法。

2. 清洁消毒

(1) 创口周围处理　首先用无菌敷料遮盖或填塞伤口，剃除或剪短创口周围的毛发，创口周围皮肤有油污时可用汽油或松节油脱去；用洗手刷或血管钳夹敷料蘸肥皂液刷洗创口周围皮肤，继用清水冲洗干净；一次清洗不干净，可反复刷洗多遍；操作过程中，要避免污水流入伤口(图 5-21A)。

(2) 冲洗伤口　去除伤口敷料，用大量生理盐水冲洗伤口，将伤口内异物、血块、游离的挫灭组织冲走，可采用加压冲洗的方法，力求冲洗干净；然后依次用 3%过氧化氢、生理盐水和 0.1%依沙吖啶(洗必泰)冲洗伤口；最后用无菌敷料蘸干伤口和擦干创口周围皮肤。

(3) 消毒、铺巾　伤口周围皮肤常规消毒、铺巾，手术人员更换无菌手套。

3. 彻底清创

(1) 仔细检查　要求由浅入深按解剖层次有序进行，不可有遗漏；如伤口过小可适当向两侧延长，以便于清创。

(2) 彻底清创　修剪创缘(注意，头皮只要有生机都要保留，不求整齐)，取出伤口内的异物、血块、挫灭的组织碎屑，彻底切除无生机的失活组织，如坏死的肌肉(标志是颜色灰暗、钳夹不收缩、切割无渗血)和毁损污染严重的肌腱、血管外膜、神经鞘膜、关节囊壁等；去除游离的碎骨片，大块的游离骨片清洗后放回原处；皮下组织抗感染能力较弱，应适当多切除一些；活动性出血给予钳夹结扎止血(图 5-21B、C、D)。

(3) 整理　再次用 3%过氧化氢、生理盐水和 0.1%依沙吖啶依次冲洗伤口。清创良好的伤口外观创壁鲜红，与手术切口相差无几(图 5-21E)。

4. 仔细修复　重新消毒铺巾，更换手术器械，手术人员更换手套。修复的基本原则是：

(1) 简单伤口　简单的创伤可逐层缝合，并酌情引流。

(2) 复杂伤口　复杂的损伤应根据损伤组织的情况采用不同的方法进行处理：①重要的血神经、肌腱、器官要尽可能地保留，并争取做一期修复(重要血管必须一期修复)；无条件者则留待二期修复(在肌腱、神经外膜上缝黑丝线作出标记，便于下次手术寻找)。②头皮裂伤必须闭合伤口，不能使颅骨暴露；有头皮缺损时，可采用减张缝合或转移皮瓣的方法闭合伤口。③修复的血管、神经、肌腱、关节囊应有软组织覆盖，不可暴露，尽可能一期闭合伤口。④战时的创伤(尤其是火器伤)除重要血管外，均不做一期修复和闭合伤口，但有学者主张平时的火器伤处理应有别于战时。

5. 闭合伤口　根据伤口情况，尽量争取一期闭合伤口并酌情放置引流物；若伤口污染较重，可以暂时开放伤口待二期处理(图 5-21F)。

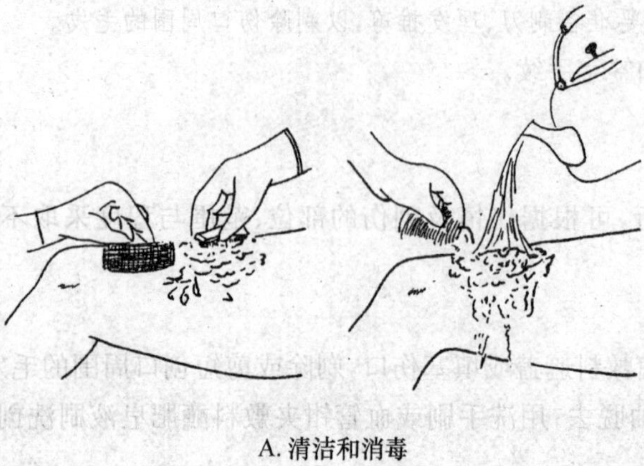

A. 清洁和消毒

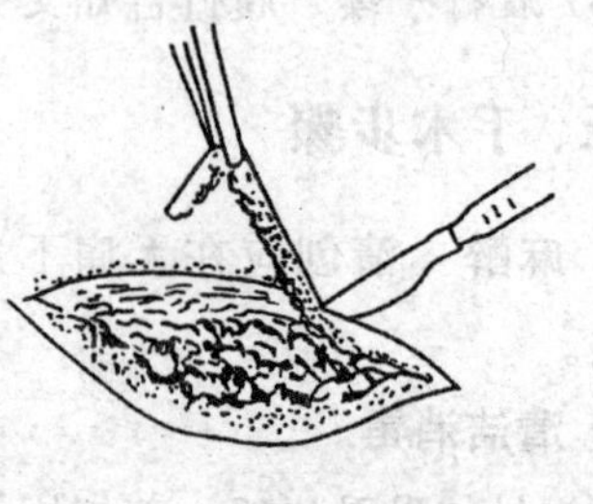

B. 切除创缘皮肤

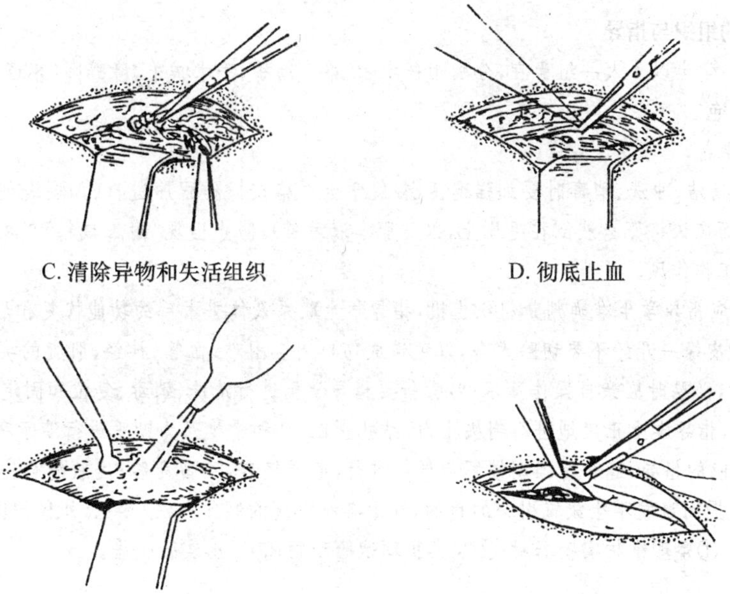

C. 清除异物和失活组织　　D. 彻底止血

E. 冲洗伤口　　F. 缝合

图 5－21　清创术操作示意图

附:清创术实验指导

1. 实验要求

(1) 认识清创的意义;掌握创口的分类、清创的时机;熟悉创伤伤情分析。

(2) 练习一般软组织损伤污染伤口的清创步骤和操作方法。

(3) 进一步训练外科无菌技术和手术基本技术,达到熟练掌握的程度,为做好急诊手术工作打下基础。

2. 创伤动物模型制作

1) 实验动物　狗、羊或猪等,不能满足时可选用较大的成年兔代替。

2) 麻醉　下列方法任选其一:①腹腔或静脉注射戊巴比妥钠;②乙醚开放点滴;③硫喷妥钠腹腔或静脉注射。本实验采用第一种麻醉方法。

3) 制作创伤模型　说明,创伤动物模型制作事前应经相关一级动物伦理委员会批准。

(1) 锐器伤　用利器在动物一侧臀部切、戳一长 7～10 cm 的伤口,深浅不一,伤口内用锯末(或煤渣)揉擦,造成污染。

(2) 钝器伤　用木棒用力击打动物腿部,造成深部组织挫伤及骨折(亦可不伴有骨折);皮肤用铁片擦挫,造成一不规则的伤口。

(3) 火器伤　先在臀部向深部切一小伤口,然后塞入一爆炸力较大的鞭炮,点燃鞭炮爆炸致其受伤。

3. 清创前的准备

(1) 判断伤情　注意几个要点:①首先检查生命体征是否稳定;②有活动性出血,先给予止血,然后再进行系统检查;③伤情允许,可做一些刺激性小的试验检查和必要的其他检查(如 X 线、B 超等);④不可用探针、血管钳或手指向伤口深部盲目探查。

(2) 伤口分类　根据与细菌接触的情况,将伤口分为清洁伤口、污染伤口和感染伤口三类(参见《外科护理学》)。

4. 清创实验的组织与指导

1) 实验分组　学生以4人一组为宜,分别担任术者、第一助手、手术护士、麻醉师(兼巡回护士)等职,一次实验完成后轮换角色。

2) 教师指导要点

(1) 在对伤口清洁、冲洗、消毒时要加强巡视,督促学生严格按操作程序进行(如刷洗创周,第一遍不可用毛刷蘸取肥皂液,而应该将肥皂液倒在毛刷上,以防肥皂液污染),防止出现"偷工减料"现象,以培养学生严谨认真、一丝不苟的工作作风。

(2) 在清创时应指导学生准确判断组织生机,指导学生联系人体手术后的功能恢复和形态状况,决定组织的保留或切除。如皮缘一开始不要切除太多,以免造成伤口闭合困难;血管、神经、肌腱的去与留,每进行一步都要启发学生思考,必要时应亲自操作演示;对骨折要指导学生进行清洗、消毒、复位和固定。

(3) 彻底止血,指导学生正确地进行钳夹止血、结扎止血,可和学生互为助手进行演示和指导。

(4) 闭合伤口时的指导,缝合时强调按解剖层次进行,逐层缝合,不留死腔;皮肤缝合完毕后,演示对皮的方法;放置引流时,提问启发学生放置引流的目的,演示各种引流的制作方法(参见《外科护理学》)。

3) 术后要求　①整理维护实验器材;②观察护理试验动物;③写出实验报告。

(刘书祥　李国荣)

思考题

1. 气管插管拔管的指证有哪些?拔管的注意事项是什么?
2. 气管切开的并发症有哪些?气管切开的病人如何拔管?
3. 深静脉导管的并发症有哪些?如何做好深静脉导管的日常护理?
4. 动脉穿刺置管术的适应证、禁忌证有哪些?
5. 动脉穿刺置管术的护理配合和术后护理要点有哪些?
6. 使用全自动洗胃机洗胃时的注意事项有哪些?
7. 如何进行冰盐水洗胃的操作?
8. 使用双气囊三腔管的病人应该如何护理?
9. 清创术的适应证、清创步骤及注意事项有哪些?
10. 抗休克裤的适应证与禁忌证有哪些?

第六章　心肺脑复苏术

学习目标

1. 说出呼吸心跳骤停的病因、类型、临床表现；能够正确地评估病人。
2. 学会心肺脑复苏术BLS的操作，并能通过相应的考核。
3. 学会常规电击除颤和AED的使用；熟悉ALS、PLS的程序，掌握护理要点。
4. 了解心肺脑复苏中特殊问题的处理。
5. 知道在现场实施CPRBLS时，如何进行自我保护。
6. 说出2010国家心肺复苏指南与2005国家心肺复苏指南的区别点。
7. 能够对社会志愿者和其他社会公众进行CPR-BLS的技术培训。

凡是抢救生命的措施都可以称为复苏。狭义的复苏是指针对呼吸、心跳骤停所采取的抢救措施，称为心肺复苏术(cardiopulmonary resuscitation，CPR)。心肺复苏的目的是最终恢复病人的脑功能，即恢复意识，故现代复苏概念已外延为心肺脑复苏术(cardiopulmonary cerebral resuscitation，CPCR)，即对心跳、呼吸骤停患者采取连续的、多层次的生命支持措施，最终恢复其循环、呼吸和大脑功能。

CPCR基础生命支持阶段的现场心肺复苏术，是面向社会公众普及的初级救生技术。随着社会文明的发展，对生命的关爱已成为社会进步的重要标志。在应对突发事件过程中的生命危害，都需要在现场于第一时间内实施CPR以挽救生命。作为一名医务工作者，不仅负有重大的社会责任，而且要熟练掌握操作技术，准备随时参与现场急救。

第一节　心肺脑复苏概述

一、呼吸心跳骤停病因

引起呼吸心跳骤停的原因很多，其基本原因可以分为以下两大类。

1. 各种意外事故或事件

(1) 社会性意外事故　①溺水、电击、中毒、自缢等；②创伤、道路交通事故伤及建筑、矿山事故伤发生的呼吸心跳骤停占大多数(可导致大量失血、失液或窒息)。

(2) 医疗意外事件　①治疗意外，见于药物变态反应，药物中毒(如洋地黄中毒)，水电解质、酸碱平衡失调(如低钾血症、高钾血症、重度酸中毒等)，误型输血，用药失当(如10% KCl直接静脉注射)等；②麻醉意外，见于麻醉药物变态反应和毒性反应、麻醉深度控制不好、麻醉部位不当(如硬脊膜外阻滞麻醉,麻药误入蛛网膜下腔导致的全脊麻)、麻药过量;③手术意外,如术中牵拉内脏引起的迷走神经反射、术中失血过多等原因。

2. 原有疾病的发展结果 ①冠心病、心肌炎、心瓣膜病、严重的心动过速及各种可导致心肌缺血缺氧的疾病;②电休克、心导管操作和心脏造影可以直接导致心室颤动心跳骤停;③呼吸衰竭、原发性肺动脉高压、肺动脉栓塞等;④脑血管意外并发的神经血管性休克。

在上述诸多因素中,以冠心病为主的心血管疾病为最主要的病因,其疾病过程中发生心室纤维性颤动(ventricular fibriliation, VF)者约占2/3,为心源性猝死的主要原因。

二、病理

1. 呼吸停止与心跳骤停的关系 当呼吸首先停止时心跳尚可维持数分钟,肺和循环血液中的氧可继续供应大脑和其他重要生命器官。而心跳一旦停止,血液循环随即停止,生命器官血液所含的氧将在4~6分钟内消耗殆尽。因此,对呼吸停止或气道梗阻的病人,及时有效的救治,可以预防心跳骤停的发生。

2. 心跳骤停的结局 大脑皮质对缺氧最敏感。脑血流(CBF)占心输出量15%,耗氧量占机体耗氧量的20%,儿童和婴儿则更高,约占50%。在常温下,心跳停止3秒,病人就会感到头晕;10~20秒可出现抽搐或晕厥;30~45秒可出现昏迷、瞳孔散大;1分钟后呼吸停止、二便失禁;4~6分钟脑细胞将发生不可逆的器质性损害,随后数分钟即过渡到生物学死亡。这就提示我们,对呼吸心跳骤停的病人一旦发现,必须争分夺秒地进行抢救,赢得最初4~6分钟的黄金时间。

3. 心跳骤停的类型 心跳骤停心电图表现主要有以下三种类型。

(1) 心室颤动 又称室颤(VF),指心室肌发生极不规则的快速而又不协调的颤动;心电图表现为QRS波群消失,代之以大小不等、形态各异的颤动波,频率为200~400次/min。若颤动波波幅高并且频率快,较容易复律;若波幅低并且频率慢,则复律可能性小,多为心脏停搏的先兆(图6-1)。

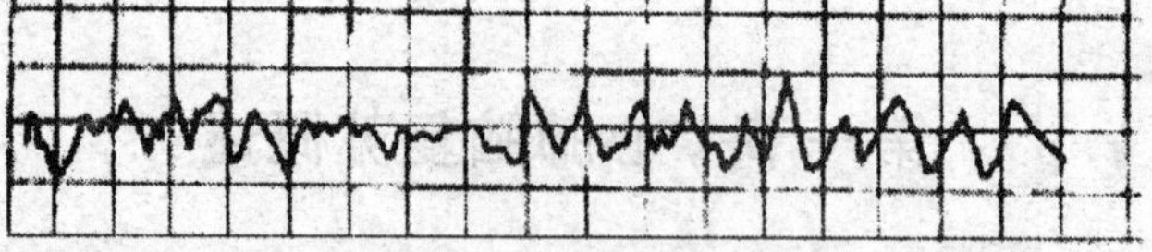

图6-1 心室纤颤

(2) 心脏停搏 又称心室静止,指心房、心室肌完全失去电活动能力,心电图上房室均无激动波可见,呈一直线,或偶见P波(图6-2)。

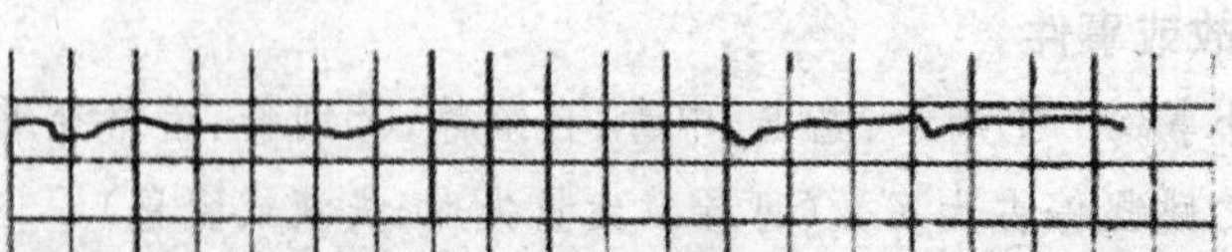

图6-2 心脏停搏

(3) 心电机械分离 又称无脉心电活动(PEA),指心肌仍有生物电活动,而无有效的机械功能，断续出现慢而极微弱且不完整的“收缩”情况，心电图上有间断出现的宽而畸形、振幅较低的 QRS 波群，频率多在 20～30 次/min 以下。此时心肌无收缩排血功能，心脏听诊时听不到心音，周围动脉扪不到搏动(图 6-3)。

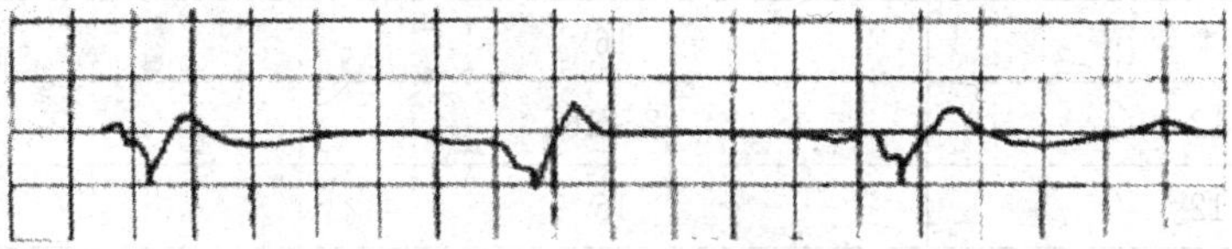

图 6-3 心电机械分离

以上 3 种类型，虽在心电和心脏活动方面各有其特点，但共同的结果是心脏丧失有效收缩和排血功能，使血液循环停止而引起相同的临床表现，其中以室颤为最常见。

三、CPCR 程序

根据美国心脏协会(AHA)《2010 年国际心肺复苏指南》和我国急救学界的意见，CPCR 的程序可以分为以下三个阶段。

(1) 基础生命支持　基础生命支持(basic life support，BLS)又称初期复苏或现场急救，是指由专业或非专业人员(第一目击者)在事发现场对病人所实施的徒手救治，其目的是迅速建立人工呼吸和循环，赢得抢救生命的黄金时间。

(2) 高级生命支持　高级生命支持(advanced life support，ALS)又称进一步生命支持，是在 BLS 基础上，由专业救护人员运用专业救护设备和技术，建立并维持更有效的通气和血液循环。ALS 也可以是专业人员一开始就采用的技术。

(3) 延续生命支持　延续生命支持(prolonged life support，PLS)又称复苏后治疗，是指在病人恢复自主心跳后，继续加强对其重要生命器官功能的维持和对脑的保护的过程。

CPCR 成功与否的关键因素是病人心跳停止后能否及时进行 BLS。临床实践证明，成人心脏急症紧急救治和心肺复苏的生存链体现在 5 个早期：①早期识别、求救；②早期 CPR；③早期电除颤；④早期 ALS；⑤早期综合的心脏骤停后治疗(图 6-4)。

图 6-4 心肺复苏的生存链

这 5 个环节环环相扣，任何一环的削弱或缺失都会带来生存机会的丧失。许多临床研究表明，心跳停止后 4 分钟内开始 BLS、8 分钟内开始 ALS 的病人，恢复出院率高(表 6-1)。有效复苏的开始时间虽然有时只有分秒之差，但对于复苏的效果却是明显不同的。

表 6-1　心脏骤停者实施 CPR、ALS 的及时性与生存率的关系

开始 CPR 的时间/min	开始 ALS 的时间/min	生存率(%)
0～4	0～8	43
0～4	16	10
8～12	8～16	6
8～12	16	0
12	12	0

由于呼吸心跳骤停病人的出现具有非常大的随机性,不知道在何时何地会突然出现。所以,普及 BLS 知识和技术,动员和组织全社会的力量积极进行初期救护,就显得非常重要。医疗辅助人员,警察、消防人员,教师,公交、出租车司机以及旅馆、餐饮、旅游等行业从业人员等,都应该接受培训,并把 BLS 技术作为上岗、求职、就业的考核内容。在医院内部,应建立完善的报警和急救反应系统(emergency medical system, EMS)。每个独立的单位都应常备复苏设备,并保持良好状态,以便能随时高效率、高质量地实施心肺复苏。

尽管目击者第一时间实施 CPR 有着重要的作用,但它只是一个暂时性的措施,若不尽快进入下一个环节(早期除颤及早期进一步心脏生命支持),仍将失去 BLS 本身的价值。

第二节　基础生命支持

基础生命支持(BLS)是心肺脑复苏最初而且也是最关键的方法和阶段。BLS 的主要内容包括快速识别呼吸或循环停止;对呼吸停止的患者迅速采用呼吸支持,对心脏停搏者胸外心脏按压建立有效循环。目的是尽快给患者脑、心脏及全身重要器官供氧,直至在第二阶段给患者以医疗方面的高级生命支持(ALS),使呼吸和(或)循环得到支持,心肺功能恢复。快速采取 BLS 是心肺复苏成功的关键,也是脑保护的先决条件。

一、BLS 的程序

1. 识别呼吸、心跳是否停止

1) **非专业人员的识别**　心脏骤停会导致脉搏的缺失。脉搏的检查往往依赖于专业急救人员的判断,以确定病人的心脏是否停止跳动。非医护人员对脉搏检查的准确率只有 65%,即错误率有 35%,所以不主张进行脉搏检查,要求评估循环体征。循环体征可以概括为“两无”,即无反应、无呼吸。

2) **专业人员的识别**　主要指标为循环体征,无反应、无呼吸,再加上无脉搏(触摸颈动脉或肱动脉、股动脉的搏动,但是也不做特别强调,因为现场判断脉搏的正确率不到70%);次要指标有瞳孔散大,对光反射消失;皮肤黏膜苍白或发绀、无心音、无血压等。

3) **现场判断的方法**　①大声呼唤患者有否反应,如:“喂!你怎么啦!”;②轻轻拍动患者肩膀有否反应;③看胸廓检查患者有否呼吸或脉搏(专业人员检查)。简称为“一呼、二拍、三检查”。

专业人员诊断最可靠而出现较早的临床征象是意识突然丧失伴有大动脉（如颈脉、肱动脉、股动脉）搏动消失。此两个征象存在，心搏骤停的诊断即可成立，并应立即进行初步急救。其他的表现还有瞳孔散大、对光反射消失、无心音、无血压、死一样的外观（皮肤黏膜苍白或发绀）。在实际工作中不应要求上述临床表现都具备齐全才确立诊断，不能因反复触摸脉搏和心脏听诊而浪费宝贵时间，也不可等待血压测定和心电图证明而延误复苏救护的进行。医务人员在检查反应时应快速检查是否无呼吸或不能正常呼吸（即仅仅是喘息）。

2. 启动急救反应系统（EMS）

1）**现场有 2 人时** 立即由"第一目击者"（专业或非专业人员）实施 CPR，由现场的第二人寻求救援：

（1）院外现场，应快速拨通当地急救电话"120"，通知急救机构；打电话者应尽可能简洁明确地报告完整信息——事发地点（街道名称）、发生了什么事件、多少人需要救治、发病者的情况、正给予什么样的处置等。

（2）院内的病人，则应在救治的同时，接通院内紧急呼救系统，或大声呼叫以寻求帮助。

（3）立即在周围寻找自动体外除颤仪（automatic external defibrillator，AED）。

2）**现场只有 1 人时** 应立即检查病人的反应；立即拨打 120 寻求救护和帮助；就近寻找 AED，无则放弃，立即毫不犹豫地实施 CPR。

二、BLS 的步骤

现场复苏必须将病人平卧于硬板床或地上。如果病人发病后呈俯卧位，复苏者必须翻转病人，改为仰卧位。翻转病人时应使其头、颈、肩和躯干同时转动，而不发生扭转（图 6－5）。病人如有头颈部创伤，不适当的搬动可能造成病人继发损伤，甚至导致病人瘫痪。如果病人躺卧在软床上，可将一块宽度不小于 70 cm 的木板插入病人背部下面，以保证复苏的效果。复苏者应位于病人的一侧或骑跨于病人的髋部，以便于进行人工呼吸和胸外按压。

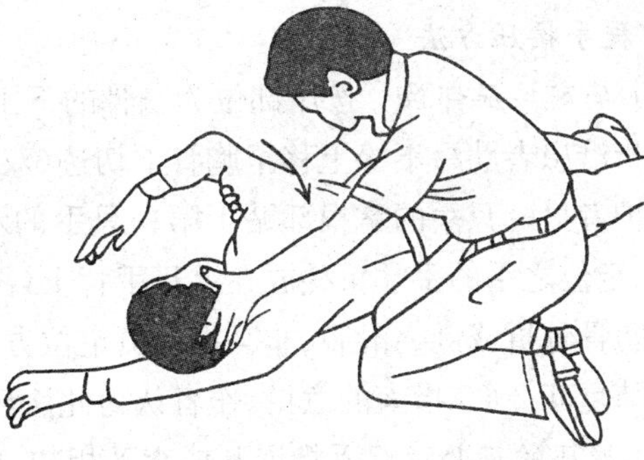

图 6－5 翻转病人的方法

《2010 年国际心肺复苏指南》中，建议将成人、儿童和婴儿（不包括新生儿）的基础生命支持单人施救者的程序，从既往的 A－B－C（开放气道、人工呼吸、胸外按压）更改为 C－A－B（胸外按压、开放气道、人工呼吸）。单人施救者应首先从进行 30 次按压开始心肺复苏，而不是进行 2 次通气，这是为了避免延误首次按压。将 BLS 原来的四个步骤 ABCD 更改为 CABD：C（circulation），循环支持或建立人工循环；A（airway），开放气道；B（breathing），呼吸支持或人工呼吸；D（defibrillation），除颤。

1. C（circulation）循环支持 心脏停搏指征是病人无意识、大动脉搏动消失。动脉搏动可以通过检查颈动脉的搏动来判断，方法是用左手扶住病人的头部，右手的示指、中指找准喉结，滑向气管与胸锁乳突肌间，可感到颈动脉搏动。检查时要轻触，不可按压用力过大，时间不要超过10秒。非专业急救人员不需要检查脉搏。对儿童由于颈动脉搏动不易被触及,专业急救人员亦可通过触摸肱动脉或股动脉有无搏动,来判断脉搏是否存在(图6-6)。

循环支持可采用胸外按压方法,即通过按压胸部,改变胸腔内负压的大小(胸泵机制)和(或)直接压挤心脏(心泵机制)形成人工血液循环。按压时病人必须保持平卧位,头部位置低于心脏,使血液易流向头部。复苏者应根据患者位置高低,分别采取跪、站、踩脚凳等姿势,以保证按压力垂直并有效地作用于患者胸骨。

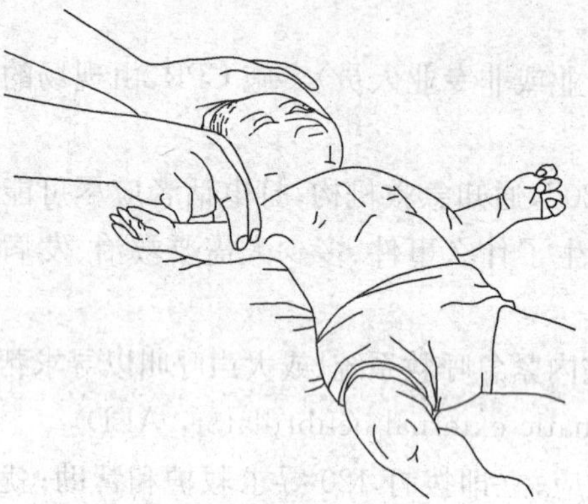

图6-6 小儿肱动脉搏动的检查

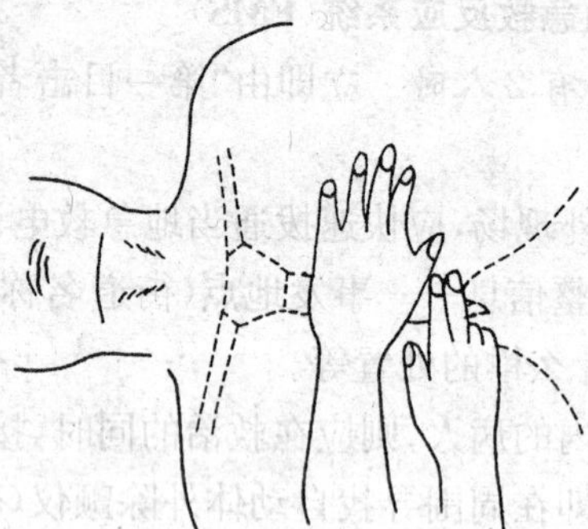

图6-7 胸外心脏按压定位

1) 徒手按压方法

(1) 确定按压部位　按压部位为胸骨的下1/2。定位方法:救护者靠近患者足侧的手的示指和中指沿患者肋弓下缘上移至胸骨下切迹(双侧肋弓的汇合点),中指定位于此,示指紧贴中指。救护者另一只手的掌根部贴于第一只手的示指并平放,使手掌根部的长轴与患者胸骨长轴一致,定位之手的手掌重叠放在这只手背上(图6-7),手掌不可触及肋骨和剑突,以减少按压时的肋骨骨折或剑突滑脱;非医护人员定位方法是病人乳头连线的中央即为按压部位(此为国际心肺复苏2005指南的意见,作者认为此法仅适用于未育女性和男性)。

(2) 按压的姿势　双手指展开或交叉相扣,离开胸壁;双肘伸直,以确保按压力量垂直作用于胸骨上(图6-8),否则会使病人产生摇动,影响按压效果。

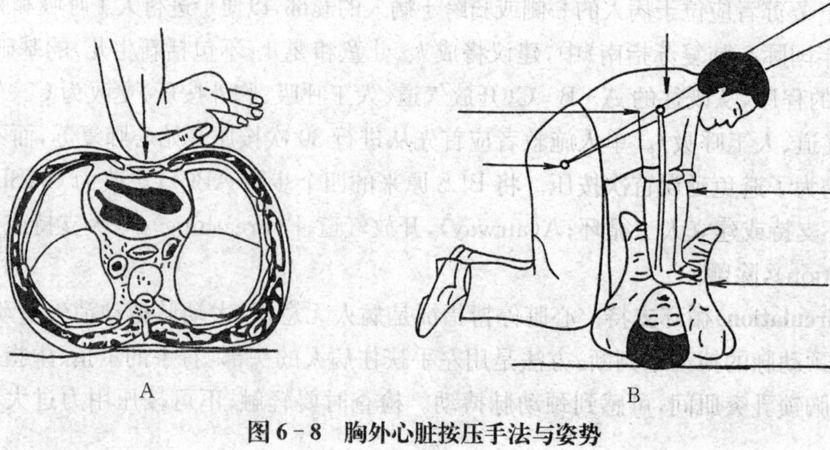

A　　B

图6-8 胸外心脏按压手法与姿势

(3) 按压的力度　复苏者以自身的体重垂直用力向下压，对正常成人按压幅度达到至少5 cm，并应根据出现颈动脉或股动脉的搏动进行调整。

(4) 按压的方法　每次胸外按压后，手放松解除压力，让病人胸廓自然回复正常状态和使外周血液流入胸腔和心脏；按压与放松时间比一般为1∶1，频率为至少100次/min。心肺复苏过程中的胸外按压次数，对于能否恢复自主循环以及存活后是否具有良好神经系统功能非常重要。

(5) 注意事项　按压放松时手不要离开病人胸骨按压的位置，否则会改变正确的按压位置；正确地利用复苏者体重的力量进行按压，不可出现拍击式按压。

(6) 胸外按压有效指标　可以扪及大动脉的搏动，血压维持在60 mmHg(8.0 kPa)以上，皮肤颜色转红，眼睫毛反射恢复，瞳孔变小，自主呼吸恢复。

2. A(airway)开放气道　当患者呼吸停止或患者无意识时，舌是最常见的梗阻原因。由于患者咽部肌张力丧失，舌肌瘫痪后坠封堵咽喉部，阻塞气道(图 6－9A)，急救时须注意开放气道(图 6－9B)。

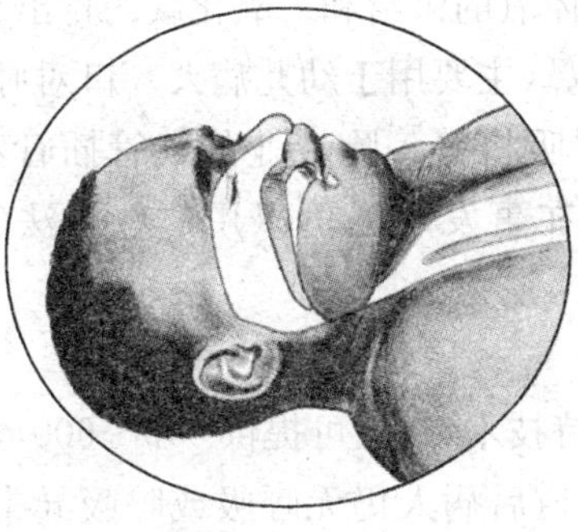

A. 舌后坠

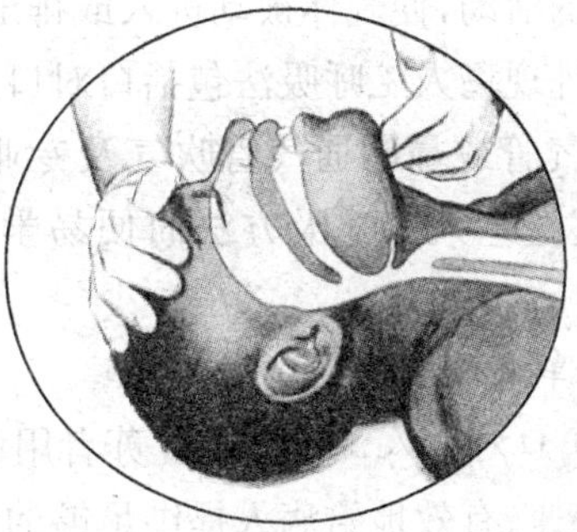

B. 开放气道

图 6－9　舌后坠与开放气道

常用开放气道的方法如下：

(1) 仰头抬颏法　如果患者没有头、颈部创伤，复苏者可采用仰头抬颏法开放气道。复苏者一手掌置于患者的前额推头后仰，另一手的示指和中指于下颌骨颏部向上抬，使下颌骨与耳垂连线与水平面垂直(图 6－10 A)。注意抬颏的手其余手指不要压迫颈部软组织，以免造成气道梗阻(见第四章)。急救时推荐采用仰头抬颏法，大多情况下可满足气道开放要求。此方法适用于专业人员和非专业人员采用，也是非专业人员急救时唯一可用的方法。

(2) 下颌上抬法　复苏者位于患者头端，双手对称托住其下颌角，将下颌骨向上推仰，带动舌体前移，使气道开放(图 6－10B)。颈部脊椎损伤或疑似损伤的患者均应施行本法(见第四章)。也可采用压额托颈法，复苏者一只手将患者的颈部托起，另一只手放于患者的额部并使头向后仰伸(图 6－10C)。注意不要仰伸过度以免引起伤害。

上述常用开放气道的方法，以下颌上抬法的效果最好，仅适合医务人员使用。如患者有口咽部严重创伤，上述方法无法实施时，专业急救人员应采用气管插管、环甲膜穿刺或切开、气管切开等措施建立人工气道来保障通气(见第五章)。

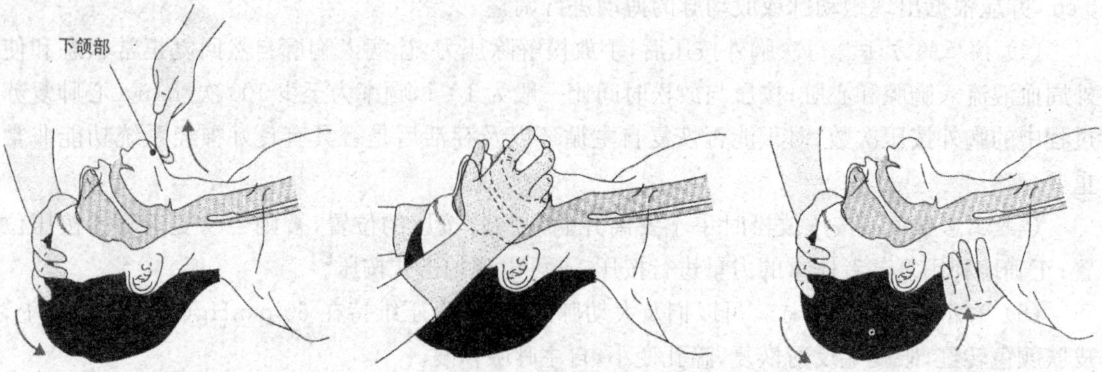

A. 仰头抬颏部　　B. 下颌上抬法　　C. 压额托颈法

图 6-10　常用开放气道的方法

3. B(breathing)呼吸支持　人工呼吸是用人工方法(手法或机械)借外力来推动肺、膈肌或胸廓的活动,使气体被动进入或排出肺脏,以保证机体氧的供给和二氧化碳的排出。

院外现场人工呼吸法包括口对口、口对鼻、口对口鼻(主要用于幼儿病人)、口对呼吸面罩、口咽通气管或鼻咽通气管吹气及专业的气管插管、呼吸机等。除专业的气管插管和呼吸机外,上述这些人工呼吸方法简便易学,"第一目击者"在事发现场可以用这些方法实施紧急救护。

1) 单人人工呼吸

(1) 口对口人工呼吸　复苏者用口对口的呼吸支持技术,每次可提供 500～600 ml 的潮气量,能快速、有效地给病人提供足够的氧需求。开放气道后病人仍无呼吸或呼吸异常(心跳骤停早期的喘息,不可误为有呼吸),复苏者用一手拇指和示指捏住病人鼻子,防止吹气时气体从鼻孔逸出;另一手扶住颏部保持头部体位。然后吸一口气,用嘴唇封住病人的口唇,先给两次缓慢的吹气,每次吹气时间在 1 秒以上(图 6-11)。

单纯的呼吸复苏,成人的频率为 10～12 次/min(约 5～6 秒吹气 1 次);儿童及婴儿为 12～20 次/min(约 3～5 秒吹气 1 次)。复苏者每次吹气时只需看到患者胸廓有明显起伏并维持 1 秒即可,应避免吹气(或通气)容积太大及吹气次数太多。

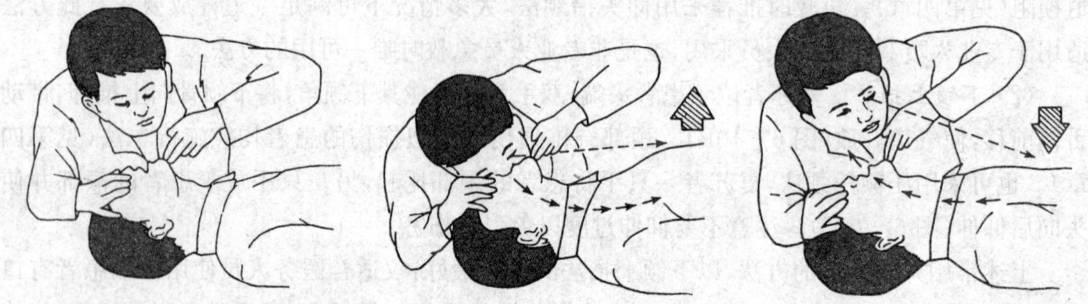

A　　B　　C

图 6-11　口对口人工呼吸

(2) 口对鼻人工呼吸　对不能经口吹气的病人,如口唇不能被打开、口腔严重损伤、口不能完全被封住等,可应用口对鼻人工呼吸。其方法是使病人头后仰,一只手按压前额,另一只手上抬下颌并把嘴合住。复苏者深吸一口气,用口封住病人鼻子向鼻腔吹气,然后将口从鼻上移开,让气体被动呼出。

(3) 口对呼吸面罩吹气　通过口对面罩吹气,可保护术者不受感染,透明的面罩有利于观察,应双手固定面罩和维持气道通畅。

(4) 口咽或鼻咽通气管吹气　可以使舌根离开咽后壁,解除舌后坠所致的气道梗阻,在一定程度上减少了口腔部的呼吸道死腔。将口咽通气管由舌面上方开口朝上压入后做 180°反转,置于口腔中央位置,其前端开口刚好对着声门(图 6－12)。鼻咽通气管长15 cm,管外涂润滑剂后,从鼻孔插入下行直达下咽部。复苏人员可以使用接管对通气管吹气,不必和病人直接接触。

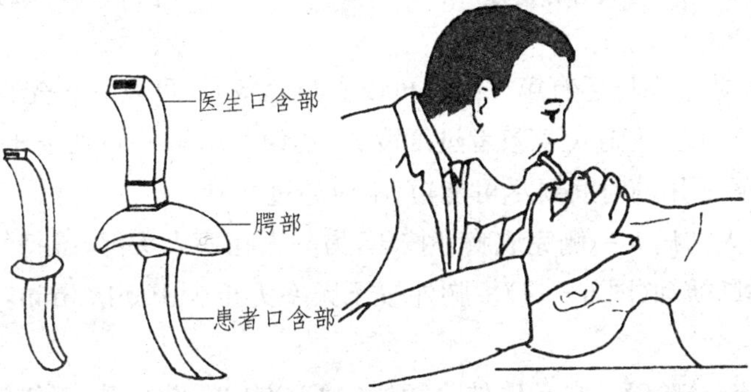

图 6－12　口咽通气管吹气

人工呼吸支持的不良反应有胃胀气和通气困难。过大的通气量和过快的通气速度会引起咽喉部的压力过高而使食管开放,气体进入胃内,导致胃胀气,甚至可引起胃内容物的反流。而不恰当的头和下颌位置是最常见的通气困难原因,要注意吹气时病人的体位;当消除这些因素后,如果还有通气困难,应注意清除气道异物。

2) 人工呼吸和胸外按压的配合

(1) 单人心肺复苏　在确定病人无意识(通过呼唤、拍动病人)且无呼吸后,复苏者立即摆好复苏体位,亦即使伤病员仰卧于坚硬的平面上。

如果确定病人无动脉搏动,立即开始胸外按压,以至少 100 次/min 的频率给予 2 分钟的胸外按压,然后开放气道,即刻给 2 次最初吹气;通气不成功,应调整头部位置,清除存留气道内的异物;如果病人有脉搏但无意识、无呼吸,应按每 5～6 秒通气 1 次,不用胸外按压;如呼吸恢复正常,动脉搏动存在,复苏者应继续维持气道开放,按照 30∶2 为一组的比例进行胸外按压和人工呼吸(图 6－13)。在完成 5 个循环胸外按压和人工呼吸操作后,复苏者应再次检查病人颈动脉搏动(检查时间为 5～10 秒);如仍未恢复呼吸、心跳,应重新开始胸外按压。

如果病人动脉搏动恢复,再检查呼吸,如果有呼吸,严密观察呼吸和脉搏;仍无呼吸,要以 10～12 次/min 频率继续通气,观测动脉搏动,等待后援的到来。复苏者在 CPR 中每隔几分钟应停下来检查动脉搏动和自主呼吸的恢复情况,在呼吸、心跳未恢复情况下,不要中断 CPR。

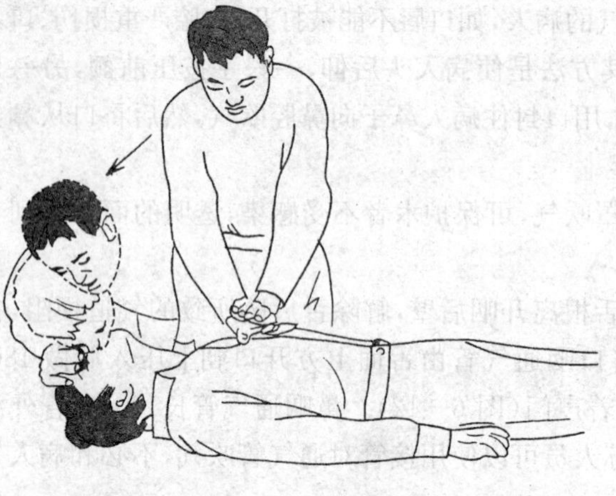

图 6-13 单人心肺复苏

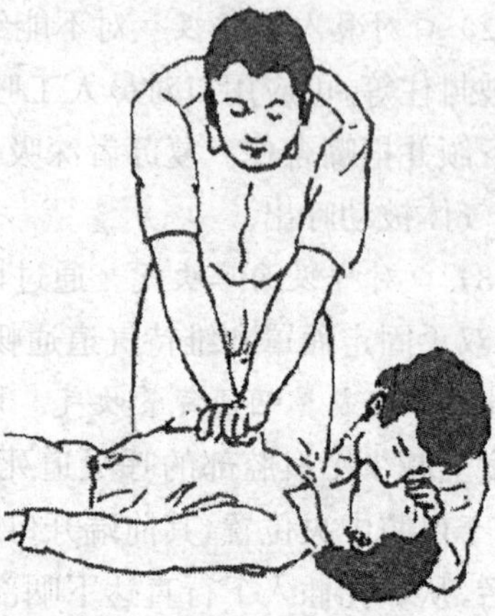

图 6-14 双人心肺复苏

(2) 双人心肺复苏　现场还有第二个人可以参与急救时,可以一人先行 CPR,另一人打急救电话求救及寻找 AED。为避免急救者过度疲劳,建议实施胸外心脏按压者应每 2 分钟交换 1 次,但两人交换位置所用的时间要尽可能短,不应超过 5 秒。

双人复苏时,一人在病人一侧完成胸外按压,另一人在病人头部,维持气道开放,进行人工呼吸,并观察有否动脉搏动(图 6-14)。胸外按压频率为至少 100 次/min,胸外按压和人工呼吸比例仍为 30∶2。

4. D(defibrillation)除颤　自动体外除颤仪(AED)自 20 世纪 80 年代问世以来,已在发达国家普及,国内也逐渐开始使用。如能在心搏骤停 1 分钟内电击除颤,存活率可达 90%,4～6 分钟内除颤存活率为 50%;每延迟 1 分钟除颤,除颤成功率降低 7%～10%。心室纤颤如果不及时去除可在数分钟内转为心室静止。

标准除颤必须由专业人员才能施行,而 AED 的最大特点是提高了电击除颤的自动化程度,是专为非医务人员和初级救生员设计使用的。抢救人员只要发现病人意识丧失、无呼吸、无反应,就可按 AED 电极手柄上的图示,将电极置于患者的胸壁上并启动开关,AED 即可根据感知心电信号(AED 能识别出快速型室性心动过速或心室颤动),自动进行除颤。AED 操作简单,使用安全,与单纯基础生命支持(BLS)所给予的 CAB 步骤比较,可明显提高病人的存活率。一些发达国家已在急救车和消防车上配备 AED,不少的国家已经把 AED 纳入 BLS 教程。国内有关机构和专家呼吁,在大型公共场所和体育场馆常规设置 AED 装置,以供急救时第一目击者取用。有理由相信,随着我国社会现代化进程的加快,AED 必然会在我国得到推广和普及,从而使更多的生命得到挽救。

(1) 除颤策略除　非目击患者出现心跳骤停,一般应先施行 2 分钟的 CPR 后再除颤。因为患者心跳骤停时间过长,会造成心肌缺氧及除颤无效。先施行 5 个循环(或 2 分钟)CPR 可以使心脏恢复氧供,从而提高除颤效果。如果目击患者出现心跳骤停,应先施行电击除颤。

(2) 除颤次数及能量　研究显示,连续采用 3 次除颤会延误胸外心脏按压的实施,而采用单次除颤足以消除 90%以上的室颤(VF)。如果在 1 次除颤后仍不能消除室颤,其原因为心肌缺氧，需要继续进行 2 分钟 CPR，以重新恢复心脏的氧供，这样可使随后施行的除颤更为有效。除颤所用的能量为单相波除颤采用 360 J；双相波除颤采用 120～200 J（或按除颤器制造厂商推荐的能量）。

（3）检查除颤效果　因为即使除颤能消除室颤，但很多患者会转为无脉性电活动或停搏，并且心脏会因血液灌流不足导致心脏收缩无力。所以每次除颤后应继续施行 5 个循环的 CPR（约 2 分钟，或直至患者恢复正常窦性心律后才停止），以增加心脏血液灌流，使心脏有能量进行有效的收缩和泵血。除颤程序为：①除颤 1 次；②CPR 5 个循环（约 2 分钟）；③心电图检查或触摸颈动脉搏动；④重复此循环。

三、开胸心脏按压

有经验的医生在有设备的情况下开胸进行 CPR 是安全的，而且是完全的心泵作用，血流动力学效应比胸外按压要好。

（1）适应证　胸廓已经打开、胸廓或脊柱畸形、心脏贯通伤、严重胸部损伤、适当的 CPR 无效者。如果心脏停跳已超过 20 分钟或属于疾病晚期的病人则不属于开胸的适应证。

（2）操作方法　①常规消毒，无条件则不予消毒或用普通白酒擦洗亦可；②切口取胸骨左旁 2cm 的第 4、第 5 肋间隙，切至左腋前线，快速切开；③进胸后直接在心包外按压心脏，频率 100 次/min；④如无效，可避开左膈神经切开心包，用手托住心脏，用拇指外的 4 指和大鱼际进行挤压，或手托心脏向胸骨方向进行挤压；亦可双手挤压或单手自后面托住心脏挤向前胸壁；⑤切忌用拇指与其余 4 指对抠式的抓挤，以免发生心脏损伤（图 6－15）。

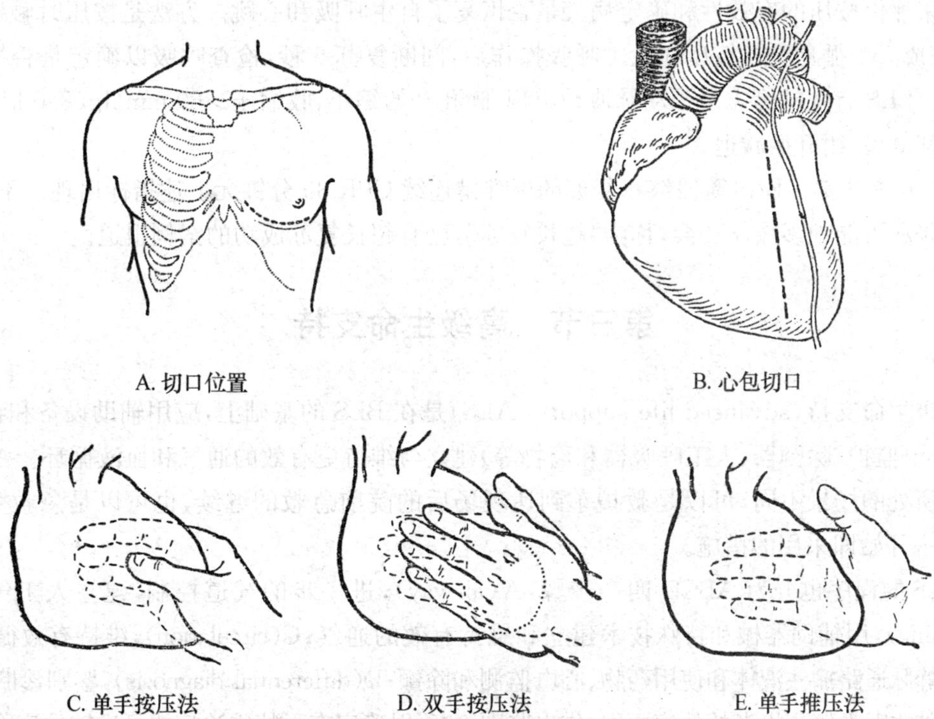

图 6－15　开胸心脏按压

四、其他急救方法

(1) 心肺复苏机　心肺复苏机可完全代替人工,同时进行机械通气和胸外按压,可有效减轻医务人员的劳动强度。

(2) 紧急体外循环　有条件者可以实行紧急体外循环,对于恢复稳定的自主循环和随后的脑复苏均有利。

五、CPR主要并发症及预防

(1) 胃膨胀和误吸　通气量过大和通气流速过快容易引起。胃膨胀明显者可以引起膈肌升高,压迫肺脏,影响其容量,还可以引起胃反流导致误吸,复苏后可能会引起吸入性肺炎或急性肺损伤。预防的方法是及时将病人的头偏向一侧,清除口腔的分泌物后再摆正头部,继续CPR。注意,不可因胃膨胀在腹部加压,这样可造成胃内容物反流和损伤肝脏。

(2) 按压所致并发症　主要有肋骨骨折、胸骨骨折、血气胸、肺损伤、肝脾损伤和脂肪栓塞,这些并发症多由于按压不当或用力不当所致。预防的方法是首先要掌握方法和要领,复苏后常规做X线检查及加强监护,以及时了解有无此类并发症,如有则给予相应的处理。但有时即使正确按压也不可能完全避免这些并发症,因此术后监护非常必要。

六、复苏有效性及放弃复苏

(1) 复苏有效性　确定复苏的有效性需密切观察病人的情况,由通气者负责监测动脉搏动和呼吸来评价按压的有效性和确定病人是否恢复了自主呼吸和心跳。方法是按压时触摸动脉搏动,完成5个循环胸外按压和人工呼吸操作后,间断复苏5秒,检查呼吸以确定是否恢复自主呼吸。BLS有效的标志是颈动脉搏动出现、瞳孔开始缩小、收缩压>60 mmHg(8.0 kPa)、自主呼吸恢复、发绀开始减退。

(2) 放弃复苏　BLS阶段终止复苏的标准是连续CPR 30分钟无上述指标出现。不过,学者们主张尽可能地多按压一会,称为"超长复苏",已有超长复苏成功的案例报道。

第三节　高级生命支持

高级生命支持(advanced life support, ALS)是在BLS的基础上,应用辅助设备和特殊技术(如心电监护、除颤器、人工呼吸器和药物等)建立与维持更有效的通气和血液循环。ALS根据病人所处的场景不同,可以是救护车到达现场后的院前急救的继续,也可以是急救室内或ICU内一开始即采用的措施。

ALS的程序也分为ABCD四个步骤:A(airway),进一步的气道控制,建立人工气道;B(breathing),用辅助器械和特殊技术建立和维持有效的通气;C(circulation),维持有效循环,包括建立静脉通路输注液体和使用药物、心电监测和除颤;D(differential diagnosis),鉴别诊断,尽快明确心脏或呼吸停止患者的致病原因,作出鉴别诊断,以确定有无特殊治疗或可逆转的病因。

一、A(airway)进一步的气道控制

1. 气管插管 有条件时应尽早作气管插管(见第五章),因其能保持呼吸道通畅,防止肺部异物和呕吐物,便于清除气道分泌物,并可与简易呼吸器、麻醉机或呼吸机相接以行机械人工呼吸,可使病人获得最佳肺泡通气或供氧。

2. 环甲膜穿刺 严重窒息而气管插管困难者,可用粗针头做环甲膜穿刺并接上"T"型管输氧,暂时缓解病人的严重缺氧情况后,然后再考虑做气管插管或气管切开(见第五章)。

3. 气管切开 对于不适合做气管内插管者以及心肺复苏后仍需要长时间机械通气者,应做气管切开。

4. 喉罩及结合管 喉罩(LMA)于1983年由英国医生发明,是依据人体喉部解剖形态设计、采用医用硅胶制成的、维持呼吸道通气的工具。它适用于各年龄组,与气管内插管相比,具有操作简单、插入容易,可迅速建立呼吸道通气等优点。在气管插管困难时,可用于紧急的气道处理,如仍需气管插管,也可通过喉罩置入气管插管导管。喉罩不能防止胃内容物反流与误吸,导致肺炎是LMA可能发生的严重并发症之一。

二、B(breathing)维持有效的通气

1. 给氧 只要具备条件,PR时要尽快充分供氧。由于病人存在呼吸系统疾病或低心排量(导致动脉和静脉氧差增大),肺内分流和通气/灌流异常;而且低氧血症导致无氧代谢和代谢性酸中毒常常减弱了药物和除颤的治疗效果。因此,推荐在BLS和ALS中使用100%浓度氧气,给氧的速度为8~10 L/min。但是在有慢阻肺的病人和有 CO_2 潴留者,应给予低流量吸氧(1~2 L/min)。

2. 通气器械

(1) 简易呼吸器 简易呼吸器由气囊-单向活瓣-呼吸面罩构成(图6-16),因携带方便而广泛应用于临床。呼吸气囊处于松开状态时空气经进气活瓣存入囊内,挤压气囊时囊内气体经活瓣-衔接管-呼吸面罩进入病人气道,气体进入肺内时胸廓被动升起;气囊挤压间歇期,胸廓弹性复原,因活瓣的单向作用,病人"呼"出的气体不会回到囊内。使用时一手将面罩紧扣于病人口鼻部,另一手以一定频率挤压气囊即可。呼吸气囊上附有供氧入口,可以连接氧气源,以提高病人吸入气体的含氧浓度。

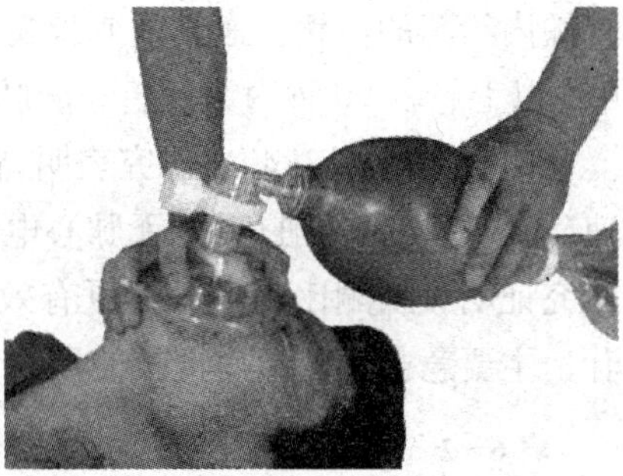

图6-16 气囊-活瓣-面罩呼吸器

(2) 呼吸机 如果需要持续人工通气,应使用呼吸机进行机械辅助通气(参见第九章),通气方式根据病人的呼吸障碍情况而定,有肺水肿征兆时,可加用呼气末正压通气(PEEP)模式。

三、C(circulation)维持有效循环

1. 心电监测 三种类型的心跳骤停临床表现一样,但治疗却不相同;复苏过程中还可能出

现其他心律失常;心电监测可以明确心跳骤停的类型和心律失常的性质,为治疗提供依据。

2. 建立静脉通路 迅速建立2条以上的静脉通路,既可以补充血容量,又可以进行药物治疗。在心跳停止的情况下,周围静脉穿刺不易成功,可以果断地做锁骨下静脉等中心静脉穿刺置管(见第五章),以保证输液通畅和药物治疗。

3. 药物治疗 心跳骤停复苏时药物治疗非常重要,其目的是:①激发心脏复跳,增强心脏收缩力,防治心律失常;增加心肌血灌流量(MBF)、脑血流量和提高脑灌注压(CPP)、心肌灌注压(MPP)。②提高室颤阈值和心肌张力,为电击除颤创造条件。③纠正水、电解质和酸碱平衡失调,使其他心血管药物更能发挥作用。

1) 给药途径

(1) 静脉给药 静脉给药安全、可靠,作为首选的给药途径;应该经上腔静脉系统给药;复苏时静脉穿刺困难,可以采用中心静脉插管的方法;如果经周围静脉给药,应该在注完药液后,再注入生理盐水,以便把药物冲入中心静脉,有利于发挥药物的作用。

(2) 气管内给药 开放静脉有困难时,可以采用气管内给药或经环甲膜穿刺给药。气管内给药的效果不佳,因为药物经气管吸收入血液的浓度很低,而且会产生不良反应。

(3) 心室内给药 不良反应较多,如注药需中断CPR,有造成气胸、血胸、心包积血、心肌或冠状动脉撕裂等,目前已不主张使用;但是在其他措施无效或在基层医疗单位可以选择使用;方法是选取10 cm长的穿刺针,抽取药液后在胸骨左侧第4肋间,距胸骨1.5～2.0 cm处垂直进针;刺入心室有落空感,回抽活塞有回血后将药物注入。

(4) 骨髓给药 近年经骨髓内给药已越来越多地被临床所应用,它解决了危重患者抢救时因外周静脉常萎缩塌陷穿刺困难、中心静脉建立有一定难度、静脉切开又耗时过长等影响心肺复苏术实施的问题。髓内套管插入给药途径与中心静脉给药途径相比,髓内通道提供了不萎陷的静脉丛,复苏过程中可以静脉内给的所有药物均可髓内给药。在成人胸骨或胫骨近端为骨髓内给药的位置。血管内或骨内给药的通路优于气管通路,《2005国际心肺复苏指南》认为:6岁以上患者90秒内无法建立静脉通路,应立即建立髓内通路。

2) 主要急救药物 研究表明,肾上腺素与加压素在药效上没有明显差别,可应用于无脉室速(VT)、VF、心脏停搏、无脉心电活动(PEA)。抗心律失常处理室速(VF)首选胺碘酮,较多研究证明胺碘酮比利多卡因更有效;抗心率迟缓药用阿托品;抗室上性心动过速的药物是腺苷。主要急救药物适应证及使用剂量见表6-2。

表6-2 主要急救药物的适应证及其使用剂量

药物名称	适应证	剂量
肾上腺素	无脉VT、VF、心脏停搏、PEA	静脉注射,1 mg/3～5 min
胺碘酮	无脉VT、VF	静脉注射,首次300 mg,接着150 mg,最大剂量不超过2.2 g/d 复苏后1 mg/min静脉滴注,连续滴注,接着0.5 mg/min静脉滴注,连续滴注18小时,最大剂量不超过2.2 g/d

续　表

药物名称	适 应 证	剂　　量
胺碘酮	有脉 VT、各类心动过速	150 mg 静脉注射，必要时重复，最大剂量不超过 2.2 g/d；复苏后 1 mg/min 静脉滴注，连续滴注 6 小时，接着 0.5 mg/min 静脉滴注，连续滴注 18 小时，最大剂量不超过 2.2 g/d
利多卡因	无脉 VT、VF	1～1.5 mg/kg，接着 0.5～0.75 mg/kg，最大剂量不超过 3 剂或 3 mg/kg
	有脉 VT、各类心动过速	复苏后静脉滴注，1～4 mg/min
硫酸镁	尖端扭转型 VT	1～2 g 静脉注射
阿托品	心脏停搏、PEA	静脉注射 1 mg/3～5 min，最大剂量不超过 3 剂或 3 mg/kg
	心率迟缓、房室传导阻滞	静脉注射 0.5 mg/3～5 min，最大剂量不超过 3 mg
腺苷	阵发性室上速	静脉注射，先给予 6 mg，然后给予 12 mg，再给予 12 mg

四、D(differential diagnosis)鉴别诊断

高级生命支持(ALS)阶段，应该在抢救的同时尽快明确导致呼吸心跳骤停的病因，尽早给予确定性的治疗。我国已有对心肌梗死导致心跳骤停的病人一边做胸外心脏按压，一边做溶栓治疗，最终救治成功的案例。

第四节　延续生命支持

延续生命支持(prolonged life support，PLS)的目标是：①维持心肺肾等重要器官的功能，防治多器官功能衰竭和缺氧性的脑损害；②转运病人从医院急诊科进住 ICU 或冠心病监护病房(CCU)；③进一步确定发病原因并进行对症治疗；④开始抗心律失常治疗，以防止再次发生心跳骤停。

一、维持重要生命器官的功能

1. 呼吸系统　随着自主循环的恢复，病人会表现出不同程度的呼吸功能不全，多数仍需机械通气支持。此时要对复苏后病人的全身情况进行评估：

(1) 有无不恰当的气管内插管，通过 X 线确定气管插管的位置，位置不当时应即时予以调整。

(2) 合理运用机械通气来管理这一阶段病人的呼吸系统，选用适当的通气模式。

(3) 合并心功能不全者，给予强心剂。

(4) 使用无创的血氧饱和度仪监测或动脉血气分析来调整，必要时插入动脉导管以利于反复采血检查和连续测量动脉血压。

(5) 拔除气管插管前要对肺功能进行评价，足够的呼吸力量和良好的呼吸功能表明可以拔管。

2. 循环系统 循环功能稳定是一切复苏措施之所以能奏效的先决条件,复苏后必须对循环功能进行严密监测。评估内容包括:

(1) 完全的临床检查和各种重要的检验指标以及尿量等,都要进行复查。

(2) 心电图要进行前后对比,对用药前后的效果也要对比。

(3) 血流动力学基本稳定时,有效循环血量和心室的功能都应该被评价,即使是不严重的低血压也应避免,因为它对大脑功能的恢复不利。

(4) 无创血压监测对低心排量和血管收缩的病人可能不准确,因此对这些病人可以考虑动脉内血压监测(对危急病人,通常采用有创的血流动力学监测)。

(5) 对肺循环的血流动力学监测应该使用肺动脉漂浮导管,也可用热稀释法来测量心排量;如果心排量和肺毛细管楔压均低,为达到最佳心排量,肺毛细管楔压应在 18～20 mmHg (2.40～2.67 kPa),要比正常时高;如果低血压存在,则可用增强心肌收缩力药(多巴酚丁胺)、升压药(多巴胺、去甲肾上腺素)等治疗。

3. 泌尿系统 要监测每小时尿量,入量与出量要平衡(出量包括尿液、腹泻呕吐物、引流液和其他不显性丢失)。对少尿的病人,可采用肺动脉楔压(PAWP)、心输出量(CO)及尿的相对密度、电解质等检查,帮助区别是属于肾性或肾前性少尿。

甘露醇、呋塞米(速尿)及利尿试验也有助于少尿的鉴别,而且还可以保持尿量,小剂量多巴胺[1～5 μg/(kg·min)]对保护肾功能有效,在扩容的基础上及早应用。

治疗中注意不用对肾有毒性的药物和慎用经肾排泄的药物(必须用时,可以采用减小剂量或延长给药时间的方法);当肾功能恶化、血清尿素氮(BUN)、肌酐(Cr)升高及血清钾升高时,要考虑透析治疗。

4. 消化系统 如果肠鸣音消失,应及早进行胃肠减压。因应激性溃疡和消化道出血的发生率很高,可在复苏后常规预防性地应用抗酸药,如 H_2 受体阻滞剂或硫糖铝等。

二、脑的复苏与保护

脑功能恢复是心肺复苏的最终目的,所有的努力都是为了提供大脑足够的氧的供应。

当病人的自主循环功能恢复、脑组织再灌注后,脑的缺血性改变继续发展,可相继发生脑水肿及持续低灌注状态。其结果是脑细胞继续缺血、缺氧而变性坏死,称为脑再灌注损伤。因此,积极有效地防治脑水肿和颅内压增高,就有可能减轻或避免脑组织的再灌注损伤,保护脑细胞。

脑复苏的主要措施除积极的 CPR 外,还有低温疗法及药物治疗。

1. 低温疗法 低温是复苏综合治疗的重要组成部分。低温可使脑细胞的氧需量降低,从而维持脑氧供需平衡起到脑保护作用。体温每降 1℃可使代谢下降 5%～6%。

1) **适应证** 心跳停止时间较久,或病人出现体温升高趋势或有肌紧张及痉挛表现等。心跳停止未超过 3～4 分钟,或病人已呈软瘫状态,不是低温疗法的适应证。

2) **降温方法** 脑组织是降温的重点,要求将中心体温降至 33℃～35℃的亚低温状态。降温的方法有:

(1) 头部冰帽降温，将头部置于装有碎冰块冰水的冰帽中（要注意对耳朵的保护，避免冻伤）；头部降温同时，在颈侧、腋窝、腹股沟和腘窝等大血管经过部位用冰袋冷敷，可以加强效果。

(2) 腹腔灌洗降温，此为较新的降温方法，无菌条件下腹腔穿刺置管后，将4℃的冷生理盐水灌入腹腔，并通过三通接头不断灌入和排出灌洗液，可以较快将体温降至理想水平。

(3) 其他尚有降温毯、静脉输注低温液体降温等方法。

3) **降温监控** 施行低温疗法时要加强对体温的监控。由于病人的体表温度已经很低，所以体表温度并不代表中心体温，更不能说明颅内的温度，而中心体温则较接近颅内温度。

中心体温的监测方法有：

(1) 深部鼻腔温度，因其接近脑温，容易受吸入空气的影响，要注意消除影响因素。

(2) 直肠温度，小儿应插入肛门内2～3 cm，成人插入肛门应超过6 cm，插入过浅易受降温或保温装置的影响；低月龄婴儿不用，因可造成直肠穿孔。

(3) 食管温度，应使电极位于食管下1/3处，此处接近左心室后方，测得的温度近似中心体温，如果测温电极位置过高则会受到呼吸的影响。

(4) 鼓膜温度，鼓膜有丰富的血液循环，可以反映脑温；鼓膜测温技术并不复杂，已在临床开始推广，而且也没有特别的不适，病人可以接受；主要缺点是可能导致外耳道损伤出血，甚至鼓膜穿孔。

(5) 经皮深部测皮肤温度，采用零点热流法测中心体温，通过固定于皮面的传感器测得皮下深部组织的温度。

4) **低温疗法护理** 低温疗法注意事项如下：

(1) 降温应尽早开始，一般在心跳停止1小时内降温效果最好，2小时降温则效果即受影响；在实施CPR的同时，有条件就要开始降温。

(2) 保持有效降温，及时添加冰块，保持冰水的温度。

(3) 及时处理肌颤，低温可引起寒战反应，增加机体的代谢和耗氧量，要及时给予处理，方法为给予人工冬眠，既可以辅助降温，又有控制肌颤的作用；巴比妥类药物具有脑保护和控制抽搐等多重作用；地西泮等药物亦可酌情应用。

5) **复温** 复温时应注意：

(1) 病人有听觉恢复、四肢有协调性动作就可开始复温。

(2) 复温的方法是逐渐撤离降温设备，使体温逐步恢复至37℃，不可复温过快，切忌体温反跳。

6) **监护** 低温治疗期间，如果温度过低可出现心动过缓或其他心律失常、低血糖等。治疗期间要加强监护，发现问题及时报告医生处理。

2. 药物的应用

1) **脱水剂** 常用的有渗透性脱水剂和利尿剂，代表药物有20%甘露醇和呋塞米（速尿）。另外，血浆和人体白蛋白能提高血浆胶体渗透压，作用温和持久，有利于保持血容量。

脱水剂应在循环稳定后应用，以避免脑的灌注压进一步降低。甘露醇用量为0.5～1.0

g/kg,15～20 分钟内快速滴注,每 6～8 小时 1 次;呋塞米常与甘露醇交替应用以增强疗效,常用剂量为 20～40 mg/次;含蛋白的胶体溶液用量为酌情每日 500 ml 左右。

脱水治疗期间护理上要注意:

(1) 掌握好脱水时机,一般在复苏 12 小时后即可进行脱水治疗;对于因颅脑伤而心跳骤停复苏的病人,在循环稳定后也应及早使用脱水剂。

(2) 观察液体的出入量,脱水并不限制液体的入量,以免影响对原发病的治疗;第一日脱水的入量为 500～1 000 ml,以后在循环稳定的情况下达到轻度的负平衡。

(3) 脱水期间还要注意对病人酸碱平衡、电解质平衡和肾功能的监测。

2) *钙通道阻滞剂* 能解除缺血后的血管痉挛,改善脑血流功能,清除自由基,防止血小板凝集和血液黏滞度增加,改善微循环。常用药物有尼莫地平、尼莫通等。

3) *自由基清除剂* 脑缺血缺氧导致的再灌注损伤与自由基的大量释放有关,故应用自由基清除剂是脑复苏的重要措施。常用的有超氧化物歧化酶(SOD)、过氧化氢酶、维生素 E、去铁胺、21-胺类固醇(U74006F)等。

4) *莨菪类药物* 具有抗自由基效应和改善微循环的作用,常用药物有山莨菪碱(654-2)、东莨菪碱等。

5) *糖皮质激素* 糖皮质激素具有减轻毛细血管和血脑脊液屏障通透性,稳定溶酶体膜防止细胞自溶,阻止细胞膜释放花生四烯酸,增加 ATP 合成和抑制自由基的作用。常用药物可选地塞米松 1 mg/kg 或甲基泼尼松龙 5 mg/kg 作为首次剂量,以后改为地塞米松 0.2 mg/kg 或甲基泼尼松龙 5 mg/kg,每 6 小时 1 次,维持 2～3 日后停药或逐渐减量。

6) *高压氧治疗* 高压氧一方面可提高血液和组织的氧张力,增加脑组织氧供,对脑水肿时脑细胞的供氧十分有利;另一方面由于高浓度氧对血管的直接刺激,可引起血管收缩,血流减少,从而使颅内压降低,改善脑循环,对受损脑组织的局部供血有利。

7) *其他* 使用促进脑代谢和脑苏醒剂,如氯酯醒、胞二磷胆碱、ATP 等。

三、预后及结局

1. 脑复苏的预后 脑复苏的预后与以下因素有关:①心跳停止时间越短,复苏越易成功;②反复心跳停止的病人存活率低;③心跳停止前病人全身情况差、存在明显的电解质紊乱,均增加复苏的难度。

2. 心肺脑复苏的结局

(1) 结局 心肺脑复苏的病人可有 4 种结局:①完全恢复,不遗留任何后遗症状;②部分恢复,遗留某系统的后遗症;③去大脑皮层综合征,病人处于植物状生存状态;④脑死亡。

(2) 脑死亡诊断 WHO 脑死亡标准:①对环境的全部反应消失;②反射及肌张力全部消失;③自主呼吸消失;④离开人工通气 PaO_2 大幅度下降;⑤在最好的技术条件下,甚至刺激大脑时,也只能记录绝对的线性脑电图。

(3) 安乐死问题 我国现在关于脑死亡的诊断仍在学术层面和伦理学层面上,故临床工作中要谨慎对待，即使脑死亡已经明确，是否放弃抢救，应该征求病人家属的意见，并履行相应的手续后方可放弃。对脑死亡实施主动的安乐死目前是违法的，被动安乐死虽然在实际中存在，但也要经病人家属同意和履行相应手续后方可以撤除主动的治疗。

第五节 特殊问题的处理

一、特殊病人的复苏问题

心肺脑复苏中，对于不同对象病人，如婴幼儿、儿童及孕妇等，应给予特殊处理。

1. 婴幼儿 CPR 婴幼儿 CPR 的基本方法同成人一样，但有不同之处。

(1) 判断意识 婴幼儿对语言不能反应时，可采取拍击婴儿肩膀或刺激足部的方法确定患儿有无反应。

(2) 人工呼吸 婴幼儿的头部不可过度后仰，轻轻后仰即可通畅呼吸道，过度后仰反而使气管受压。吹气时应将嘴唇封住口鼻，即口对口鼻人工呼吸(图 6－17)。

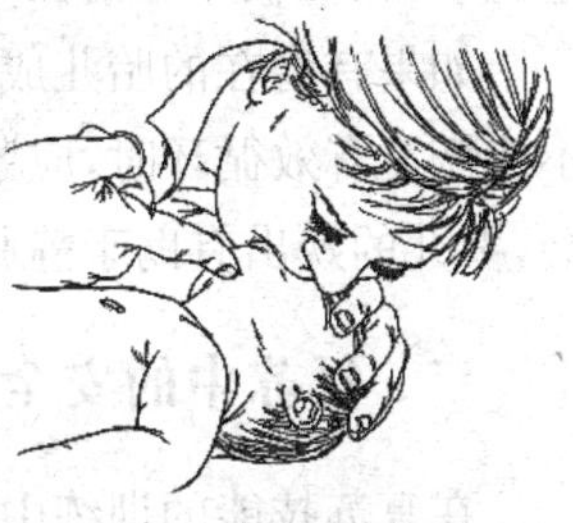

图 6－17 婴幼儿口对口鼻人工呼吸法

(3) 触摸动脉脉搏 婴幼儿的颈部较短，而且多数小儿较肥胖，因而颈动脉搏动不易触及。可以采用触摸肱动脉或股动脉的办法，比较容易触及动脉的搏动。

(4) 胸外心脏按压 婴幼儿的按压部位应在双乳头连线和前正中线交汇点下方 1 横指的胸骨处(图 6－18)；婴儿按压时使胸骨下陷至少达胸廓前后径的 1/3，约 4 cm，双手环抱婴儿以双拇指按压或单手拇指按压(推荐采用双拇指法，图 6－19)。

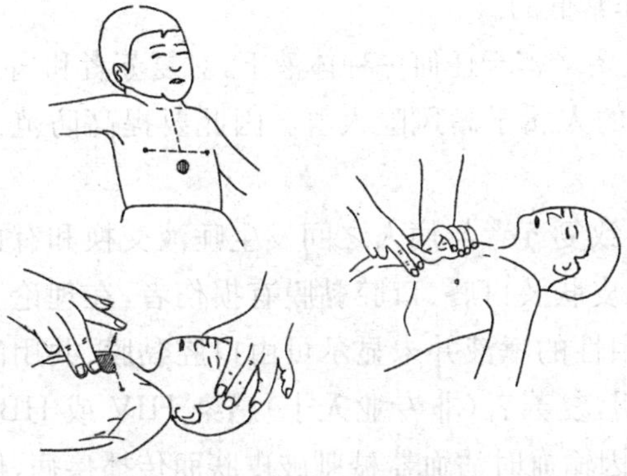

图 6－18 婴儿胸外心脏按压定位图

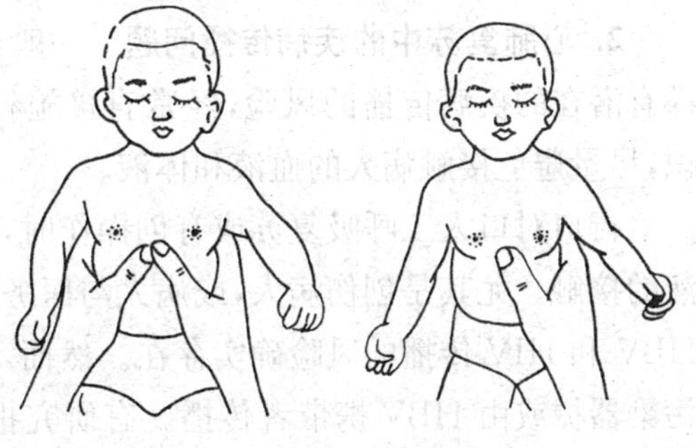

图 6－19 婴儿胸外心脏按压方法

(5) 按压与吹气比例 婴儿心跳骤停的主要原因是气道阻塞及呼吸骤停，1 名急救人员操作时按压与吹气的比例为 30∶2；2 名急救人员操作时按压与吹气的比例改为 15∶2。

2. 儿童 CPR 儿童 CPR 的方法基本同成人。心脏胸外按压的力量视儿童体格的大小，按压深度至少达胸廓前后径的 1/3，约 5 cm，按压时根据儿童的体形选用单手或双手，单纯呼吸复苏的吹气次数为每分钟 12～20 次。

3. 孕妇 CPR 妊娠期妇女的 CPR 比较独特,因为孕妇心血管系统和呼吸系统的生理功能都发生了变化。正常妊娠时心输出量和血容量增加约 50%,心率和每分钟通气量、耗氧量都增加了,而肺的功能残气量、全身和肺血管阻力、胶体渗透压、肺毛细血管血压均下降。这些紊乱,使孕妇的耐受力下降和对损伤易感。当她们仰卧时,子宫可压迫内脏血管及腔静脉、腹主动脉,引起低血压和心排量下降 25%。

妊娠期心跳停止的原因包括肺栓塞、创伤及临产出血导致的低血容量状态、羊水栓塞、先天性或获得性心脏病和产科治疗并发症(包括心律失常、充血性心衰、心肌梗死等)等。

当孕妇发生心脏停跳时,应立即开始标准的 CPR 措施,如果出现室颤,要按程序进行除颤;胸外按压和通气按常规方法进行。为了减少妊娠子宫对静脉回流和心输出量的影响,可以采取左侧卧位,在右侧腰部和臀部下面放一个垫子(如枕头),让子宫移到左侧腹部。肾上腺素、多巴胺在临床有指征时及时使用。

如果有潜在的胎儿成活的可能性时,要考虑迅速完成产科手术。如在持续使用 ALS 程序不能恢复有效循环时,应紧急施行剖宫产术;4～5 分钟之内手术,可增大母亲和婴儿的生存机会,婴儿的娩出有助于静脉血回流入心脏。

二、复苏中的安全防护问题

在复苏技能的训练中和实际复苏过程中应重视安全防护问题,避免疾病的传播。

1. 训练中的疾病传播问题 一般情况下,训练用人体复苏模型的表面应保持清洁,并注意经常消毒。但训练中仍有潜在的感染控制问题:①人体复苏模型上可有训练者的手和口腔分泌物污染;②模型的内部构件如吹气阀门气瓣和储气囊(人工肺)在使用中是被污染的,有可能成为下一次训练的传染源。了解上述的可能因素,注意对人体复苏模型进行消毒,通常而言在训练中经人体复苏模型传播感染性疾病的风险是非常低的。

2. 心肺复苏中的疾病传播问题 一般认为,只要暴露于任何一种体液下,对复苏者和病人都有潜在的疾病传播的风险,经常直接施行 CPR 的人属于高风险人群。因此要提高防范意识,尽量避免接触病人的血液和体液。

行口对口人工呼吸复苏或有创操作时,可以导致复苏者与病人之间发生唾液交换和有血液的接触。尤其是创伤病人,或病人与医务人员的皮肤及口唇、口腔黏膜有损伤者,在理论上 HBV 和 HIV 传播的风险确实存在。然而,HBV 阳性的唾液并未显示可由口腔黏膜、共用的污染器械或由 HBV 携带者传播。有研究报告表明,复苏者(非专业人士)感染 HIV 或 HBV 的可能性很小;尽管有报告在医务人员和病人之间因输血时沾血器械刺破皮肤而传播疾病,但 CPR 时通过口对口人工呼吸而传播疾病未被证实。

由于耐药性结核菌株的出现,在口对口人工呼吸复苏时,结核病病人给急救人员带来的风险应当引起重视。在给怀疑有结核病的病人行口对口人工呼吸复苏后,应给复苏者常规做结核菌素皮试以确定是否感染结核菌。结核菌素试验阴性者在 12 周后要重新做 1 次,对阳性和有变化的所有人员要进行预防性治疗。

提倡在复苏中使用隔离面膜、乳胶手套和机械通气设备(如活瓣面罩),可以减少疾病传播的机会。当复苏者在复苏时有可能发生经血液或唾液传播的疾病时,不应使用口对口人工呼吸的方式复苏,而应使用其他有效的通气方法,如使用口对隔离器械(面罩或隔离面膜)的通气方法。由于快速气管插管通气可以取代口对口人工呼吸,而且比面罩通气更有效,所以,设备条件允许时,有经验的复苏人员应早期进行插管方法通气。已证实或怀疑复苏装备受到污染时,应在每一次使用之后进行彻底清洁和消毒,一次性用品要消毒后再行销毁。

思考题

1. 心跳呼吸骤停的常见原因有哪些?
2. 心跳骤停类型有哪些?
3. 现场诊断呼吸心跳骤停的依据和方法是什么?
4. 叙述高级生命支持阶段ABCD措施的含义和要求,并与基础生命支持阶段比较有何不同。
5. 延续生命支持阶段护士的主要工作是什么?脑复苏的措施有哪些?低温疗法的护理要点是什么?
6. 心肺脑复苏术中如何加强医务人员的防护?
7. 写一份对社区居民进行现场心肺复苏培训的发言稿。

(费素定)

第七章　ICU 的设置与护理工作

学习目标

1. 熟悉 ICU 的概念、分类及收治范围。
2. 了解 ICU 的设置与要求及工作制度。
3. 掌握 ICU 的护理常规。
4. 叙述 ICU 护士的素质标准。

危重症监护是现代医学中一门综合学科,在临床上占有非常重要的地位。当病人病情发展到危重的阶段,或必须紧急进行重大手术时,常危及并损害某个或多个重要器官的功能。此时,如不能及时进行原发病的加强治疗和监护,密切监测与及时纠正各重要器官功能,病人常因器官功能衰竭而丧失生命。

第一节　ICU 的概念与分类

ICU 具有多学科交叉渗透的特点,它是由受过专门训练的医护人员,在配有最先进、最完善的监测设备和急救的病房内,对各种危重病及并发症进行全面监护和治疗的单位。对危重症及可能发生器官、系统功能衰竭的病人,进行及时、连续、系统的严密监测,从而防止多系统器官功能衰竭的发生,为疾病的治疗赢得时间,使病人安全渡过器官功能障碍或衰竭期,达到降低并发症和病死率的目的。

一、ICU 的概念

ICU(intensive care unit)是重症监护病房的简称,是指用现代化医疗设备对各种危重病人进行集中的连续的观察,加强抢救、治疗与护理的一种组织形式。各科的危重病人,将在 ICU 度过最危险的阶段。

ICU 的中文译名目前尚不统一,一般译作“监护病房”或“加强治疗病房”,香港则译为“深切治疗病房”。从原文看,intensive 一词译为“加强”,但 care 的含义包括了“看护”和“治疗”两层含义,“看护”用现代概念解释不妨译作“监护”。因此,ICU 译作“加强监护治疗病房”可能更确切。事实上,ICU 也正是以实施广泛和密切的生理功能监测,并据此进行判断和治疗为其特色。不管如何命名,ICU 的基本宗旨是为危重病人提供更高质量的医疗服务。

在 ICU 诞生以来的 30 余年间,其发展之快为医学史上所罕见。目前在西方发达国家,200 张床位以上的医院要求至少拥有一个 ICU,有的国家立法规定新建医院必须备有 ICU 建制。

ICU之所以具有如此强大的生命力和受到空前的高度重视，是与其所取得的业绩和现代医学发展的需要分不开的。尽管目前ICU还有许多尚待完善之处，例如在收容、编制、管理、耗资、社会效益诸方面仍存在一些争议，但其对危重病人的价值却是毋庸置疑的。ICU在我国还非常年轻，出现在我国仅有十余年的历史，无论在观念、技术水平还是设施上与先进国家相比均存在巨大的差距。1989年，国家卫生部颁布的医院等级评审规定中，明确将ICU列为等级评定标准，这充分显示了国家对危重医学和ICU的重视程度。

二、ICU的收治范围

ICU是对危急重症进行抢救、监护、治疗和护理的场所，对因疾病、外伤及大手术后可能发生器官功能障碍的患者提供高质量、高技术的临床治疗和护理，为抢救赢得时间，从而减少并发症，降低了病死率。因此，一般认为所有需要监测或需要脏器功能支持设备、随时有危及生命可能的病人均为ICU收治对象。

然而，由于ICU资源及医疗费用的限制，目前还没有十分具体的ICU收容指征。一般认为，虽然病情危重但在目前尚无救治可能的病人如恶性肿瘤、脑死亡、自然死亡濒死期等，不宜收住ICU；另外，慢性病病人无急性恶化者和精神病人者也不宜收住ICU。

1. ICU的服务对象 ICU主要收治那些有严重并发症或有发生严重并发症潜在风险的危重病人。通过集中监测、治疗、护理，救治器官衰竭，为原发病治疗赢得时间。但并非所有危重病人都能收容，如上所述，他们只限于确能受益于加强治疗从而获得治愈可能的危重病人。

ICU病人收治的具体范围，包括：①严重创伤、各种复杂大型手术后的重症病人；②需行呼吸管理或呼吸支持的病人；③心功能不全，或有严重心律紊乱者；④各种类型休克、循环衰竭的病人；⑤肝、肾衰竭，消化道大出血的病人；⑥器官移植患者等病人。

2. 不宜收入ICU的患者 精神病、急性传染病、脑死亡者、无急性症状的慢性疾病者、恶性肿瘤晚期、老龄自然死亡过程、无望或因某种原因放弃抢救者等，不属ICU的收治范围。

无原则地扩大收容范围，将意味着不能确保对那些真正可以从ICU获益的危重病人的收容和救治。

三、ICU的分类

人体器官的观察及所需支持的分类主要有呼吸系统、循环系统、神经系统及肾功能监测。年龄分类有成人ICU和儿科ICU。目前较多以专科分类如下。

(1) 外科ICU(SICU) 主要是对外科大手术后、外科性休克、大出血或各种严重创伤病人进行早期的集中监护、治疗、抢救。

(2) 神经科ICU(N-ICU) 设置于神经内、外科病房内，对神经内、外科的危重症病人，特别是对有昏迷、瘫痪和中枢性呼吸麻痹的病人，进行监护、治疗和护理。

(3) 呼吸ICU(RICU) 设置于呼吸内科病房，对各种内科性呼吸功能不全及呼吸衰竭的病人进行集中监护治疗。如呼吸道感染、肺心病等伴有呼吸衰竭时进行机械通气、呼吸支持，使其度过呼吸衰竭期。

(4) 新生儿 ICU(NICU) 置于新生儿科或小儿科病房，是集中治疗危重新生儿的病室。对新生儿、早产儿和小儿科常见的危重患儿进行监护、治疗和抢救。其目的是为了降低新生儿的死亡率，减少并发症，提高医疗护理质量。

(5) 重症心内科监护病房(CCU) 设置于心内科病房，主要对冠状动脉性心脏病、风湿性心脏病、心肌梗死及心源性休克的病人进行集中加强监护治疗。

(6) 综合 ICU 是对各科需要强化治疗的病人，进行集中加强监护、治疗与抢救，治疗和预防多器官功能衰竭的重要场所。

第二节 ICU 的设置与要求

ICU 集中了全院病情最危重的病人，ICU 的合理设置和完善的设备配置是提高危重病人救治成功率的重要保证。

一、ICU 的位置与规模

ICU 是以收治各类危重症病人，对其实施系统、整体、有效地加强医疗护理为主要任务的科室。所收治的病人可来自急诊室、手术室，术后恢复室或医院内其他科室。因此，ICU 位置的设置应从两个方面考虑。①以接近病人来源，便于收治和抢救病人；②靠近为 ICU 服务的科室，如血库、放射科、化验室、手术室等，以便于紧急手术、输血和化验等。

ICU 的病床位数是根据医院的总病床数确定的。ICU 病人的数量波动很大，难以估计，预测医院内最有效的危重病人床位使用率是必要的，如使用率过低，则势必要付出高昂的维持费用。一般按医院总床位数的 2%～3%来设置 ICU 的床位数，波动范围在 4～15 张床之间较为适宜。

二、ICU 的基本设施

1. 床单位设置 ICU 每张床的占地面积比普通病室的要大，一般宜在 15 m^2 左右。相邻床位，可根据需要使用布档间隔，以便于治疗、抢救和消毒。一般情况下，不一定要将床位间隔开。ICU 病室因危重病人居多，发生交叉感染的机会也相应增加，遇有严重感染、传染、服用免疫抑制剂及需要多种仪器监测治疗的病人应与其他危重病人相对隔离，即 ICU 病室应设置单间，其占地面积宜在 18～25 m^2，为便于医护人员能直接观察到病人，面向护士中心监测站的墙壁一般是玻璃间隔，或应用闭路电视监护。床单位的具体设置如下。

(1) 病床 应为多功能抢救床。配有脚轮及制动装置，以便病人的转运及治疗；可调节高度及倾斜度，以适应不同病人的需要；其两侧装有可调节的挡杆，既可防止坠床，又便于操作。床头及床尾可拆装，以便于抢救。同时，备有气垫褥以防止压疮的发生。

(2) 照明装置 ICU 每张病床，均有可移动的、有一定强度的照明装置。应选择光色校正、接近于自然的光线；以能正确判断病人的皮肤、口唇、巩膜、黏膜及四肢末梢颜色。晚间可配有较暗的壁灯或光线柔和的灯，特殊检查、治疗时，可用光线较强的灯光。床位上方吊灯尽量减少，以免使病人感到眩目，但急救时例外。

(3) 设备塔　即完整的病床供应系统，具有简洁、美观、整体性好、便于管理、电路及气路故障率低等特点。设备塔上有各种气体的插口，如氧气、负压吸引气、压缩空气等管道装置，三种管道的接口颜色及口径应有区别，以免误接。每张病床均有足够的电源插头；并配有独立的电源保险开关，一旦发生电路故障，不影响其他床位。

(4) 天轨　每张床的顶端应设有可以自由移动的天轨，以方便治疗，充分利用病室空间。

(5) 消毒设备　应有空气滤过装置，或空气消毒装置，如空气净化层流装置、紫外线消毒装置等。

(6) 其他　ICU病房内均应配有时钟，可使清醒的病人有时间感，有利于病人康复。

2. 中心监护台(站)　护士中心监测站的设计，原则上是在所有病床的中央地区，即以稍高出地面的、最能直接观察到所有病床的扇形设计为佳。站内设中心监护仪兼记录仪、电子计算机等设备，为存放病历夹、医嘱本、治疗本、病室报告本等各类监护记录表格所在地。

3. 治疗室　作为护理治疗室或准备室。

4. 实验室　放置生化仪、血气分析仪。

5. 办公室　医生书写病历、讨论病案及交班的场所。

6. 医生、护士值班室　医护人员休息的场所。

三、ICU的医疗器械设备

使用监护仪对病人进行生理功能监测的结果是ICU内加强治疗的决策依据。除普通病室日常所需医疗器械之外，ICU应必备下列设备：中心监护仪、床边监护仪、呼吸机、心电图机、除颤仪、输液泵、微量泵、起搏器、气管插管及各种切开包(供静脉切开、气管切开使用)，条件许可者应配备血气分析仪、血液生化分析仪、血及尿常规分析仪、电子计算机、床边X线机、血滤机、动脉内气囊反搏器等中高档设备。

1. 床边监护仪　床边监护仪是ICU内主要的仪器之一，应具备以下功能：①持续显示心电图、心率、呼吸、血氧饱和度、血压和体温；数字及图像显示，以作为基础生命体征的监测项目；②具有监测有创血压、中心静脉压的配置；③可调试各监测值报警范围及声光报警装置。遇异常情况时可自动或手控启动记录系统进行描记；④具有监测项目的储存记忆系统。

2. 中心监护仪　具有同时显示4～8张床病人的心电图、心率、呼吸及体温的图像或数字显示。配套使用的有床边监护仪异常数值报警时的记录仪及可选择监护图像的资料打印机。

3. 呼吸机　呼吸机分类有无创呼吸机和有创呼吸机两种类型。其中有创呼吸机又分为定压、定容、定时或几种转换形式兼有的多功能呼吸机。对于做肺疾患治疗用的多功能呼吸机，其呼吸模式齐全，有呼吸系统肺容量及压力等监控显示，可作为临床通气状态及肺功能分析的主要依据。总体上应具备以下基本性能：①具备基本性能，如持续控制通气(CMV)、同步间歇指令通气(SIMV)、持续呼吸道正压通气(CPAP)、呼吸末正压通气(PEEP)等；②有通气指标异常时的声光报警装置；③能进行较全面的呼吸功能监测，如显示潮气量、每分钟通气量、病人气道压力、自主呼吸次数等；④易于操作及调整、工作噪声小、占地面积适宜。

4. 血气分析仪 动脉血氧分压是反映肺换气功能的指标,尤其是应用机械通气的病人,其动脉血气监测非常频繁,检测结果是调整呼吸机模式和吸入氧浓度的重要依据。因此,ICU病室必须配备专用血气分析仪,有利于指导患者术后的氧疗和呼吸道的管理。

5. 其他必备仪器 包括除颤器、微量注射泵及输液泵等。

6. 抢救车 抢救车是ICU必备的,以保证抢救病人的急需。抢救车内应必备抢救药物、物品及器械,如强心药、升压药、降压药、镇静剂、中枢兴奋剂等。另外,还应备有简易呼吸器、喉镜、气管插管、开口器、各种切开包、穿刺包等。

第三节　ICU的人员配备与要求

由于ICU病房主要是救治病情危重或有潜在生命危险的病人,护理人员作为患者的24小时的守护者、病情的观察者、治疗的参与者、病情突变的发现者、操作的实施者,在其中担任了重要的角色。也充分体现了一名ICU护士的重要性。

一、ICU的人员配置

目前,在我国ICU病房,医生的配置为医师∶床位＝1.5～2∶1;护理人员的配置为护士∶床位＝2～3∶1;如有隔离病房或移植病房,则护士比例还应增加。此外,还应配有数名卫生员、外勤人员。条件许可时,还可配置营养师和专业的维修人员等。

二、ICU的护理人员素质标准

ICU是集中收治危、重症患者的场所,是一个性质特殊的护理单位。需要有先进的医疗设备来帮助观察和支持患者的生命,但是更需要有优良的职业素质的医疗和护理队伍,对病人进行严密的监测及护理;及时发现病情的变化,以挽回患者的生命。其中的护士必须具备大专及大专以上学历,经过正规的重症监护培训,此外还应具备以下优秀素质。

1. 高度的工作责任心 ICU护士每天面对和接触的病人都是危重病人,所以护士在岗时一定要思想高度集中,认真按照操作规程执行各种治疗和护理措施,严格无菌操作,防止病人之间的交叉感染。对工作一丝不苟、保证病人得到及时、准确的治疗。因有些患者神志不清,而且ICU又禁止家属陪护,所以护士必须要有认真负责的精神,切实保证病人的护理质量,保证病人的安全。

2. 较高的业务水平 ICU护士不仅要具有丰富的临床经验、多专业医学护理知识、技巧及急救基础知识,更强调的是对病情的系统认识,还应掌握各种精密仪器的使用和管理,监护参数的分析及其临床意义。对危重病人的治疗和护理必须具有熟练的专业技术,ICU内配备的各种抢救和支持生命的器材,必须具有娴熟的操作技术和过硬的基本功,掌握各种仪器的使用及故障的排除和报警的设置,同时熟练掌握护理的基本技能操作,并要达到精、准、快的水平,这样才能在关键时刻争分夺秒地抢救,保证病人能得到及时的救治,挽回生命。以一流的护理水平,获得病人的信赖,使病人感到生命安全有保障。

3. 较强的观察、分析能力 ICU内的病人有些神志不清，有些患者大手术后，病情尚不稳定，此时需要护士有细致入微的观察力。如对病人监护仪上临护参数的观察分析，及时发现病情变化的前兆，抓住有利的抢救时机，挽救病人的生命。在细致观察患者的变化之后，还要有敏锐的分析能力，做到果断、机敏、慎独。任何疾病总是在发展变化的，并无固定模式，要利用学到的丰富知识和逻辑思维能力，对病情变化做出准确的判断，并积极正确地处理，使病人转危为安，提高病人的抢救成功率。

4. 善于沟通，富有爱心 病人进入陌生的环境，面对周围众多的监测仪器，同时还有对疾病的担忧、对自身生命的担忧、缺少亲人的陪伴等，常表现为恐惧、担忧、悲观、无助。此时需要ICU护士充满爱心地关心他们，与病人尽最大可能地交流、理解和安慰，把积极的信息及时传达给他们；护士要保持能在病人的视野中活动，使病人能得到安全感、亲切感；随时把治疗和病情等信息传达给急切等待的病人家属，疏导家属的情绪，使家属对ICU的护理工作感到放心。

护士要注意自己的言行举止，把自己的心情转入到理解、同情、主动安慰病人、鼓励病人，如介绍抢救成功的病例，同时给予喂水、擦汗，承担亲人陪护的角色，给病人一种安全感和满足感。使病人建立起战胜疾病的信心，与医护人员建立良好的医(护)患关系，积极配合治疗。

5. 良好的心理素质和体魄 ICU的护士长期从事高强度、快节奏的护理工作，又面对时刻存在死亡威胁的病人，除具备娴熟的技术，过硬的业务和高尚的医德外，优秀的心理品质对病人的康复也起着至关重要的作用，ICU护士的心理素质要求，主要体现在应急应变能力上，有较强的鉴别能力和较快的判断力。

此外，ICU的工作繁重而紧张，护士不仅要观察病情、护理病人和执行治疗，还必须时刻注意监护仪上生命指标的变化，各种仪器的工作运转是否正常，对报警及故障的紧急处理等，体力精力消耗大。要胜任超负荷的强体力劳动，护士还必须具有健康的体魄，平时注意锻炼身体，保持良好、稳定的情绪，展现乐观自信、积极向上的精神。

第四节 ICU的护理与管理

ICU所处的特殊环境和所承担的特殊任务，对ICU医护人员搞好各环节的管理提出了更高的要求。

一、ICU管理的基本原则

ICU质量管理的基本原则是依据管理学和护理学的双重特点确定的，主要包括以下几个方面。

(1) *以病人为中心* 是ICU质量管理的第一要素，也是护理工作的首要原则，ICU的患者除了有疾病所带来的病痛外，在治疗过程中，还有着极其复杂的心理状态。因此，ICU内各项护理制度均应以患者的利益为出发点，体现“以病人为中心”的服务宗旨。

(2) *质量为第一* 由于ICU内的每一项护理工作都与病人的生命安危息息相关，而ICU的病人又病情变化快，护理技术繁多。因此，必须牢固树立各项护理工作贯彻质量第一的观念。

(3) 预防为主　预防为主是保证护理工作质量的重要思想基础，是ICU质量管理的主要标志之一。要指导护士运用科学的方法和手段，对每一项护理过程都应遵循一定的原则，以防止并发症及感染的发生。

(4) 以数据为依据　科学的管理要以数据为依据，而非凭空想象。因此，在ICU的质量管理中，ICU护士应为医生提供准确、可靠的监测数据。依靠能够确切反映客观实际的数字和资料，对患者的病情进行评估、分析和总结，并采用更为有效的治疗方法。

(5) 标准化管理　标准化是科学管理的重要技术方法，是一个包括制定标准、贯彻标准并在实践中不断完善和修改标准的全部过程。从而，制定科学性、实用性和先进性的质量管理标准，它将作为ICU护士共同遵守的准则和衡量ICU护理工作质量的尺度。

二、ICU护理常规

(1) 护理级别　ICU是对危重症病人进行集中监护、治疗、抢救的场所，因此，凡进入ICU的患者均属于特级护理。

(2) 观察内容　密切观察病人的生命体征、意识、瞳孔、肢体活动、尿量及末梢循环等情况；并作详细的记录。

(3) 监测项目　严密监测有创血压、中心静脉压、心排出量等；保证各种监测导管的通畅，并做好导管穿刺部位的护理工作。

(4) 引流管的护理　确保病人的各种引流管的通畅，严密观察引流的量、颜色和性质。严格记录病人的出入量。

(5) 用药的护理　对使用微量泵输入血管活性药、强心药的病人，应在注射器上标注醒目的标志；并密切观察血压及心率的变化，及时调整输入的速度和药液的浓度。

(6) 仪器的观察　密切观察各种仪器的工作情况，如监护仪、呼吸机、输液泵、微量泵等，确保仪器的工作在正常状态。

(7) 基础护理　执行医嘱及时，切实做好各项基础护理，如肺部护理、气管切开护理、口腔护理、皮肤护理、各种导管的护理等。

(8) 监护记录　认真书写各种监护记录，并做到各种记录的及时性、准确性、真实性和完整性，不出现错别字及涂改现象。

三、ICU的工作制度

良好的管理水平体现在严格的工作制度上，因此，建立详尽的工作制度是十分必要的。除常规护理制度外，ICU护理工作制度特别强调以下几个相关制度。

1. 岗位培训制度　ICU具有业务范围广，检测项目多、抢救患者多、护理任务繁重等特点；因此应建立岗位培训制度，以不断提高护理人员的技能。应不断组织ICU护理人员学习专业基础理论知识，熟悉各种仪器所提供的信息，掌握危重急救知识，熟练操作技能。应选派护理骨干到上级医院专门进修重症监护，学成归来后，积极开展新技术项目，并对常规制度加以改进，提高抢救成功率和护理工作的质量。

2. 消毒制度 ICU内获得性感染是威胁患者生命的重要原因之一，积极预防和控制感染对预后具有重要意义。

(1) 空气的净化及消毒 ICU房间应有空气净化装置及通风设施。室温宜保持在20℃～22℃为宜，湿度应保持在50%～60%为好，应有监测温湿度的装置。每日应定时进行开窗通风换气，因通风是减少空气中致病微生物有效而简单易行的办法。一般每日2～3次，每次20～30分钟(根据季节酌情)。ICU空气净化，首先应控制出入人员的数量入手，并建立工作人员和病人的专用通道；加强空气消毒、紫外线照射，空气消毒方法可使用空气消毒仪器，简便易行。现代化的ICU应有净化空气的设施，有层流通风设施的ICU是现代ICU建设的方向。ICU病房地面，应定期消毒处理，地面消毒可用0.2%过氧乙酸或将84消毒液配成1∶500的溶液进行擦拭，每日2～3次。

(2) 医护人员手的消毒 任何正常人皮肤上都有细菌存在，其中有少数致病菌，如金黄色葡萄球菌和绿脓杆菌等。这些暂存菌在正常人皮肤上不致引起感染，若一旦转移到人体易感部位，如伤口、肺部或泌尿生殖系等部位，由于重症患者的抵抗力下降，极易引起感染。为减少人与人之间的传播，防止交叉感染的发生，必须严格执行洗手制度，各种技术操作前，均应用消毒液按照“六步洗手法”进行洗手，必要时应按外科手术的要求做好消毒处理。

(3) 物品的消毒 操作台、门窗、床头桌、病床等，应每日需用1∶500的84消毒液擦拭，各抹布分开使用，分类放置，每人每桌一块，定期消毒。

(4) 使用一次性医疗用品 一次性医疗用品再生产过程中已经有效的灭菌，使用方便、安全，能有效地预防院内感染的发生。ICU内常用的一次性物品有：输液器、输血器、气管插管、吸引管、氧气面罩、引流管、导尿管、胃管、注射器、注射带管针头；以及一次性的灭菌包，如一次性导尿包、口腔护理包、气管切开包等；另外，工作人员的工作服、帽子、口罩、手套等一次性物品也已广泛运用于临床。

3. 隔离制度

(1) 预防交叉感染 应严格掌握进入ICU的分房标准，为了预防交叉感染，每个床单位所用的血压计、听诊器、床头物品、供氧装置和机械通气机上用品等，禁与其他床位交换使用。病人转出后，所有物品应进行消毒处理后方可再使用。工作人员禁止在ICU的病区内饮食，ICU内禁止种植花草。

(2) 有效的隔离 对于本人无感染但需要血液透析者，宜入住ICU的单间。对有潜在感染病例如气管切开、进行机械通气治疗的患者亦须住单间。有传染病、器官移植后免疫力低下的以及有明显感染者如肺部感染或脓胸需引流的患者等，均需住隔离房间，有利于防止感染的扩散。隔离房间应设在ICU走廊的末端或ICU之外。

4. 仪器管理制度 ICU病室因仪器种类复杂、数量较多，且无专人操作，反复使用后出现仪器不同程度的损坏是必然的。为能维持正常工作的进行，尽量减少经济损失，病室内的仪器应有专人负责保养、维修，贵重仪器的使用要有工作记录。另外，ICU内的一切仪器包括清洁工具等，禁止同其他病房混用；使用后的任何仪器均需严格的消毒、检测、充电等。

5. 探视制度 在 ICU 的病人病情都很严重,需要依靠各种仪器和药物维持生命,为了保证 ICU 正常的工作秩序和防止交叉感染,ICU 病室原则上没有病人家属的陪护制度。如因病情需要与家属商谈,必须保证很快取得联系。病人家属可留下电话、地址或在病区外等候。

但是这些重症病人在一个陌生的环境里不但要与病魔进行斗争,还要面临见不到亲人的寂寞,虽然有医护人员的 24 小时守候,但是仍然有些病人感到孤独无助,病人家属也因不能亲自看到病人的情况而焦虑不安。由于 ICU 的特殊性,在探视制度方面有别于普通病房,可采取在规定时间在病区外的走廊隔玻璃窗探望病人、通过闭路电视系统观察病人的治疗情况、向病人家属介绍病情以及对病情稳定的病人可以让家属通过语言、手势、文字、电话等方式交流。探视时间一般安排在下午,每次 10～15 分钟。通过这些,一方面给病人带来了战胜疾病的信心,另一方面使家属更直观地了解到病人的情况,同时也可以亲眼目睹医务人员对病人的治疗和护理的过程。

思考题

1. 什么是重症监护病房?
2. 简述 ICU 的护理人员应具备的素质。
3. 简述 ICU 质量管理的基本原则。
4. 如何做好 ICU 的感染控制?

(李国荣)

第八章　循环功能的监护

学习目标

1. 说出常用动脉血压监测的常用指标。
2. 掌握动脉内压力监测的适应证、并发症及其护理重点。
3. 掌握中心静脉压的正常值、波动范围及护理重点。
4. 了解肺动脉压力监测的适应证及禁忌证，学会肺动脉压力监测仪器的连接和护理。
5. 理解急危重症患者常见心律失常及护理。
6. 了解常用心电监护仪的种类，知道导联的安置方法，能够根据医嘱设定监护参数。
7. 掌握非同步电复律的适应证，学会在训练模型上的具体操作。

第一节　血流动力学监测与护理

血流动力学监测是急危重病人必须监测的项目之一，分为无创性监测和创伤性监测两大类。无创性血流动力学监测是应用对机体组织不会造成损伤的方法来获得血流动力学指标，具有安全、操作简便、可重复等优点，但是影响因素较多，结果有时会不准确。创伤性血流动力学监测是指经体表插入各种导管或探头到血管腔或心腔内，直接测定心血管功能参数的监测方法。通过这种有创性检查，可对病人的循环功能进行连续、多次、重复的监测，对病情做出迅速判断并及时进行治疗。但是创伤性监测可能会引起一些严重的并发症，因此在临床工作中要严格掌握适应证，提高临床操作技术水平，熟悉各项监测指标及其意义，从而正确指导临床救治工作。

一、动脉血压监测

动脉血压（arterial blood pressure，BP）即血压，指血管内的血液对于单位面积血管壁的侧压力，是最基本的心血管监测项目。

1. 动脉血压监测指标　常用的动脉血压监测指标有以下几种。

(1) 收缩压（systolic blood pressure，SBP）　收缩压主要由心肌收缩力和心排血量决定，正常值为 90～140 mmHg(12.0～18.7 kPa)。

(2) 舒张压（diastolic blood pressure，DBP）　为心室舒张末期动脉压的最低值，正常值为 60～90 mmHg(8.0～12.0 kPa)。

(3) 脉压差　即收缩压和舒张压的差值，正常值为 30～40 mmHg(4.0～5.3 kPa)。

(4) 平均动脉压（mean arterial blood pressure，MAP）　为一个心动周期中动脉血压的平

均值,MAP=DBP+1/3 脉压。正常值为 60～100 mmHg(8.0～13.3 kPa)。

2. 动脉血压监测分类 血压的监测方法分为无创性监测和创伤性监测两类。

1) **无创性动脉血压监测** 无创性测量方法根据袖带充气方式的不同,可分为手动测压法和自动测压法两大类。前者包括搏动显示法、触诊法和听诊法,其中听诊法最为常用;后者分为自动间断和自动连续测压法。

无创性的血压监测方法具有简便、易操作、无不良反应和无并发症等优点,但是对于血流动力学不稳定的病人无创性间接的测量方法可能会低估病人的血压水平,同时也容易受一些机械因素的影响,如体位的变化等而造成测量结果的不准确,因此对于危重的病人需要进行直接的动脉血压监测。

2) **创伤性动脉血压监测** 动脉压力直接监测是将动脉导管置入动脉内,通过压力监测仪直接测量动脉内压力的方法。该方法能够反映每一个心动周期的血压变化情况,可直接显示收缩压、舒张压和平均动脉压,对于血管痉挛、休克、体外循环转流的病人其测量结果更为可靠。正常情况下,动脉内导管测量的血压比通过袖带测量的血压高出 2～8 mmHg(0.27～0.40 kPa),在危重病人可以高出 10～30 mmHg(1.3～4.0 kPa)。

(1) 适应证 ①休克;②重症疾病;③严重的周围血管收缩;④进行大手术或存在生命危险手术病人的术中和术后监护;⑤其他一些存在高危情况病人的监护。

(2) 仪器设备 ①合适的动脉导管;②充满液体的带有开关的压力连接管;③压力换能器;④连续冲洗系统;⑤电子监护仪器。

(3) 临床意义 ①反映每一心动周期内的收缩压、舒张压和平均动脉压;②通过动脉压的波形初步判定心脏功能。

3. 动脉内压力监测的并发症

(1) 感染 感染是最主要的并发症,与导管有关的感染通常是由于穿刺污染,可导致导管相关性脓毒血症。

(2) 血栓 血栓形成是动脉内导管最常见的并发症,常发生于拔除动脉导管以后,它的发生率与穿刺的部位、方法、导管的大小及导管置留时间有关。

(3) 栓塞 通常认为空气栓塞发生率较高,因此,在操作时一定要避免气体进入。

(4) 血小板减少症 在一些重症患者,血小板减少症很常见,通常并不是由肝素引起的。然而当病人的血小板计数低于(80～100)×10^9/L 时,理论上一般建议停止所有肝素的使用,包括冲洗装置中的小剂量肝素,因为也有可能会引起与肝素相关的血小板减少症。

(5) 其他并发症 其他机械性和技术性并发症主要包括假性动脉瘤的形成、穿刺局部的疼痛、出血、神经病变和血肿等。

4. 护理要点

(1) 术前准备 ①向患者及家属做好解释工作,得到患者的充分信任,取得配合;②备好所需物品,包括消毒器械包、动脉导管、多功能心电监护仪等;③常规开放静脉通道,备好急救设备。

(2) 术中配合 ①配合医生进行穿刺部位的皮肤消毒及插管等操作;②在操作过程中密切

观察心电监护仪，注意患者面色、神志、生命体征的变化，做好记录，发现问题时及时处理。

(3) 术后护理 ①伤口处理，密切观察伤口情况，注意局部皮肤血液循环，伤口敷料视具体情况随时更换、预防静脉炎的发生。②导管护理，注意保护导管外面的透明保护膜，以此来保持导管的无菌状态；保持各管道通畅，如证实管腔已经堵塞，切不可用力推注液体，以免发生栓子脱落造成栓塞，如发生栓塞要立即拔管。同时要注意导管在体外的刻度，以确定其在体内的深度；输液管、延长管及三通接头等每天更换，若管腔内有积血应及时更换。各项操作严格遵守无菌操作规程。

(4) 注意事项 ①监测注意事项，注意压力及各波形变化，严密观察心率、心律变化。注意心律失常的出现，及时准确地记录生命体征；如发现压力波形或数值异常，冲洗测压管路后仍未恢复，应及时报告医生进行处理，减少各类并发症的发生。②测压时注意事项，直接测压与间接测压之间以及不同部位的动脉压可以存在一定的差异；肝素稀释液冲洗测压管道，防止凝血的发生；校对零点，换能器的高度应与心脏在同一水平，定期对测压仪校验。

二、中心静脉压监测

中心静脉压(central venous pressure, CVP)是指腔静脉与右房交界处的压力，是反映右心前负荷的指标。中心静脉压监测是将中心静脉导管由颈内静脉或锁骨下静脉插入上腔静脉，也可经股静脉或肘静脉插入到上腔或下腔静脉，之后将导管末端与测压装置相连，从而获得连续的中心静脉压力波形及数值(图 8-1)。

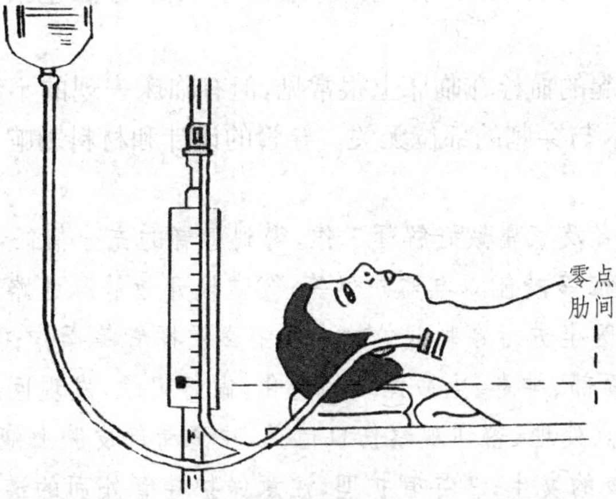

图 8-1 中心静脉压测压装置

1. 适应证 ①了解中心静脉压；②区别循环功能障碍是否由低血容量所致；③鉴别少尿或无尿的原因是血容量不足还是肾功能不全所致；④作为指导输液量和速度的参考指标；⑤紧急情况下也可作为输液通道或插入肺动脉导管、起搏导管等。

2. 临床意义

(1) 中心静脉压的组成及正常值 中心静脉压由 4 部分组成：①右心室充盈压；②静脉内壁压即静脉内血容量；③静脉外壁压，即静脉收缩压和张力；④静脉毛细血管压。因此，CVP 的大小与血容量、静脉张力和右心功能有关。CVP 的正常值为 5～10 cmH_2O(0.5～1.0 kPa)。

(2) 引起中心静脉压波动的因素　如果 CVP＜2～5 cmH_2O(0.2～0.5 kPa),提示右心房充盈欠佳或血容量不足,应用扩张血管的药物等也会使中心静脉压降低。CVP＞15～20 cmH_2O(1.5～2.0 kPa),提示右心功能不良或血容量超负荷。胸腔及腹腔压力升高、机械通气、使用血管升压药物及输液治疗时中心静脉压也会升高。

3. 并发症及防治

(1) 感染　大部分是由于携带了穿刺部位皮肤的菌群所致,因此在导管的插入和留置过程中,穿刺局部的皮肤消毒是非常重要的,操作者和护理者必须进行彻底的洗手,穿戴无菌隔离衣帽。

(2) 心律失常　导管插入过深时,其顶端会进入右房或右室,对心肌造成机械性刺激而诱发心律失常,在操作的过程中要确保导管顶端位于合适的位置,以减少心律失常的发生。

(3) 血管损伤　继发于导管穿刺后的大血管破裂发生率不是很高,在导管的插入过程中很少出现,多出现在插管后 1～7 天,病人常表现为突然发作的呼吸困难,胸片出现新的胸腔积液。导管的硬度、导管顶端在血管腔内的位置及穿刺部位是引起血管损伤的重要因素。左颈内静脉和颈外静脉内的导管容易引起血管破裂。为减少血管损伤,血管腔内的导管应与血管壁平行。

(4) 空气栓塞　在临床上常不易确诊,处置不及时、不恰当可以危及生命。导管没有连接好或导管撤出后造成空气进入是造成空气栓塞的主要原因。当病人活动后突然发生不明原因的低氧血症或心血管系统衰竭应怀疑空气栓塞的可能。治疗的办法包括让病人左侧卧位,用导管将气泡从右室吸出等。

(5) 血栓形成　导管引起的血栓在临床上很常见,但有临床表现的不超过 3%。血栓的发生率与导管留置的时间有关,与穿刺的部位无关。导管的设计和材料影响血栓的发生。

4. 护理要点

(1) 术前准备　①向患者及家属做好解释工作,得到患者的充分信任,取得配合;②备好所需消毒器械包、中心静脉导管、多功能心电监护仪等;③常规开放静脉通路,备好急救措施。

(2) 术中配合　①配合医生进行穿刺部位的皮肤消毒及插管等操作;②在操作过程中密切观察心电监护仪,注意患者面部、神志、生命体征的变化,做好记录,发现问题时及时处理。

(3) 术后护理　①穿刺点处理,密切观察伤口情况,注意局部皮肤血液循环,伤口敷料视具体情况随时更换,预防静脉炎的发生;②导管护理,注意保护导管外面的透明保护膜,以此来保持导管的无菌状态。保持各导管通畅,如果发生栓塞要立即拔管;同时要注意导管在体外的刻度,以确保其在体内的深度。各项操作严格遵守无菌操作规程。

(4) 注意事项　注意压力及波形变化,严密观察心率、心律变化,注意心律失常的出现,及时准确地记录生命体征;若发生异常,准确判断患者的病情变化,及时报告医生进行处理,减少各类并发症的发生。

三、肺动脉压监测

早在 1953 年,Lategalo 和 Rahn 等人就提出了顶端带有球囊的肺动脉导管这一新概念;

1970 年，Swan 和 Ganz 首次报道了其在临床上的应用，从此对于危重病人的血流动力学监测取得了重大进展。通过它可以测量肺动脉压(pulmonary arterial pressure，PAP)和肺小动脉楔压(pulmonary arterial wedge pressure，PAWP)，从而可以更准确地评估左室充盈压和左室容积，为临床的救治工作提供帮助。PAP 是指在肺动脉主干所测得的压力，PAWP 为漂浮导管在肺小动脉楔入部位所测得的压力，它们是反映左心前负荷和右心后负荷的指标。

1. 适应证与禁忌证

1) 适应证

(1) 诊断的适应证　①瓣膜损害，如急性二尖瓣反流；②右室功能不全；③心室间隔缺损；④慢性充血性心衰(限制性心包炎、心肌病变等)；⑤心包压塞；⑥休克的鉴别；⑦低心排血量综合征；⑧评价心室功能；⑨鉴别肺水肿(心源性或是渗透性)；⑩肺栓塞；⑪评价机体对氧的运输能力。

(2) 监护的适应证　①判断对改善血流动力学治疗的疗效(如应用强心药，调整左室的前后负荷和血容量等)；②通过监测血氧饱和度来改善机体的携氧能力；③监护心脏病情的变化(如心肌缺血)；④严重心脏病患者术前、术中和术后的监测。

(3) 治疗的适应证　通过肺动脉导管进行心脏起搏等。

2) 禁忌证　血流动力学监测没有绝对的禁忌证，下列情况应慎重考虑：①严重的凝血疾病；②严重的血小板减少症；③右心人工瓣膜；④穿刺局部的组织感染，或是穿刺局部的血管病变严重；⑤室性心律失常；⑥肺动脉高压。

2. 肺动脉压监测的仪器和设备

1) 肺动脉导管(Swan-Ganz 漂浮导管)　常用的是四腔导管，长度 60～110 cm 不等。成人一般用 7.5 F，小儿用 4 F(图 8-2)。导管在室温下柔韧性较大，体温状态下则变软。从顶端开始每隔 10 cm 有一个黑色标记，用来判断插管的深度。每个导管有 3 个腔和 1 根金属线，导管顶端开口用于测量肺动脉和抽取血标本。近端开口距离顶端 30 cm，用于测量右房压(RAP)或 CVP，并可在测量心排血量时供注射生理盐水用。第 3 个腔开口于导管顶端的气囊，气囊的容积为 0.5～1.5 ml(充入纯 CO_2 气体)。距离导管顶端 3.5～4.5 cm 处有一个热敏电阻，金属线一端与它相连，另一端接上测定心排血量的计算机，用于测量心排血量。

2) 多功能监护仪　具有压力监测功能的床旁监护仪。

3) 测压装置及其连接　包括压力换能器、换能器盖、加压输液袋、装有肝素生理盐水的冲洗系统、压力连接管及三通开关等(图 8-3)。加压输液袋内装有肝素生理盐水，袋内压力为 300 mmHg。从而可以保证在监测过程中以 3 ml/h 的速度连续冲洗导管，防止血凝块形成。

4) 穿刺物品　包括穿刺针、钢丝、扩张管和鞘管等。

3. 肺动脉压力监测的临床意义

(1) 肺动脉压(PAP)　肺动脉收缩压在正常情况下与右室收缩压相等。而其舒张压要高于右室舒张压，但两者的差别也是很小的。正常值为收缩压 20～25 mmHg(2.67～3.33 kPa)，舒张压 8～14 mmHg(1.07～1.87 kPa)。肺动脉压力波形类似三角形，降支有一个切迹是它的特征，代表肺动脉关闭。

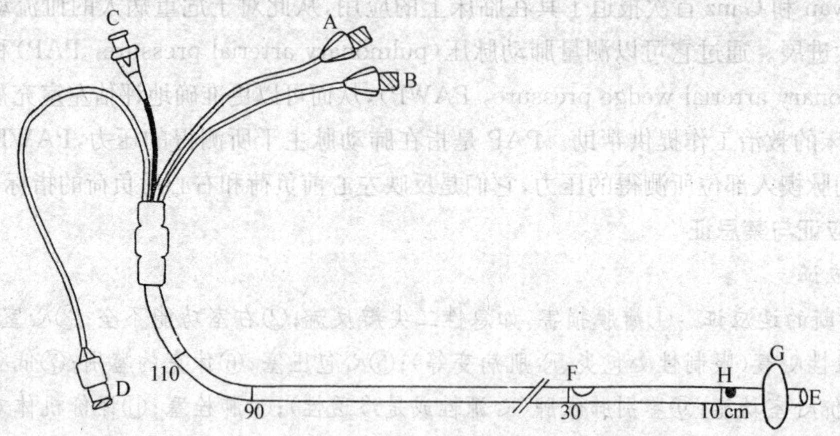

A(黄色). 远端开口(PA)接头　B(蓝色). 近端开口(RA)接头　C(红色). 球囊注气接头
D(白色). 热稀释电路接头　E. 导管远端开口　F. 导管近端开口　G. 导管球囊　H. 热敏电阻

图 8-2　四腔漂浮导管

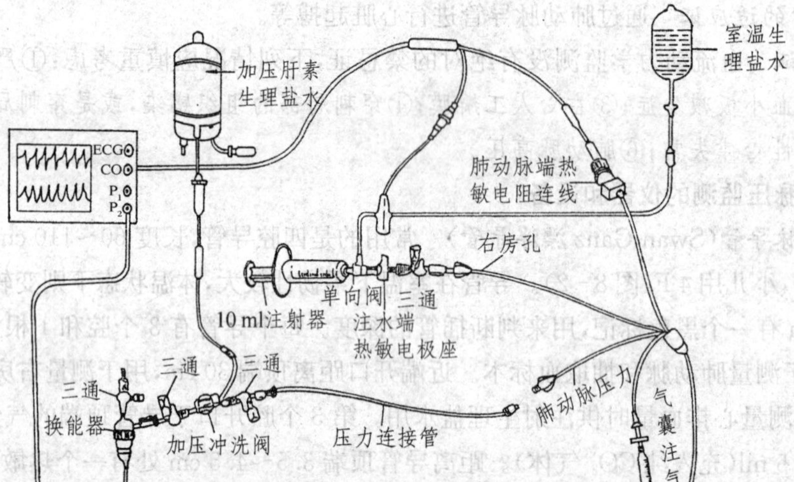

图 8-3　漂浮导管与监测装置的连接

(2) 肺动脉楔压(PAWP)　又称肺毛细血管楔压(PCWP)。在正常情况下,PAWP 可代表左室舒张末压,对判断心功能,血容量是否充足有重要意义,正常值为 6～12 mmHg(0.80～1.60 kPa)。

(3) 右房压(RAP)　可代替中心静脉压,与右室舒张末期压力相似,对评估右室功能有价值。正常值为 0～8 mmHg。

(4) 右室压(RVP)　常用的四腔导管不能持续监测右室压,只能在导管进出右室时获得其数据。正常收缩压为 20～25 mmHg(2.67～3.33 kPa),舒张压为 0～8 mmHg(0～1.07 kPa)。舒张末期压力与右房压相等。

4. 并发症及防治 肺动脉导管引起的并发症大部分是比较轻微的，具体可以分为3类：①与静脉穿刺过程有关；②与导管通过心脏到达肺动脉过程有关；③与导管长期置留体内有关，主要并发症如下。

(1) 心律失常 由于肺动脉导管对心内膜的刺激，在监测过程中很容易发生心律失常。它主要发生在导管通过右室流出道或肺动脉瓣时。偶发室早和短阵室速是最常见的心律失常。将导管进一步插入或撤到右房时便会消失。持续性室早或室性心动过速常预示导管在体内打结或是扭曲。

(2) 导管打结、扭曲 血流缓慢或心室扩大的病人是发生导管打结或扭曲的高危人群，当气囊充气<1.5 ml时也易发生。在插入导管的过程中，当出现右室压力波形时，导管送入距离不超过15 cm有助于预防导管打结。有些文献报道导管会与乳头肌、腱索等发生缠绕，对于上述这些比较复杂的打结或撤离导管时有可能损伤静脉的比较大的结时，需要手术的方法加以解决。

(3) 动脉破裂、肺出血 肺动脉破裂是肺动脉导管所致的最严重的并发症，动脉破裂后引起的难治性肺出血使其病死率高达50%。引发肺动脉破裂最常见的技术性原因是气囊充气过少，使导管进入了远端小血管。突然出现咯鲜血的症状是肺动脉破裂的征兆，忽视了这一征兆的发生，患者常会导致严重的大出血。为了避免这一并发症的发生，应减少气囊充气的频率，充气时应在监护仪上压力波形的指导下缓慢充气，如出现了楔压波形则应停止充气。

(4) 感染 继发于肺动脉导管的感染可发生在局部穿刺组织，也可以引起脓毒血症、细菌性心内膜炎。由导管所引发的脓毒血症和右心细菌性心内膜炎是目前导致病人死亡的主要原因，它的发生受穿刺局部皮肤消毒的程度、操作者的经验、导管插入的次数、导管腔的数目、导管在体内的留置时间等因素影响。

(5) 血栓形成和栓塞 肺动脉导管在体内置留1～2小时就会在其表面产生血栓。静脉血栓常很难诊断，致使病人出现临床症状前已有很大面积的静脉阻塞。为了减少血栓的发生应使用肝素包裹的导管，定时用肝素生理盐水冲洗导管。

5. 护理要点

(1) 术前准备 ①向病人及家属做好解释工作，得到病人的充分信任，取得配合；②备好所需的物品：消毒器械包、漂浮导管、多功能心电监护仪等；③常规开放静脉通路，备好急救设备。

(2) 术中配合 ①配合医生进行穿刺部位的皮肤消毒及插管等操作；②在操作过程中密切观察心电监护仪，注意患者面色、神志、生命体征的变化，做好记录，发现问题时及时处理。

(3) 术后处理 ①伤口处理，密切观察伤口，注意局部皮肤血液循环，伤口敷料视具体情况随时更换，预防静脉炎的发生；②导管护理，注意保护导管外面的透明保护膜，以此来保持导管的无菌状态，保持各管道通畅，导管端孔应持续缓慢的以0.01%的肝素生理盐水滴注，且每2小时冲洗1次，如证实管腔已经堵塞，切不可用力推注液体，以免发生栓子脱落造成栓塞，如发生栓塞要立即拔管，同时要注意导管在体外的刻度，以确定其在体内的深度。输液管、延长管及三通接头等每天更换，各项操作严格遵守无菌操作规程。

(4) 注意事项　注意各波形变化,若肺动脉压或右房压波形发生异常,应检查管腔是否堵塞,可以用装有肝素生理盐水的注射器与管端相连,轻轻推注,如果感觉到有阻力,则管腔可能堵塞。如堵塞,可用肝素生理盐水缓慢冲洗管道。

四、心排血量监测

心排血量(cardiac output, CO)是指每分钟由心脏泵出的血液量,是衡量心室功能的重要指标,受心肌收缩性、前后负荷及心率等因素的影响。目前临床上有无创方法和有创方法两种。无创方法有心肌阻抗血流图、多普勒(Dopler)心排血量测定等。有创方法指应用的四腔肺动脉导管除了进行肺动脉压和肺动脉楔压的监测外,还可以用来测量心排血量,包括 Fick 氧耗量法、热稀释法、指示剂稀释法等。本节主要介绍热稀释法和 Fick 氧耗量法。

1. 热稀释法测定

1) 原理　将已知温度的一定容积的液体注入患者的体内,所注入的液体与血液迅速混合,通过导管顶端的热敏电阻测出注射前及注射后患者血温的变化,描绘出温度-时间变化曲线并传给计算机,血温的变化与血流成反比,根据一定的公式由计算机计算出心排血量。

2) 测定的器械　除了导管和具备心排血量测定的监护仪外,还需准备 10 ml 注射器,灭菌的生理盐水或 5%的葡萄糖,以及冷却装置等。

3) 注意事项　①为了获得准确的数据,每次注射液体前将注射器内的气泡完全排空。②肺动脉压力波形需要连续监测以确保漂浮导管的准确位置。③测定心排血量时建议患者采取平卧位,或头高足低位。④注入的液体一般是室温盐水或冰盐水,应在 5 秒内将液体快速均匀地注入右心房。在呼吸周期的不同时间注入液体,会改变心排血量的输出结果。因此注入液体应在呼吸末期进行,以减少心排血量的变化。⑤一般至少要连续测 3 次,取其平均值。每次测量的时间间隔要在 1 分钟以上,如果数据的变化很大,要测量 5～6 次以上,以便获得更准确的数据。

2. Fick 氧耗量法测定　Fick 氧耗量法测定心排血量的原理是某器官对氧的消耗量等于该器官的血流量乘以动静脉血的氧含量差。临床上肺的血流量近似为心排血量,因此,心排血量可以用以下公式计算:

心排血量(L/min) = 氧耗量(ml/min)/ 肺静脉血氧含量 − 混合静脉血氧含量

肺静脉的血氧标本常可以用股动脉血标本代替,当存在右向左分流时,可取饱和血氧含量的 95%代替;混合静脉血标本可用肺动脉血代替,在存在左向右分流的患者,应取分流之前心腔的血替代。氧耗量的精确测定是通过用 Dogulas 袋收集测定病人在特定时间内呼出气体的氧含量得出的,粗略的计算方法是规定体重 70 kg 的人氧耗量为 250 ml/min,或者脂肪含量超过体重 15%的病人氧耗量=130×体表面积(m^2),如脂肪含量小于体重的 15%,氧耗量=140×体表面积(m^2)。

3. 相关血流动力学指标　通过心排血量还可以计算其他血流动力学参数,如心排血指数、每搏量等。监测的临床意义包括:①CI 降低意味着组织低灌注,极度降低可以出现心源性休克;增高见于某些高动力性心衰。②SVR 代表心室射血期作用于左心室肌的负荷,当血管收缩药使小动脉收缩或因左室衰竭、心源性休克、低血容量休克等使心排血量减低时 SVR 增加，相反，血管扩张药、贫血、中度低氧血症可致外周血管阻力降低，SVR 下降。③PVR 代表心室射血期作用于右心室肌的负荷，增高代表有肺血管病变。④LVSWI 代表左室每次心搏所做的功。降低表明需要加强心肌收缩力，增加表明氧耗增加，可能导致冠状动脉供血不足。与心排血量有关的血流动力学指标的正常值(表 8－1)。

表 8－1　　心排血量相关血流动力学指标

血流动力学指标	计算公式	正常范围
心排血量(CO)	CO＝SV×HR	4～6 L/min
心排血指数(CI)	CI＝CO/BSA	2.8～4.2 L/(min・m^2)
每搏量(SV)	SV＝CO/HR×1 000	50～110/beat
每搏指数(SI)	SI＝SV/BSA	30～65/(beat・m^2)
每搏做功(SW)	SW＝(MAP－PAWP)×SV×0.136	119 g・m
左心室每搏做功指数(LVSWI)	LVSWI＝1.36(MAP－PAWP)×SI/100	45～60 g・m/m^2
右心室每搏做功指数(RVSWI)	RVSWI＝1.36(MAP－CVP)×SI/100	5～10 g・m/m^2
体循环阻力(SVR)	SVR＝(MAP－CVP)×8/CO	90～150 kPa・s/L
肺循环阻力(PVR)	PVR＝(MAP－PAWP)×8/CO	15～25 kPa・s/L

CO：cardiac output；CI：cardiac index；SV：stroke volume；SI：stroke volume index；SW：stroke work；LVSWI：left ventricular stroke work index；RVSWI：right ventricular stroke work index；SVR：systemic vascular resistance；PVR：pulmonary vascular resistance

第二节　心电监护与护理

心电监护是指对被监护者进行持续或间断的心电监测。急危重病人由于原发疾病或应激反应，出现原发性或继发性心电图改变，甚至发生严重心律失常。心电监护能为早期发现心电改变及心律失常提供可靠信息，在危重病人抢救中发挥积极作用。

一、心电监护的应用范围

(1) 急诊 ICU　不少急诊危重病人由于病情重不宜转送，或病因一时无法确定，转送科室难以决定；另有少数病人为避免转送过程中失去宝贵的抢救时机，而必须在急诊进行抢救后才能安全送转。

(2) 综合性 ICU　下列情况须采用心电监护：外科手术后的监护，特别是全麻术后复苏期的监护；重症外科的抢救；器官移植术后的特殊监护；危重病人或衰竭病人急诊手术前的抢救；心、肺、脑术后的常规监护；休克、不明原因的昏迷、脑血管以外、支气管哮喘急性发作及哮喘持续状态、气胸、原因不明的消化道大出血、急性过敏反应及过敏性休克、各种药物中毒及各器官急性危象的紧急救治；不稳定型心绞痛者、急性心肌梗死及可能心肌梗死的患者、急性心功能不全及严重心律失常;心脏骤停、心肺复苏成功者;起搏器植入术后的监测;心脏介入术后的监护;电复律术后的患者等。

(3) CCU 常规进行心电监护。

二、心电监护的意义

临床心电监护的直接目的是及时发现、识别和确诊各种心律失常,最终目的是对各种致命性心律失常进行及时有效的处理。

临床心电监护目的包括:

(1) 及时发现和诊断致命性心律失常及其先兆。

(2) 指导临床心律失常治疗,通过心电监护可确定心律失常的类型和程度,有助于选择抗心律失常治疗的方法和时机,同时还能有效评价这些治疗措施的疗效和不良反应。

(3) 指导其他可能影响心电活动的治疗,当其他非抗心律失常治疗措施有可能影响到病人的心电活动时,可采用心电监护的方法加以指导。

(4) 监测和处理电解质紊乱,电解质紊乱可诱发各种心律失常,通过心电监护可及时发现并观察处理结果。

(5) 协助涉及临床心电活动的研究工作,包括评价各种心血管疾病和治疗对病人心电活动的影响等。

(6) 手术监护。

三、常见心律失常及护理

心律失常(cardiac arrhythmia)是指心脏激动起源异常、传导异常或两者均异常而引起的心电现象,导致心脏正常的频率、节律、传导顺序发生异常变化,它可以是一个独立疾病,也可以是其他疾病的表现。

具体监护内容主要有以下几个方面:

(1) 观察患者有无心搏骤停的心电表现,以确定是否需要进行心脏复苏抢救。心搏骤停的心电表现有:心室停搏、心室颤动和心电-机械分离。监护中遇到这些情况应立即进行心脏复苏抢救,观察呼吸情况随时进行呼吸复苏。

(2) 观察患者有无其他缓慢的心律失常与传导阻滞,特别是伴有阿-斯综合征的心动过缓。

(3) 观察患者有无其他快速性心律失常:窦性心动过速,房扑、房颤、阵发性室上性心动过速等室上性心律失常,室性心动过速,早搏等。

ICU 护士应能及时辨认急重症患者常见心律失常的心电图特点,掌握其常见病因,临床表现与处理原则并加强监护,对于严重的心律失常应能主动进行紧急处理并积极参与抢救。

四、快速性心律失常

1. 窦性心动过速(sinus tachycardia) 成人窦性心律的频率超过 100 次/min,称为窦性心动过速。正常人短暂的窦性心动过速极为常见,多为剧烈运动或情绪激动时的一种生理反应,也常见于吸烟、饮茶、咖啡、酒等;某些病理状态,如发热、疼痛、缺氧、贫血、低血压、甲状腺功能亢进、心肌炎、心包炎和伴有心功能不全的各种器质性心脏病等均可以引起窦性心动过速。心率一般在 140 次/min 以下,极少超过 170 次/min。

心电图特点:窦性 P 波,P 波频率 100 次/min 以上,P-R 间期大于 0.12 秒。窦性心动过速一般无需治疗,仅对原发病做相应治疗即可,必要时可酌情选用镇静剂或应用 β-受体阻滞剂减慢心率(图 8-4)。

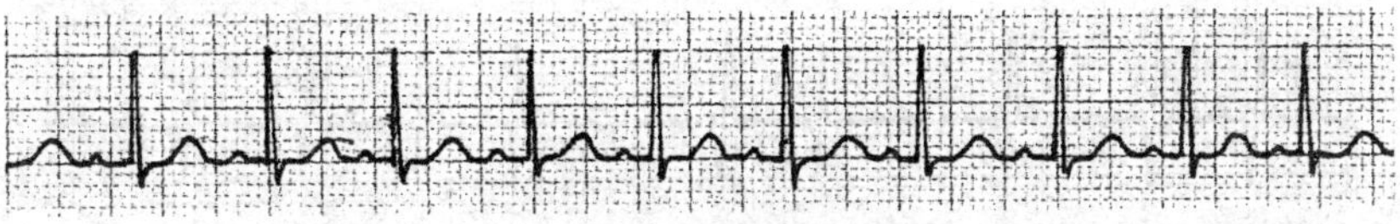

图 8-4 窦性心动过速

2. 室上性心律失常

(1) 阵发性室上性心动过速(paroxysmal supraventricular tachycardia, PSVT) 绝大多数发生在心脏正常的青年,临床上具有突发突止的特点。根据病人发作时的心率、持续时间、伴发的心脏病及其严重程度的不同,可出现心悸、眩晕、心绞痛、晕厥、心力衰竭等表现。

心电图特点 多为正常 QRS 波群,心律规整,心率 150~250 次/min。当伴有室内差异传导时,QRS 波群变宽。逆行 P 波往往不易辨认(图 8-5)。

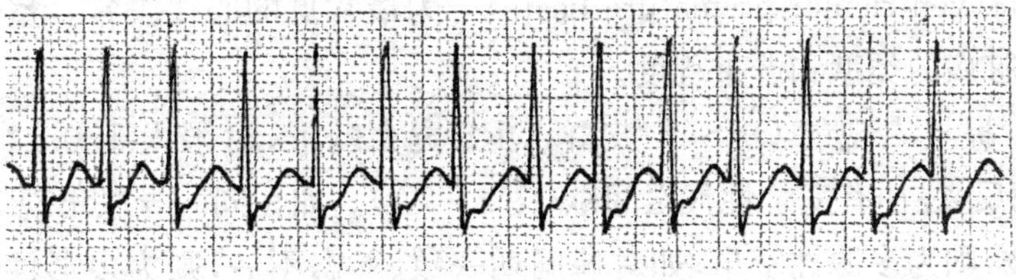

图 8-5 阵发性室上性心动过速

治疗与护理:①减轻病人焦虑,嘱其卧床休息,必要时可使用镇静剂。②刺激迷走神经,以降低心率。③抗心律失常药物,首选维拉帕米(异搏定),5~10 mg 静脉注射(稀释在 10~20 ml 5%的葡萄糖中),3 分钟注入(有效率 75%~80%);无效者可重复给予,但 30 分钟内不能超过 15 mg;其他用药有普罗帕酮(心律平)、腺苷(ATP)、毛花苷 C(西地兰)等;转为窦律后,需密切观察心律、心率、脉搏的改变,观察血压是否恢复正常。④电复律,对于有休克、胸痛或突然发生的心力衰竭或已知预激综合征的病人,应立即进行同步直流电转复。初始能量一般为 50 J,无效时每次增加 50 J,直至恢复窦性心律。洋地黄中毒禁忌使用。

(2) 心房扑动(arterial flutter)和心房颤动(arterial fibrillation) 房扑和房颤是十分常见的心律失常,发作可呈阵发性或持续性,多发生于器质性心脏病。发作时,轻者可无明显不适或仅有心悸、胸闷、气短等症状;重者可引起晕厥、心绞痛、心慌、心力衰竭等。

心电图特点:房扑时窦性 P 波消失,心电图基线消失,代之以锯齿波(F 波),在Ⅱ、Ⅲ、aVF 导联最明显。F 波的频率 250~350 次/min。F 波的传导比例 2∶1~4∶1。房颤时窦性 P 波亦消失,代之以大小不等、形态各异的颤抖波(f 波),f 波的频率 350~600 次/min。两者

QRS 波形基本正常,当出现心室内差异传导时,QRS 波群增宽(图 8-6)。

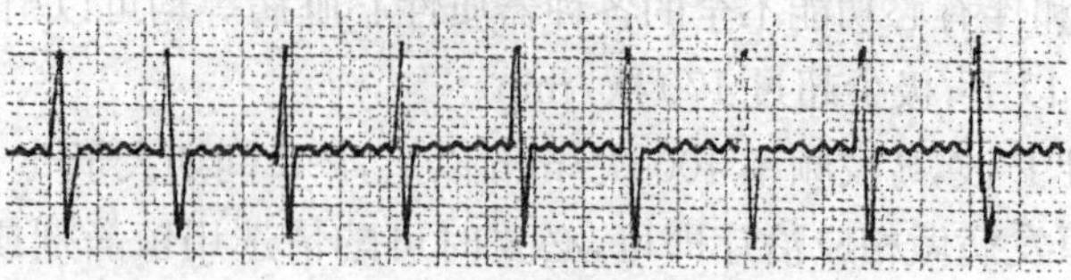

A. 心房扑动

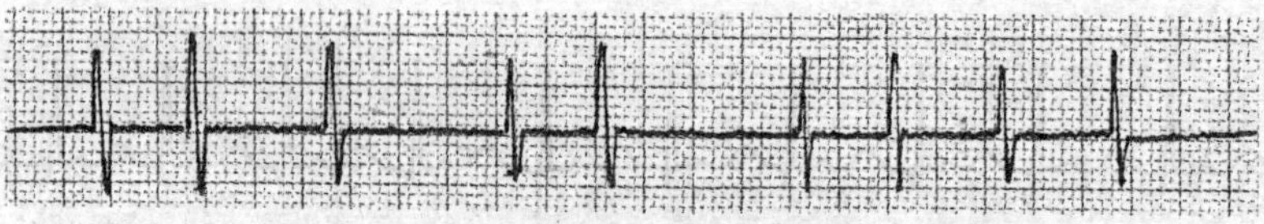

B. 心房颤动

图 8-6 心房扑动与心房颤动

治疗与护理:临床意义取决于病人原有心功能状态和心室率快慢,若发作时心室率极快,伴有心绞痛、严重心力衰竭、低心排血量状态、心绞痛恶化加重或低血压,应立即同步直流电复律。但洋地黄中毒时应避免使用电转复。若症状轻微,只要减慢心室率即可,控制心室率的药物有洋地黄类、钙离子拮抗剂、β-受体阻滞剂等。

3. 室性心律失常

(1) 室性早搏(ventricular premature beats) 为最常见的心律失常。室性早搏的预后主要取决于基础心脏病的类型和严重程度。

心电图特点:提早出现的 QRS-T 波群,QRS 宽大畸形,时限大于 0.12 秒,T 波方向与 QRS 主波方向相反,往往有完全性代偿间歇(图 8-7A)。如在同一导联出现对偶间期不一,形态不一的 QRS 波,则为多源性室早;如对偶间期一致、形态不一,则为多形性室性早搏。出现下列情况提示严重的室性早搏,需积极治疗以防猝死:①R on T 现象,即室早落在前一心搏的 T 波上;②频发室性早搏,即>5 次/min;③多源性室性早搏;④成对或连续出现的室性早搏(图8-7B,C,D)。

治疗与护理:室早的临床意义在于其易于进展至恶性心律失常,特别是当室早发生于心电不稳定状态时,需紧急处理。应首选利多卡因快速静脉注射 50~75 mg,之后 1~4 mg/min持续静脉滴注。如利多卡因无效,换用静脉普鲁卡因酰胺。口服首选药物为美西律或普罗帕酮。无论室性早搏有无心脏病基础,都必须纠正可逆性的原因或诱因,如禁烟酒,停用浓茶、咖啡,停用拟交感药物,停用洋地黄,纠正电解质紊乱和低氧血症,控制心力衰竭和心肌缺血等。

(2) 室性心动过速(ventricular tachycardia):常表明心肌存在严重的病变,多见于严重器质性心脏病病人。其他原因包括电解质紊乱(低血钾)、药物中毒(如洋地黄)等,偶尔也可发生于无器质性心脏病者。其临床症状的轻重与发作时心室率、发作持续时间长短、心脏原来的功能状况有关。易引起严重的血压下降、休克或急性泵衰竭,有时因脑缺血而引起晕厥甚至死亡。

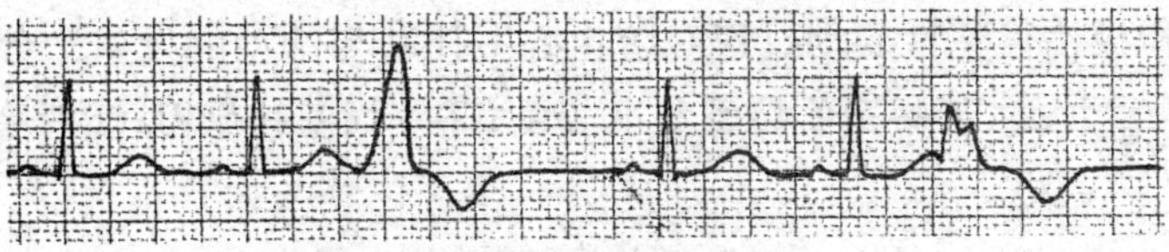

A. 频发性室性早搏

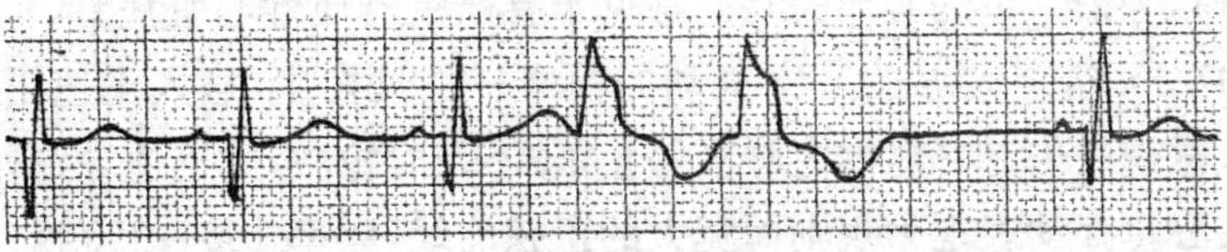

B. 多源性室性早搏

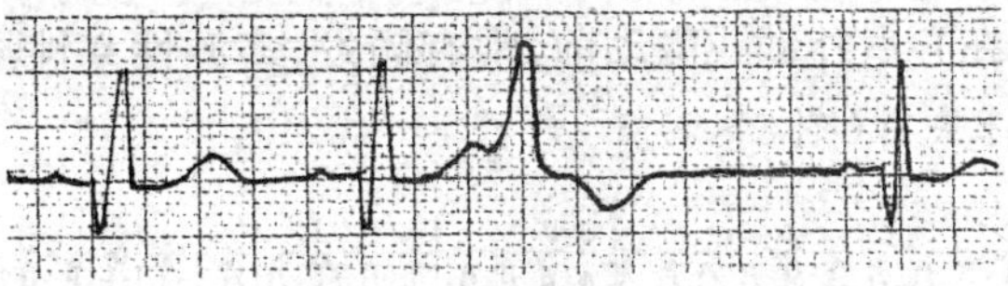

C. 室性早搏 R on T 现象

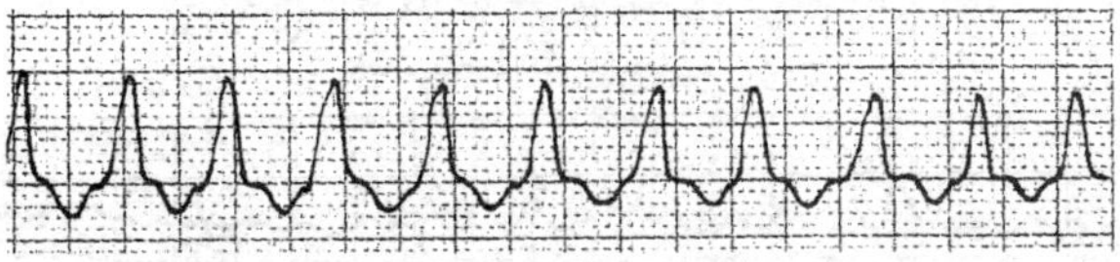

D. 连续性室性早搏

图 8－7　室性早搏

心电图特点：连续 3 个或 3 个以上的室性早搏；QRS 波群宽大畸形，时限大于 0.12 秒。QRS 主波方向与 T 波方向相反，频率 120～230 次/min；P 波与 QRS 波无固定关系（房室分离），但 P 波频率大于 QRS 波群频率；室速发作时，少数室上性冲动可以下传至心室，表现为 P 波后正常的 QRS 波群，即心室夺获。根据室速每次发作持续时间又可分为持续性和非持续性。持续性室性心动过速至少持续 30 秒，或虽未达 30 秒，病人已发生意识丧失，需紧急直流电复律。非持续性室性心动过速每次发作持续时间小于 30 秒，能自行终止（图 8－8A，B）。

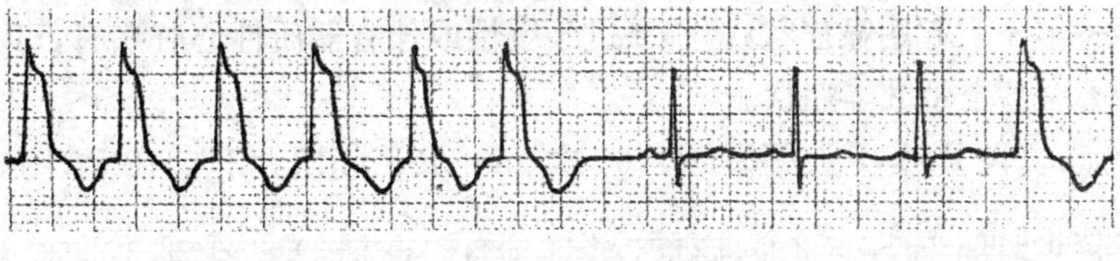

A. 室性心动过速（反复型）

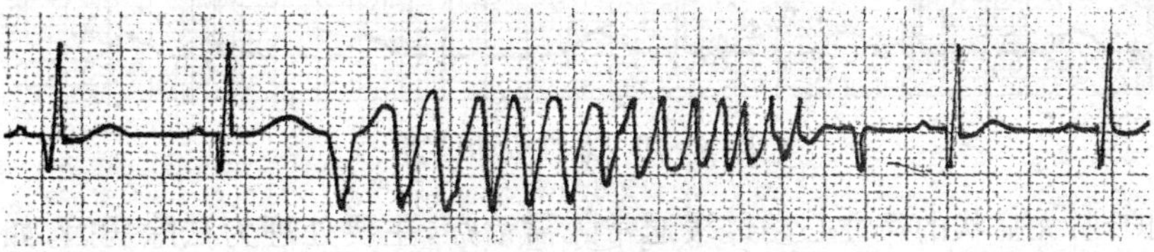

B. 室性心动过速（尖端扭转型）

图 8－8　室性心动过速

治疗与护理:积极治疗室性心动过速对防止心室扑动与颤动的发生十分重要,紧急处理分4步:①终止室性心动过速,包括药物转复和电转复;②寻找基础原因;③消除可逆性因素,如低血钾、缺血等;④预防复发。

(3) 心室扑动(ventricular flutter)和心室颤动(ventricular fibrillation) 两者血流动力学效应等于心室停搏,为最严重的心律失常。常见于有严重器质性心脏病者,也是其他疾病患者临终前的心律变化。心室扑动常为心室颤动的前奏。一旦发生,病人迅速出现阿-斯综合征,表现为心音消失、意识丧失、抽搐,继之呼吸停止,若不及时抢救,则迅速导致死亡。

心电图特点:心室扑动表现为规则而宽大的正弦曲线,频率150～250次/min;心室颤动表现为形态、频率及振幅完全不规则的搏动波,频率150～500次/min。两者均无法分辨QRS波、ST段及T波。有时在心室扑动或颤动前,常有频发、多源性室性早搏及室性心动过速等,故称之为室颤先兆性心律失常(图8-9)。

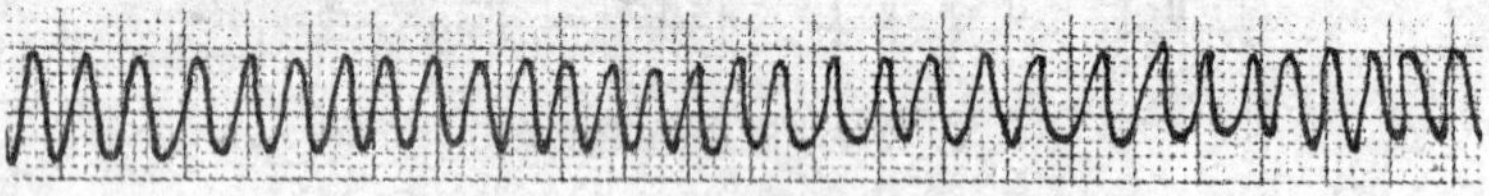

A. 心室扑动

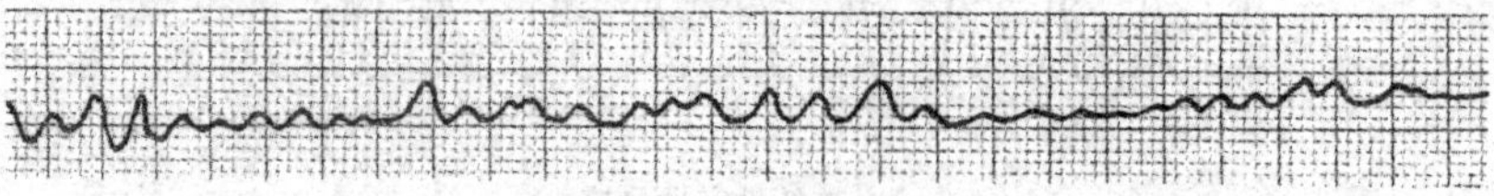

B. 心室颤动

图8-9 心室扑动和心室颤动

治疗与护理:发生室颤时,立即进行非同步直流电除颤。在除颤器准备好以前,可先行有效的心肺复苏术。

五、缓慢性心律失常

1. 窦性心动过缓(sinus bradycardia) 窦性心律频率低于60次/min,称为窦性心动过缓。常见于老年人、睡眠状态、运动员和迷走神经张力过高者。心率多在45次/min以上、偶有低于40次/min者,一般不引起明显症状;但心率过于缓慢或伴有器质性心脏病时,可有头昏、乏力、胸闷或心功能不全甚至晕厥等症状。

心电图特点:窦性P波,P波频率低于60次/min,P-R间期大于0.12秒(图8-10)。

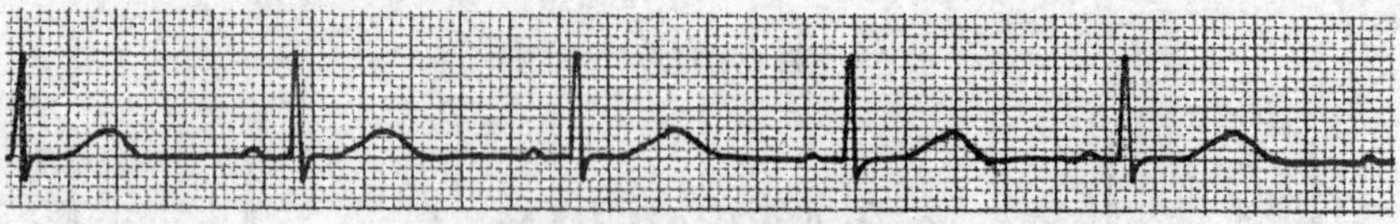

图8-10 窦性心动过缓

治疗与护理:无症状的窦性心动过缓通常无需治疗,主要处理为祛除病因,如心率过慢的症状明显时可使用阿托品、麻黄碱或异丙基肾上腺素等药物适当增加心率。症状不能缓解者可考虑安装心脏起搏器治疗。

2. 病态窦房结综合征(sick sinus syndrome, SSS) 指由于窦房结及周围组织的病变造成其起搏和(或)冲动传出障碍而引起一系列心律失常。

心电图特点:心电图表现以明显的窦性心动过缓、窦性停搏、窦房阻滞为基本特点,可伴有交界性逸搏、阵发性室上速、阵发性心房颤动等,形成心动过缓-心动过速综合征(图 8-11)。

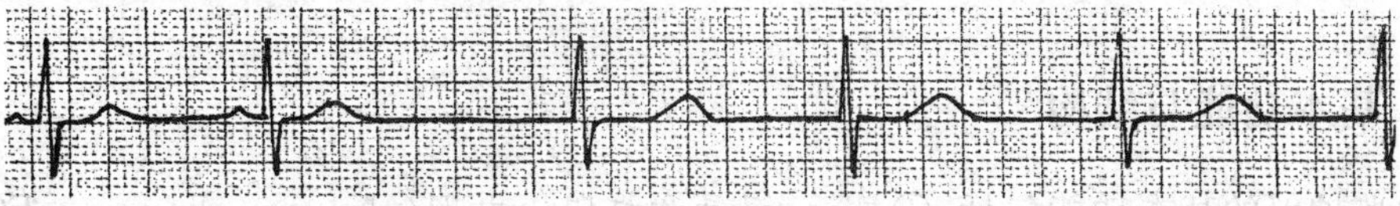

图 8-11 病态窦房结综合征

治疗与护理:SSS 的救治原则是治疗病因,维持适当心率,安装永久起搏器,具体措施包括:①病因治疗,改善心脏血液供应,纠正电解质紊乱,治疗原发病,停用影响窦房结功能的药物,如β-受体阻滞剂、洋地黄制剂等;②维持适当心率,有严重窦性心动过缓或有心脑肾缺血症状者可选用阿托品、麻黄碱、异丙肾上腺素、氨茶碱等药;③人工起搏器治疗,是治疗病窦综合征最有效方法。

3. 房室传导阻滞(atriovontricular block) 是指病变影响房室结组织,使室上性冲动下传心室发生障碍,部分或完全不能下传。根据其心电图表现和严重程度分为Ⅰ度、Ⅱ度(包括Ⅰ型和莫氏Ⅱ型)和Ⅲ度。由于Ⅰ度和Ⅱ度Ⅰ型房室传导阻滞预后好,不引起临床症状,除需要观察病情进展外,一般不需要特殊处理,故在此仅介绍Ⅱ度Ⅱ型和Ⅲ度房室传导阻滞。

心电图特点 ①Ⅱ度Ⅱ型房室传导阻滞(莫氏Ⅱ型):P-R 间期正常或延长但固定不变,P 波突然不能下传,QRS 波脱落;②Ⅲ度(完全性)房室传导阻滞:所有的 P 波均不能下传,心室由结性或室性逸搏心律所控制,P 波与 QRS 波无对应关系,P 波频率大于 QRS 波频率(图 8-12)。

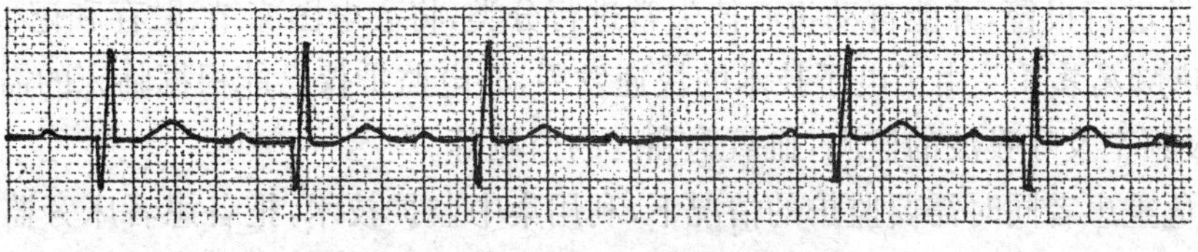

A. 房室传导阻滞(莫氏Ⅱ型)

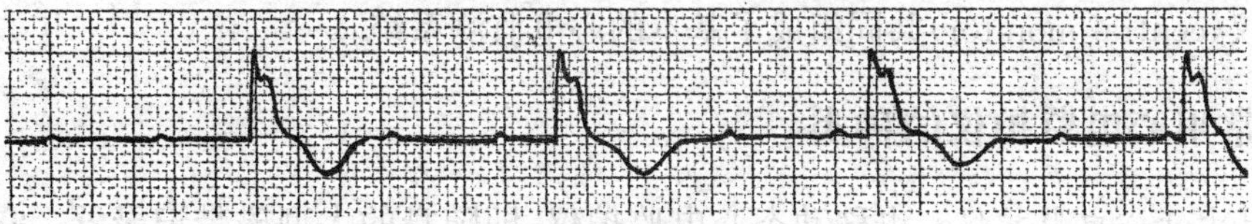

B. 房室传导阻滞(Ⅲ度)

图 8-12 房室传导阻滞

治疗与护理:主要措施是病因治疗、心室率的药物控制及安置起搏器治疗,包括:①去除诱因,如治疗原发病,纠正高钾血症,降低颅内压等;②药物控制心室率,改善症状及防止阿-斯综合征发作。阿托品静脉注入或滴入,或使用异丙肾上腺素静脉滴注;③伴发阿-斯综合征应立即捶击心前区,进行胸外心脏按压及人工呼吸等复苏处理,以及行紧急导管起搏术;④人工心脏起搏,用于对药物治疗反应不满意,心律恢复不稳定,用药后出现不能耐受的不良反应或严重心律失常,或长时间房室结传导不能恢复的患者。

第三节 多功能监护仪的使用

一、基本功能与结构

心电监护仪的基本功能包括:①显示、记录和打印心电图(electrocardiogram, ECG)波形和心率(heart rate, HR)数字;②HR 报警上下限;③图像冻结,供仔细观察和分析;④数小时到 24 小时以上的趋势(回顾)显示和记录。

较高级的心电监护仪尚可提供心律失常分析功能,如室性早搏次数报警和记录;S-T 段分析,诊断心肌缺血;ECG 与除颤起搏器相组合;集成不同的监测模块,如 S_pO_2、脑电双频指数、呼气末二氧化碳($P_{ET}CO_2$)等。心电监护仪的基本组成包括以下几部分。

(1) 心电信号输入 心电信号输入分有线及无线两种方式。有线信号输入是通过导线直接将与病人皮肤接触电极的心电信号引入监护仪内,称为"有线监测",是临床上最常用的方法。

无线信号输入是将与病人皮肤接触电极的心电信号,通过导线引入一小型携带式无线电心电信号发射装置盒,再通过无线电波将心电信号传到心电监护仪或中心监护站的接收器,通过解码、放大、还原为心电波,称为"遥控监测"。

(2) 显示器 目前采用较多的是存贮显示器,其特点是可以处理并贮存信息。

(3) 记录器 除简易的床旁监护仪不带记录器外,多数监护仪都带有记录装置。

(4) 报警装置 最初的心电监护报警仪限于心率,由于电脑技术的推广应用,目前已能对某些心律失常进行报警,并能自动将心律失常进行分类,将心电图冻结、贮存和记录。

(5) 其他附属装置 由于电子技术的快速发展,心电监护仪已能根据临床的需要而扩展功能,包括呼吸频率及呼吸波的监测,血氧饱和度的监测等。

在多个危重患者同时需要监护的情况下,利用集中监护技术,把各患者床旁监护仪获取的信号处理后传输到一台监护器上集中显示,形成中心监护仪。床旁监护仪(bedside monitor)和中心监护仪(central monitor)共同组成了基本的心电监测系统。

二、常用心电监护仪的种类

(1) Holter 心电监护仪 也称动态心电监护仪,即随身的大型磁带记录器。它可通过胸部皮肤电极描记日常活动者 24 小时 1~2 个导联的心电图,然后将记录磁带进行快速回归分析,把异常心电图和日常活动的量、时间及出现的自觉症状相联系,便于在动态中观察 ECG,了解一些不易察觉的暂时性改变。

(2) 遥控式心电监护仪 可同时监测 4~6 个病人,遥控半径达 30 m,有数字储存型示波器,数字显示心率和室性早搏次数,有心电波形,有高限和低限心率报警系统,并有心律失常的自动检出、报警、分类、计数和记录等电脑装置。

(3) 多功能床旁监护仪　随着电脑技术的发展，目前的心电监护仪正向多功能多参数发展，已呈普及之势。

三、导联的选择与安置方法

临床心电监测本质上是动态阅读长时间记录的常规体表心电图。为了操作简便，通常采用简化的心电图导联来代替标准体表心电图导联系统，其连接方式有别于常规心电图12导联。

1. 导联的选择　目前推荐胸前综合监护导联或改良的标准导联图形进行监护，该导联记录的心电图图形比较清晰，受肢体活动干扰少，但所描记的心电图不能按常规心电图的标准去分析ST-T改变和QRS波形形态。监护导联多为3个电极，即正电极、负电极和接地电极，且标有不同颜色加以区分。其放置方法有以下几种。

(1) 综合Ⅰ导联　负极在右锁骨中点下缘，正极置于左锁骨中点的下缘，接地电极置于右侧胸大肌下方。此导联不影响常规心电图描记，但QRS波振幅较小，综合Ⅰ导联的波形类似标准Ⅰ导联(图8-13)。

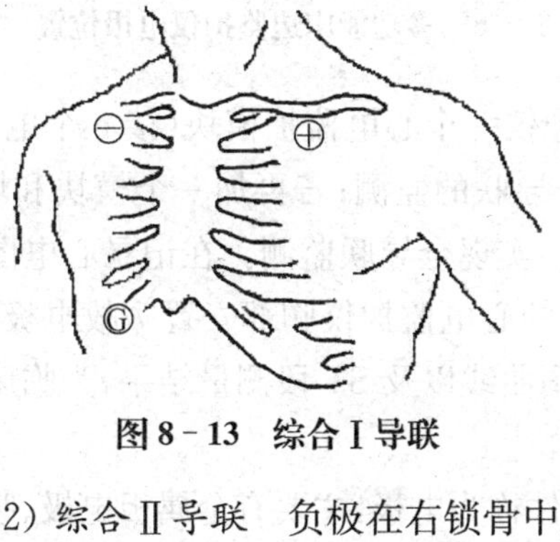

图8-13　综合Ⅰ导联

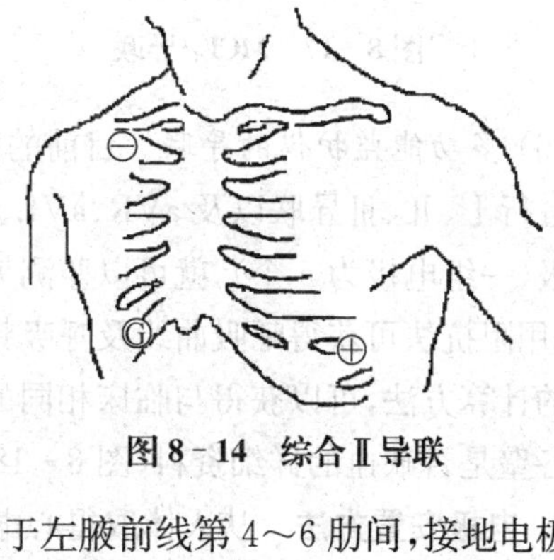

图8-14　综合Ⅱ导联

(2) 综合Ⅱ导联　负极在右锁骨中点下缘，正极放于左腋前线第4～6肋间，接地电极置于右侧胸大肌下方，心电图波形与V_6导联相似，波幅较大，但电极脱落机会较多(图8-14)。

(3) 综合Ⅲ导联　负极置于左锁骨中点外下方，正极置于左锁骨中线肋弓上缘，接地电极置于右侧胸大肌下方。心电图波形近似于标准Ⅲ导联(图8-15)。

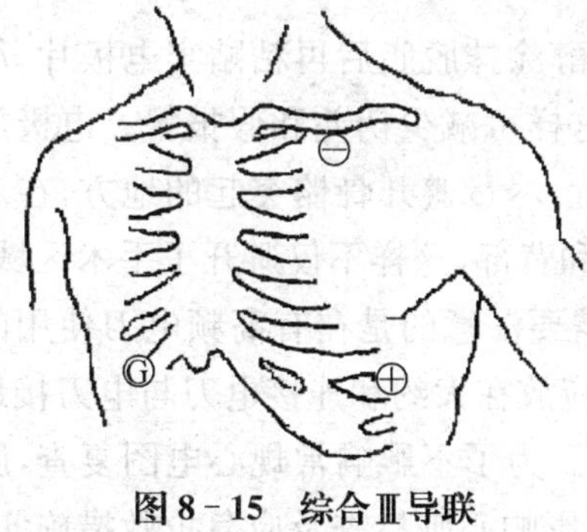

图8-15　综合Ⅲ导联

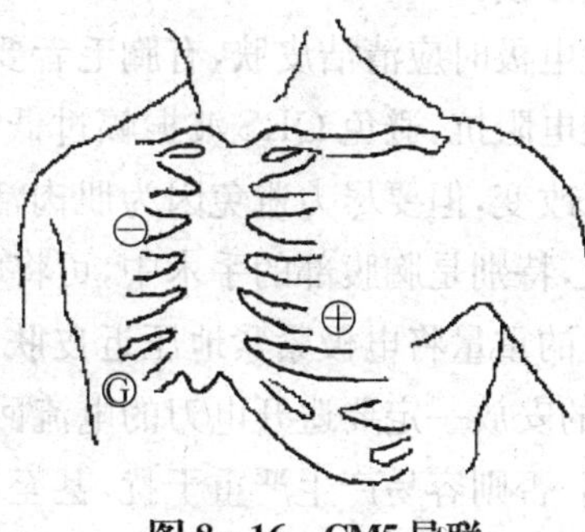

图8-16　CM5导联

(4) CM5导联　负极置于胸骨柄，正极置于左腋前线第5肋间，接地电极置于右腋前线第5肋间隙处(图8-16)。

(5) MCL$_1$ 导联　负极在左锁骨中点下下侧，正极置于胸骨右缘第 4 肋间隙，接地电极置于右侧胸大肌下方或右肩。其优点为 P 波较清楚，缺点是电极易脱落(图 8－17)。

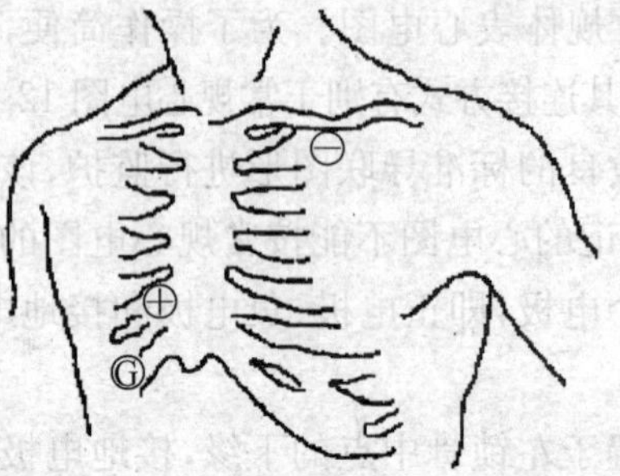

图 8－17　MCL$_1$ 导联

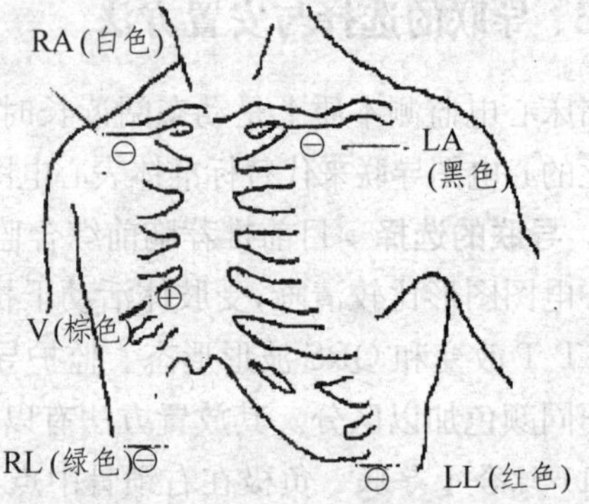

RA(白色)，锁骨下靠近右肩；RL(绿色)，右下腹；LA(黑色)，锁骨下靠近左肩；LL(红色)，左下腹；V(C)(棕色)，心电图 V$_1$ 导联的位置(第二个心电模块的电极分别安放在 V$_2$～V$_6$ 位置)

图 8－18　多功能床边监护仪电极位置

(6) 多功能监护仪的导联　目前的多功能床边监护仪一个心电监护模块(接 5 个电极)可同时进行Ⅰ、Ⅱ、Ⅲ导联以及 aVR、aVL、aVF 和 V$_1$ 7 个导联的监测；若再加一个模块和增加 5 枚电极(一组电极为 5 个)，就可以监测另外 5 个胸导联，实现全导联监测。在记录心电图的同时，采用阻抗法可获得呼吸曲线及呼吸频率。更新一代的心电监护仪胸部安置 7 枚电极，通过专门的计算方法，可以获得与临床相同的 12 导联心电图曲线以及 ST 段测量结果，为临床提供心脏各壁是否缺血的详细资料(图 8－18)。

2. 电极安置方法　从人体取得心电信号的敏感元件称为电极，主要有金属板电极、吸杯电极、浮动型电极、按扣型电极等几种形式，心电监护多采用一次性黏附按扣型电极，该电极由塑料膜或泡沫圆盘涂上黏结剂而成，黏结剂起固定电极于病人皮肤的作用，圆盘中央嵌有金属小扣，皮肤面充以导电胶(糊)，以减少电极于皮肤间的阻抗，向外的金属小扣则与监护仪的电极导联线相扣接。

安置电极时应清洁皮肤，有胸毛者要剃毛，再用乙醇涂抹脱脂后再粘贴牢电极片，尽可能降低皮肤电阻抗，避免 QRS 波振幅过低或干扰变形，这样可减少伪差和假报警。电极放置的位置可以改变，但要尽力避免因为肌肉活动引起的干扰，尽量避开骨骼突起的地方，在术中监护的病人，特别是胸腹部的手术中，可将电极移至后肩和背部，这样不仅避开了手术区域，还能借助病人的重量将电极紧紧地压近皮肤，一举两得。需要注意的是在有高频电刀使用的手术中，电极的安放一定要避开电刀的电流回路，几个电极应放在大约和连接电刀与电刀接地板的等轴距离，否则容易产生严重干扰，甚至将监护仪损坏。为了不影响常规心电图复查，胸电极不宜放在 V$_1$～V$_6$ 的位置，可取下一肋间位置。为了不影响心脏检查及应急抢救措施实施，如心脏听诊、电击复律等，对需要采取这些措施者要避开左胸导联。电击复律不会对多功能监护仪造成损害，故在复律时不必仅断开监护仪和电极之间的联接或切断监护仪的电源；除颤电击后监护仪可有短暂的波形显示的紊乱，如果电极安放位置正确，很快就可以恢复正常显示。

3. 常见故障及原因

(1) 严重的交流电干扰　常见，可能的原因为电极脱落、导线断裂及导电糊干涸等。

(2) 严重的肌电干扰　这是因为电极放置的位置不好，当电极安装在胸壁肌肉较多的部位时可以引起上述情况。

(3) 基线漂移　可能原因为病人活动或电极固定不良，若是基线漂移，则判断心电图 ST 段时应特别谨慎。

(4) 心电图振幅低　可能的原因有正负电极间的距离太近，或是两个电极之一正好放在心脏梗死的部位的体表投影区，或发报机电池耗竭。

4. 注意事项

(1) 必须牢记监护仪仅是为了监测心律变化的，不应以此去分析 ST 段异常或试图更详细地解释心电图，也不作为诊断心脏器质性病变的依据，如有必要应及时做 12 导联心电图以助分析诊断。

(2) 应选择最佳的监护导联放置位置，以获得清晰的心电图波形。

(3) 若有异常，应考虑病人的一般状态，电极和导联线的连接、灵敏度的校准(增益)和导联的选择等问题。

第四节　临时起搏与电复律的护理

一、临时起搏与护理

用低流量电脉冲暂时或长期(永久)地刺激心脏，使之发生激动，以治疗严重的心动过缓，防止在缓慢心率基础上发生或反复发生的快速心律失常，临床上称为人工心脏起搏技术或抗心动过缓起搏(antibrady cardiac pacing)，简称为心脏起搏(cardiac pacing)。心脏起搏也可以用以中止或控制除颤动以外的室上性和室性快速心律失常，称为抗心动过速起搏(antitachy cardiac pacing)。另外，埋植型心脏自动除颤器(AICD)和埋植型心律转律除颤器(ICD)目前也已广泛用于临床。心脏起搏方式可以分为临时性心脏起搏和永久性心脏起搏，本节主要介绍临时性心脏起搏。

临时性心脏起搏一般分为非侵入性心脏起搏和侵入性心脏起搏。

1. 非侵入性心脏起搏　为临时性心脏起搏法，需在胸壁贴上电极，使大量的电流由皮肤经电极进入。

1) 适应证　①有症状的心搏过缓，如心排量减少，意识清醒程度降低、低血压、胸痛、呼吸短促；②窦房结功能障碍及二度传导阻滞和三度传导阻滞所引致的心搏过慢；③心搏停止，包括去颤后心搏停止；④不适合接受侵入性心脏起搏器的情况，包括免疫系统受抑制、出血性疾病和应用会促发出血的药物，如血栓溶解剂；⑤可能引发恶性心律失常，如急性心肌梗死、去颤后的心动过缓及洋地黄中毒等；⑥反复性心室纤维颤动；⑦反复性室性心动过速及房性心动过速。

2) 禁忌证　①开放型胸部创伤；②长时间心搏停止；③心电-机械分离(EMD)；④大范围的心肌创伤。

2. 侵入性临时心脏起搏

1) 侵入性心脏起搏的分类

(1) 紧急性临时心脏起搏　①主要应用于因心率发生突然缓慢而造成脑供血不足，如急性心肌梗死、病毒性心肌炎、洋地黄中毒；②应用目的是治疗，在最短时间内恢复正常心律以保证重要器官的供血；③要求迅速、准确、用静脉穿刺及漂浮导管进行起搏。

(2) 选择性临时心脏起搏　①主要目的是预防，如双束支传导阻滞患者在接受全身麻醉及大手术、急性心肌梗死后二度Ⅱ型房室传导阻滞有可能发展为完全性房室传导阻滞以及在进行永久性心脏起搏前的保护性起搏；②时间较从容，可在手术室或导管室内进行；③可选择静脉切开或穿刺法。

2) 侵入性心脏起搏的监护

(1) 置入前　①向病人解释操作过程；②急救用品准备妥当；③可先给病人镇静剂以减轻焦虑、不安。

(2) 置入时　①协助病人采取平卧或垂头仰卧，以防产生空气栓塞；②密切监测心电图的变化，观察电极导管进入血管及心腔的位置，密切注意有无出现室早或室颤现象，如有需要，应及时调整导管的位置；③当电极导管置放好后，接至起搏器；④设定适宜的起搏参数(感知度、输出电流及起搏频率)；⑤电极缝合固定于穿刺处，暴露的电极需无菌覆盖。

(3) 置入后　①密切监测心电图和生命体征及血电解质的变化；②起搏器置放妥当，以免误动设定值；③监测12导联心电图及胸部X线片，确定电极位置；④告知患者于置入后24～48小时，尽量减少活动，避免电极移位、脱落；⑤观察穿刺部位，适时更换敷料；⑥ 观察有无出现呃逆或腹肌抽动现象。

二、电复律技术与护理

电复律术是通过电能来治疗异位快速性心律失常，使之转复为正常窦性心律的方法。由于电复律具有安全、迅速、高效而又操作简便的特点，目前已成为临床一种常规的治疗方法。

电复律的机制是指在短时间内给心肌通过一定能量的电流，使所有的心肌纤维在瞬间同时除极，抑制心肌内异位兴奋灶和打断折返途径，还能延长心肌不应期，从而使自律性最高的窦房结恢复其起搏点的作用。

电复律的方式分为体外电复律(非同步电复律和同步电复律)及体内除颤，本节主要介绍体外电复律。

1. 非同步电复律(电除颤)　患者发生心室颤动或血流动力学改变的室性心动过速最有效的治疗方法就是电除颤。成功除颤的机会转瞬即失，除颤时机的选择是治疗室颤的关键，每延迟1分钟除颤，复苏成功率下降7%～10%。除时间因素，仍需选择适当的能量，以能达到除颤的效果并要尽量减少电流对心脏的损伤。复发室颤时应给予先前有效的除颤能量水平电击。

1) **操作步骤**

(1) 备齐用物,除颤仪、导电膏或盐水纱布、酒精棉球、纱布、地盘线,必要时备地线。

(2) 向病人家属说明病情及除颤事宜、征得家属同意。

(3) 将病人去枕平卧于木板床上,检查并除去金属及导电物质,松解衣扣,暴露胸部。

(4) 打开机器电源开关,将多功能按钮旋转至非同步除颤位置。

(5) 联接心电监护,电极片粘贴牢固以减少信号噪声和干扰。

(6) 选择电击部位　左右位:两电击板分别置于胸骨右缘第2、3肋间及左侧心尖处。将标有Sternum的电极板放置在病人胸部右侧锁骨中线第2~3肋间,标有Apex的电极板放置在病人胸部左侧心尖处;前后位:两电击分别置于左肩胛下区及胸骨左缘第四肋间水平。

(7) 快速用酒精棉球将电击部位皮肤去脂擦红,范围同电极板大小,避开监护导联线及电极膜,用干纱布擦干。

(8) 涂导电糊于电极板上,不可涂到手柄上。将两只除颤板相互轻轻地摩擦将导电糊涂抹均匀。

(9) 能量选择:按要求确定合适的除颤能量。首次选择200 J,方法:可通过位于除颤仪前面板上或锁骨下除颤板手柄上的一对上下按键改变除颤能量,并在观察屏幕上显示。

(10) 充电:按下除颤仪前面板或除颤手柄上的充电键,当充电达到选择能量值时,位于左侧肋下手柄上的指示灯发光,并可听到连续的蜂鸣音。

(11) 放电除颤:两电极板紧压病人胸部,使电极板与皮肤紧密连接,用两拇指持续按压除颤手柄上的放电键迅速放电除颤(电击前要确定非同步状态、警告所有在场人员离开病人;电击时,严禁接触病人、病床以及其他连在病人身上的任何设备,以免出现意外电击)。

(12) 继续进行有效复苏(5个循环);并观察监护仪心电活动,描记心电图。

(13) 无效时可重复除颤,最大能量为360 J(参见第六章)。

(14) 关电源,用纱布擦净病人皮肤,擦净电极板,整理用物。

2) **护理配合与操作培训**

(1) 为了应对随时可能发生的室颤,除颤仪应随时处于待机状态。护士应建立使用检查记录能避免除颤设备性能障碍和不正确操作,而不适当的维护或电源故障通常是除颤仪性能障碍的主要原因。

(2) 有计划地接受急救培训。每3~6个月进行一次训练,具体包括:检查除颤仪的各个组成部位和开关,并演示如有病人发生心跳骤停后应进行的操作步骤,另外还包括责任心的培养等。

(3) 及时发现患者的病情变化,如患者出现心脏骤停,护士有责任实施心肺复苏,在有除颤仪的情况下,有权行电除颤治疗。

(4) 对高危人群的救护人员进行早期的除颤培训,使他们掌握在家人或是朋友可能发生心脏性猝死时如何进行CPR并使用除颤仪(参见第六章)的方法。

2. 同步电复律　同步电复律适用于:①药物治疗后无效的各种异位快速心律失常,如心房颤动、心房扑动、阵发性室上性心动过速、室性心动过速等;②伴有血流动力学改变的各种异位性快速心律失常;③性质不明的或并发于预激综合征的异位快速心律失常。

不宜电复律者:①洋地黄中毒;②不伴有症状,即使不治疗,室性心律也控制良好;③伴有病态窦房结综合征的异位快速心律失常;④以前曾经有过 2 次电复律但均不能维持窦性心律者;⑤左房内径>45 mm,心房颤动持续存在;⑥房颤或房扑伴有高度或完全性房室传导阻滞;⑦心房电收缩活动恢复,但机械收缩功能丧失;⑧近期将接受心脏手术者;⑨不能耐受电复律后必须服用的抗心律失常药物治疗者;⑩心肌的急性炎症。

1) **术前准备**

(1) 应对患者进行详细的体格检查。

(2) 术前记录 12 导联心电图。

(3) 向患者及家属简述电复律的过程,解除思想顾虑,取得患者的合作,并签署知情同意书。嘱患者练习床上大小便。

(4) 对房颤或房扑的患者在电复律之前应维持抗心律失常药物治疗。无洋地黄中毒者不必于电转复前数天停药。其目的为有些患者在服药后心律有转复的可能性,另外可提高电复律的成功率,减少严重心律失常的发生及防止复发。

(5) 复律前有左房附壁血栓者需抗凝治疗 5～7 天,预防电复律后的栓塞并发症。

(6) 复查血气、电解质指标、纠正血液酸碱和电解质平衡紊乱。

(7) 复律前禁食 6 小时,嘱患者摘掉假牙,脱去套头衣服并去枕平卧。

(8) 准备好除颤仪、监护仪、呼吸机、心电图仪等并检查仪器设备的性能,保证功能完好。准备各种急救复苏设备器械和药品。

2) **护理配合**

(1) 建立静脉液路,必要时吸氧。

(2) 建立护理记录,测量血压,连接心电监护设备,选择以 R 波为主的导联进行监护,监测用电极片注意避开除颤部位。

(3) 遵医嘱使用少量镇静安眠药,如地西泮(安定)或咪唑安定等,直至睫毛反射消失,注意观察有无镇静剂引起的呼吸抑制现象,现场应有熟知气管插管等技术的医生。

(4) 术前 5～10 分钟起至术中给予患者 100%的氧气吸入,必要时用气囊面罩辅助其呼吸,避免发生低氧血症。

(5) 选择同步性能,根据心律情况选择电功率。

(6) 电极板位置同前,按放电按钮;放电后电极板不要急于拿开,如示波器显示未转律可再次转律。

(7) 复律后立即进行心脏听诊,密切观察患者的呼吸、心律、血压,肢体活动状态。

(8) 继续护理记录及心电监测 4 小时,如无异常,可下床活动。

思考题

一、名词解释

创伤性动脉血压监测　肺动脉楔压

二、简答题

1. 阵发性室上性心动过速发作时，可采取哪几种手法治疗？

2. 急诊护士应如何配合抢救心律失常患者？

3. 请阐述心电监护的概念和意义。

4. 对室颤患者进行心肺复苏期间，心电监护导联的最佳安置方法是什么？应注意哪些问题？

三、论述题

在进行心电监护时，出现心电波形振幅过小。请简述可能的影响因素和对策。

四、病例分析

女性，62岁，有冠心病心绞痛病史10年。近2周来持续发生心悸，气短而就诊。体检：P 84次/min，BP 100/70 mmHg，HR 110次/min。心律绝对不规则，第1心音强弱不等，肺部听诊未闻及异常，ECG示P波消失，代之以f波，QRS波群间距绝对不规则。

(1) 该患者发生了何种心律失常？

(2) 试分析该患者快速心律失常与窦性心动过速心电监护波形有何不同。

(3) 此种心律失常易导致该患者发生哪两种最常见并发症？

(4) 若想减慢心室率，首选哪一类药物？其他还可以选择哪些药物？

(5) 若患者心率增快至156次/min，出现心绞痛症状，应如何处理？

（于　健　谭金华）

第九章 呼吸功能的监护

学习目标

1. 知道静态肺容量的基本项目。
2. 掌握氧合作用指标监测基本项目。
3. 理解血气分析参数正常值及临床意义。
4. 掌握酸碱失衡的判断方法,并能在实际工作中熟练应用。
5. 了解机械通气的适应证和禁忌证。
6. 熟练掌握呼吸机的使用和维护,了解机械通气模式的选择及呼吸机参数设置和调节。
7. 了解机械通气的常见并发症及其防治。
8. 学会人工气道的固定、人工气道的湿化及吸痰等护理操作。

第一节 呼吸功能监测

呼吸功能监测是急重症监护过程中重要的一个环节,患者的通气功能、换气功能、呼吸运动情况等是呼吸功能监测的基本内容。虽然呼吸功能监测中各个指标的正常与否都代表了不同的临床意义,但为了对呼吸功能进行全面、系统、规范的评价,应该将多个指标进行综合判断。

一、基本参数

1. 通气功能监测 肺和胸廓有规律地扩张和收缩,使肺容量不断地改变,让新鲜空气进入肺泡,并排出经过气体交换的肺泡气,这就构成了肺的通气,肺通气是肺功能的重要组成部分。肺通气功能的监测包括监测静态肺容量、动态肺活量等方面。

1) **静态肺容量** 包括以下参数,是呼吸功能监测的基本项目。在危重病人,往往是在机械通气时获得部分参数。

(1) 潮气量(tidal volume, VT) 是指在平静呼吸时,每次吸入或呼出的气量,其中约有25%来自胸式呼吸,75%来自腹式呼吸。可用肺功能监护仪器或肺量计直接测定。正常自主呼吸时潮气量一般为5~7 ml/kg体重,男性略大于女性,平均为500 ml。

(2) 深吸气量和补吸气量 深吸气量(inspiratory capacity, IC)是指自平静呼气末再用力吸气,吸至不能吸为止,所能吸入的最大气体容量;补吸气量(inspiratory reserve volume, IRV)是指在平静吸气后,用力做最深吸气所能吸入的气量,或称吸气储备量。补吸气量是深吸气量中的一部分,深吸气量=补吸气量+潮气量(IC=IRV+VT)。深吸气量和补吸气量反映肺和胸廓在静态状态下的最大膨胀度。

(3) 深呼气量和补呼气量 与深吸气量和补吸气量相仿,深呼气量(expiratory capacity, EC)是指用力吸气至不能吸为止后用力呼气至平静呼气末所能呼出的气体容量,通常等于深吸气量;补呼气量(expiratory reserve volume, ERV)指在平静呼气末再用力做最大呼气至不能呼为止所能呼出的气体容量。可用肺功能监测仪测定,同样能反映肺、胸的弹性和呼气肌的力量。

(4) 残气量与功能残气量 残气量(residual volume, RV)亦称余气量,是指一次用力呼气后,肺内残留的全部气量。功能残气量(functional residual capacity, FRC)是指平静呼气后肺内所残留的气量。即 FRC=ERV+RV。残气量无法呼出,所以不能通过一般肺量计测得,可应用氦气稀释法或氮气稀释法测定。RV 正常范围为 1.5~2 L,起着缓冲肺泡内气体分压,防止呼吸过程中小气道闭塞的作用。FRC 在呼吸气体交换过程中,缓冲肺泡气体分压的变化,减少通气间隙时对肺泡气体交换的影响。RV 与 FRC 均是反映肺泡静态膨胀度的主要指标。

(5) 肺活量(vital capacity, VC) 是指最大吸气之后缓慢呼出的最大气量(呼气肺活量)或最大缓慢呼气后用力吸入的最大气量(吸气肺活量)。正常成年男性为 3.5 L,女性为 2.4 L。VC 为最常用的测定项目之一,它反映肺每次通气的最大能力,即反映肺胸廓最大扩张和收缩的呼吸幅度。它受呼吸肌力强弱、肺组织和胸廓弹性及气道通畅的影响。

(6) 肺总量(total lung capacity, TLC) 最大吸气后存留于肺部的全部气量。正常成年男性为 5.0 L,女性为 3.5 L。

2) 动态肺容量 动态肺容量为单位时间内进出肺的气体量,主要反映气道的状态。

(1) 每分钟通气量(minute ventilation, VE) 是指在静息状态下每分钟吸入或呼出呼吸器官的气体量。VE=VT×呼吸次数,正常成人约为 6 L/min(5~7 L/min)。通常每分通气量>12 L/min为过度,<3 L/min 为不足。

(2) 每分钟肺泡通气量(alveolar ventilation, VA) 又称有效通气量,即在静息状态下每分钟吸入气量中能达到肺泡进行气体交换的有效通气量。VA=(VT-死腔量)×呼吸频率,正常值为 4.2 L/min,潮气量增加,呼吸频率减少,对提高肺泡通气量有极大的作用。

(3) 死腔量 也称生理死腔量(dead volume, VD),分为解剖死腔量和肺泡死腔量。解剖死腔量系从口腔到细支气管这部分在呼吸周期中不参与气体交换的量。肺泡死腔量是指肺泡通气良好而相应的血流灌注不良时,气体交换不能充分进行的那部分无效通气量。正常人肺泡死腔量极小,可以不计。

(4) 时间肺活量(time vital capacity, TVC)与用力肺活量(forced vital capacity, FVC) TVC 指用力吸气至不能吸为止,然后用力呼气,计算第 1、2、3 秒呼出气体容量占最大用力肺活量(FVC)百分比,表示为 FEV_1/FVC。正常人 $FEV_1/FVC>70\%$。

(5) 最大呼气中段流量(maximal midexpiratory flow, $MMEF_{50\%\sim75\%}$或 $FEF_{25\%\sim75\%}$) 计算一次用力呼气过程中,呼气在 25%~75%VC 水平和 50%~75%VC 水平的呼气流速,即最大用力呼气中段流速。正常成人男性为 3.36 L/s,女性为 2.28 L/s。

(6) 流量-容积(flow-volume, F-V)曲线 F-V 曲线是以流量为纵轴,容积为横轴,描述一次用力呼气过程中，整个不同肺活量水平的呼气流速。F－V曲线测定价值与MMEF测定价值不同点是：F－V曲线测定的流速均是某一肺活量水平的瞬间呼气流速，而MMEF是某一肺活量水平的平均流速。从某种意义上讲，FV曲线测定更能反映呼气流速的实际情况。

3）动脉血二氧化碳分压($PaCO_2$)　$PaCO_2$是指溶解在血浆中的二氧化碳所产生的压力，由于$PaCO_2$是肺通气功能与二氧化碳产生量平衡的结果，因此它是反映通气功能的常用指标。临床常用于评价病人通气量的足够与否，指导机械通气。正常值为35～45 mmHg。决定$PaCO_2$的因素有：CO_2的产生量、肺泡通气量和呼吸频率。

2. 气体交换功能监测　肺内气体交换，不仅有赖于肺泡各部位通气与血流比率的均衡，还有赖于良好的氧合作用和氧交换效率。

1）氧合作用指标监测

(1) 动脉血氧分压(PaO_2)　指溶解在动脉血浆内的氧所产生的张力，PaO_2是决定氧运输量的重要因素。健康人在海平面呼吸空气时，PaO_2的正常值为80～100 mmHg，低于正常值提示缺氧，当$PaO_2 < 60$ mmHg时，临床可诊断低氧血症。测定PaO_2需要采取动脉血样通过血气分析获得。

(2) 动脉血氧饱和度(SaO_2)　SaO_2是指动脉血液中血红蛋白在一定氧分压下与氧结合的百分比，即氧合血红蛋白占血红蛋白的百分比，正常值为95%～100%。

(3) 混合静脉血氧分压(PvO_2)及静脉血氧饱和度(SvO_2)　PvO_2与SvO_2是了解肺气体交换及周围循环灌注水平的一项综合指标。临床上把测量静脉血氧饱和度作为组织氧合监测的方法。SvO_2正常值约为75%。

2）氧交换效率的监测

(1) 动脉血氧分压/吸氧浓度(PaO_2/FiO_2)　PaO_2/FiO_2是反映氧合作用及气体交换效率的最简化指标，PaO_2/FiO_2正常为400～500 mmHg。肺通气/血流比例失调、弥散功能障碍及动、静脉血分流均可使PaO_2/FiO_2比值下降。

(2) 动脉-肺泡氧气分压(PaO_2/PAO_2)　PaO_2/PAO_2是另一项床旁监测的简化指标，其对气体交换效率和氧合作用的估计较PaO_2/FiO_2更为准确。PaO_2/PAO_2的正常值为0.93。当气体交换及氧合作用障碍时，此值明显降低。

(3) 肺内分流(Qs/Qt)　肺内分流指心排血量中不经过肺毛细血管而直接进入体循环中的血流，Qs/Qt是判断肺内分流最准确的指标，可反映肺内通气与血流灌注比例是否正常。Qs/Qt正常值为3%～5%。分流增加可见于以下情况：左至右分流的先天性心脏病，肺不张和肺萎缩，严重肺部感染，肺水肿及急性呼吸窘迫综合征(ARDS)等。

(4) 肺泡气动脉血氧分压差($P_{A-a}O_2$)　$P_{A-a}O_2$是一项换气功能的指标，无法直接从血气分析的结果中测得，一般可在血气分析的基础上，依公式计算得出，即$P_{A-a}O_2 = P_AO_2 - P_aO_2$。其正常值为15～30 mmHg，临床价值是有助于分析低氧血症产生的原因。

3. 呼吸运动监测　呼吸运动的变化反映了呼吸中枢功能、呼吸肌功能、胸廓的完整性、肺功能、循环功能的情况，呼吸运动的观察在临床上简单方便，而且直观、可靠、综合性强。

(1) 呼吸频率(respiratory rate, RR)　RR 指每分钟的呼吸次数。它反映患者通气功能及呼吸中枢的兴奋性,是呼吸运动监测的最简单项目。正常成人 12～18 次/min,小儿随年龄减少而增快,新生儿 40 次/min。

(2) 呼吸的幅度、节律和呼吸周期比率　呼吸幅度是指呼吸运动时病人胸腹部的起伏大小,呼吸节律是指呼吸的规律性,呼吸周期比率是指呼吸周期中吸气时间与呼气时间之比(吸呼比)。吸呼比正常为 1∶2～1∶1.5。

(3) 胸腹式呼吸活动的观察　胸式呼吸是指以胸廓活动为主的呼吸,腹式呼吸是指以腹肌运动为主的呼吸。一般男性及儿童以腹式呼吸为主,女性以胸式呼吸为主,但实际上两种呼吸方式很少单独存在或截然分开。

二、动脉血气和酸碱指标

自从 1776 年首先对血液酸碱度的描述至今,血气分析已经成为临床上广泛应用的检查项目之一。目前血气分析在临床上主要用于评价病人的氧合功能、通气功能和酸碱失衡状况及其变化趋势,血气分析的各项指标无论在危重症患者病情的诊断与鉴别诊断,还是在决定治疗方案以及在治疗效果的监测方面,都有着特殊的意义。临床上,血气一般指血液中所含的氧气和二氧化碳气体。通过血气分析,可以得到的指标一般有三类:酸碱、氧合和通气指标,直接测定的指标通常只有三个:酸碱度、二氧化碳分压和氧分压。通过公式计算得出的指标是血氧饱和度、重碳酸盐、碱剩余、氧合量和氧合指数等,本节主要介绍血气分析的各项指标及其临床意义。

1. 血气分析参数正常值及临床意义

1) pH 值　血液酸碱度,是[H^+]负对数。

(1) 正常值　动脉血气中的 pH 为 7.35～7.45,平均为 7.40。静脉血比动脉血 pH 低 0.03。以[H^+]表示,正常为 35～45 nmoL/L,平均 40 nmoL/L。

$pH = PK + \log HCO_3^- / \alpha \cdot PaCO_2$ (α 为 CO_2 溶解系数,正常为 0.03),公式中两个变量的高低决定了 pH 值的大小,任何一个变量都可以影响 pH 值的改变,pH 值是一个综合的指标,既受代谢因素的影响,又受呼吸的影响。

(2) 临床意义　pH ＜ 7.35 为失代偿性酸中毒或酸血症(失偿性代酸或是失偿性呼酸)。pH ＞ 7.45 为失代偿性酸中毒或碱血症(包括失代偿性代碱或失偿性呼碱)。pH:7.35～7.45 正常,无酸碱失衡;代偿了的酸碱紊乱(既有酸碱失衡,但是代偿);互相抵消的酸碱紊乱,可能是 2 种、3 种,pH 变化方向相反而相互抵消表现为“正常”,如代酸＋代碱,呼酸＋代碱等。

2) $PaCO_2$(动脉血二氧化碳分压)　是指物理溶解在动脉血中的 CO_2 所产生的压力。

(1) 正常值　35～45 mmHg(4.66～5.99 kPa),平均 40 mmHg(5.33 kPa)。

(2) 临床意义　由于 CO_2 的弥散能力很强,比氧大 25 倍,因此动静脉血中 CO_2 的差值很小。①判断肺泡通气量:$PaCO_2$ 正常,表示肺泡通气正常,$PaCO_2$ 降低表示肺泡通气过度,$PaCO_2$ 升高表示肺泡通气不足,两者成反比关系。②判断呼吸性酸碱失衡:呼酸时,$PaCO_2$ 应有原发性升高。大于 50 mmHg(6.67 kPa)时诊断呼吸衰竭。呼碱时,$PaCO_2$ 应有原发性降低。③判断代谢性酸碱失衡有否代偿及复合性酸碱失衡。代酸代偿后,$PaCO_2$ 降低,代碱代偿后,$PaCO_2$ 应升高。④诊断Ⅱ型呼吸衰竭必备的条件:按照血气分析将呼吸衰竭分为两种类型,即Ⅰ型和Ⅱ型。Ⅰ型呼吸衰竭:PaO_2 降低,$PaCO_2$ 降低或正常,pH 增高或正常。Ⅱ型呼吸衰竭:PaO_2 降低,pH 降低,$PaCO_2$ 升高应大于 50 mmHg(6.67 kPa)。

3) PaO_2(动脉血氧分压) 是指物理溶解于动脉血中的氧气产生的张力。氧在动脉血中溶解多少,与吸入气中氧分压(PiO_2)高低成正比例关系,而 PiO_2 的高低又决定于吸入气中的氧分量。

肺泡气的氧分量(FiO_2):鼻导管吸氧浓度 = 21 + 4 × 氧流量(L/min)。

吸入氧分压(PiO_2) = (760 − 47) × FiO_2

(1) 正常值 中青年 PaO_2 正常值为 90~100 mmHg(11.99~13.33 kPa)。PaO_2 随年龄的增加而降低,其年龄预计值公式为 PaO_2 = 103−年龄(岁)×0.42±3.5 mmHg。但年龄再增长,PaO_2 不应低于70 mmHg(9.33 kPa)。

(2) 临床意义 PaO_2 的临床意义主要有以下三个方面。

一是衡量有无缺氧及缺氧的程度:PaO_2 在 90~100 mmHg(11.99~13.33 kPa)或在年龄预计值以上为正常,低于此值为低氧血症。低氧血症多采用以下标准分级:60~90 mmHg(7.99~11.99 kPa)轻度缺氧;40~60 mmHg(5.33~7.99 kPa)中度缺氧;20~40 mmHg(2.67~5.33 kPa)重度缺氧。PaO_2<20 mmHg(2.67 kPa),大脑皮质细胞不能从血中摄取氧,生命将会停止。PaO_2 是反映机体氧供情况的重要指标,PaO_2 高低直接关系氧供。

二是诊断呼吸衰竭:呼吸衰竭的诊断标准为:①海平面,760 mmHg(101.31 kPa)大气压;②休息状态;③吸室内空气。测得的 PaO_2<60 mmHg(7.99 kPa),伴有或不伴有 $PaCO_2$ 升高,并排除右向左分流,肺动静脉漏,即可诊断。

三是诊断酸碱失衡的直接指标:实践证明,PaO_2<40 mmHg(5.33 kPa),机体乳酸产量增多;PaO_2<35 mmHg(4.67 kPa),血内乳酸增加 2 倍;PaO_2<30 mmHg(3.99 kPa),血内乳酸增加 3 倍。临床上有循环障碍,PaO_2<35 mmHg(4.67 kPa),可诊断为乳酸性代谢性酸中毒,如果循环功能尚好,PaO_2<30 mmHg(3.99 kPa),也可以诊断乳酸性代谢性酸中毒。

4) SaO_2(STA)动脉血氧饱和度 系指动脉血单位血红蛋白(Hb)携带氧的百分比。

(1) 正常值 96%~100%。

(2) 临床意义 SaO_2 与 Hb 的多少无关,而与 PaO_2 高低、Hb 与氧的亲和力有关。PaO_2 越高,SaO_2 越高。两者并非直线关系,呈"S"形曲线关系,即所谓 HbO_2 解离曲线。氧解离曲线可分为平坦段和陡直段两部分。PaO_2 在 60 mmHg(7.99 kPa),SaO_2 在 90%~100%,为平坦部分;而<60 mmHg,曲线处于陡直部分。氧解离曲线的这一特点,既有利于血液从肺泡摄取氧,又有利于氧在组织中的释放。同时氧与 Hb 的亲和力还受到温度、$PaCO_2$、pH、2,3 二磷酸甘油酸的影响。当 pH 降低,$PaCO_2$ 升高,温度升高及 2,3 二磷酸甘油酸增加时,曲线右移,HbO_2 容易释放 O_2 供组织利用;反之,上述各指标相反变化,曲线左移,HbO_2 结合牢固,O_2 不易释放出来,组织可利用氧气减少,会加重组织缺氧。

5) CaO_2(动脉氧含量) 指 100 ml 动脉血中携带 O_2 的毫升数,它包括与 Hb 结合氧的量,还包括溶解于血浆中的 O_2 的量。

(1) 正常值　16～20 ml/dl。

(2) 临床意义　CaO_2 受 PaO_2 与 Hb 质和量的影响。与 Hb 成正比，贫血时 CaO_2 下降；RBC 升高时，CaO_2 升高。肺功能受损时，CaO_2 下降；心功能受损时，CaO_2 下降。

6) AB(实际 HCO_3^-)　实际测得的动脉血中 HCO_3^- 含量，亦有以 HCO_3^- 表示。

(1) 正常值　25±3 mmol/L

(2) 临床意义　AB 受代谢和呼吸因素的双重影响。AB 下降为代酸或呼碱代偿；AB 升高为代碱或呼酸代偿；AB 正常，不一定正常，如呼酸合并代酸，应具体分析。

7) SB(标准 HCO_3^-)　取全血在标准状态下测得动脉血中 HCO_3^- 的含量为标准 HCO_3^-。

(1) 正常值　25±3 mmol/L

(2) 临床意义　由于排除了呼吸因素的影响，所以 SB 升高为代谢性酸中毒，SB 下降为代谢性酸中毒。正常情况下 AB＝SB。AB－SB＝呼吸因素。AB－SB 为正值为高碳酸血症，说明 AB＞SB，为 CO_2 潴留。若 AB－SB 为负值为低碳酸血症，说明 AB＞SB，为 CO_2 呼出过多。

8) BE(碱剩余)　在标准状态下，将每升动脉血的 pH 值滴定到 7.40 时，所用的酸或是碱的量。若滴定所需要的是酸，说明血内为碱性，BE 为正值；若滴定所需要的为碱，说明血内是酸性，BE 为负值。

(1) 正常值　±3 mmol/L，平均为 0。

(2) 临床意义　BE 的正值增大，表示代谢性碱中毒；BE 的负值增大，表示代谢性酸中毒。BE 临床意义与 SB 完全相同，故在用酸碱平衡诊断参数时，SB 与 BE 可任选其一。

9) BB(代表缓冲碱总量或碱储备)　是血浆中具有缓冲能力的负离子总量。主要包括 HCO_3^- 占 35%，红细胞内 HCO_3^- 占 18%，HbO_2 与 Hb 占 35%，血浆蛋白占 7%，有机磷和无机磷占 5%。

(1) 正常值　45～55 mmol/L

(2) 临床意义　BB 升高为代谢性碱中毒，或呼酸代偿；BB 下降为代谢性酸中毒，或呼碱代偿。

10) AG(血浆阴离子间隙)　是血浆中未定阴离子(UA)和未定阳离子(UC)之差。

(1) 正常值　7～16 mmol/L(中华医学会标准)。

(2) 临床意义　①APg 升高大多情况下提示代谢性酸中毒，包括乳酸性、酮酸性代酸和肾性代谢性酸中毒。②用于复合性酸碱失衡的鉴别诊断。有些复合性酸碱失衡应用 APg 在诊断上有独特意义。

11) TCO_2(二氧化碳总量)

(1) 正常值　28～35 mmol/L

(2) 临床意义　代谢性碱中毒，呼吸性酸中毒，呼酸代偿，TCO_2 增高；代酸，TCO_2 下降；呼碱，TCO_2 下降，呼碱代偿，TCO_2 下降。

2. 酸碱失衡的判断方法　在酸碱检查的参数中，最重要的是 pH 值、$PaCO_2$ 和 HCO_3^- 三项，在酸碱失衡的具体分析过程中，按以下方法进行。

1) **根据pH值确定有无酸血症或碱血症** pH值变量方向总与原发分量一致,代偿不会过度,也就是说,代偿分量改变不会超过原发分量改变。

2) **根据HCO_3^-与$PaCO_2$变量关系** 确定有无复合性酸碱失衡,当HCO_3^-与$PaCO_2$呈反向变量时,应诊断为复合性酸碱失衡。当HCO_3^-与$PaCO_2$呈同向变量时,即同时增加或减少时,有下列几种情况:

(1) **单纯型酸碱失衡** 两者关系属于原发性改变与继发性改变的关系。

(2) **复合性酸碱失衡** 决定代偿出现的时间和限度,该高的不高,该低的不低。超过"正常"升高,超过"正常"降低。

3) **代偿的时间** 体内代偿的方式有两种形式:即代谢分量代偿呼吸分量(肾代偿肺)和呼吸分量代偿代谢分量(肺代偿肾)。肺代偿起始于代谢分量发生变化后的30~60分钟,24小时达到高峰。肾脏的代谢则开始于呼吸分量发生变化后的12~48小时,5~7天方能达到高峰。

4) **代偿的限度** 是判断复合性酸碱失衡的主要依据。$HCO_3^- \geq 40$ mmol/L或≤ 15 mmol/L就是肾脏代偿的极限。慢性呼碱最大的代偿HCO_3^-应<40 mmol/L,若>40 mmol/L提示呼酸合并代碱。

5) **根据阴阳离子平衡原则**

(1) 当低钠血症时,阴离子中的HCO_3^-也相应下降,从而产生低钠性酸中毒。反之,高钠血症产生高钠性碱中毒。

(2) 当血氯升高时,要保持阴离子总数不变,HCO_3^-相应下降,升高多少,下降多少,产生高氯性酸中毒,同理低氯性碱中毒。

(3) 当AG升高时,HCO_3^-做相应下降,产生高AG代酸。AG正常值是16 mmol/L,当HCO_3^-下降是由氯和AG两种原因升高引起者,为高氯合并高AG代酸。

第二节 呼吸机的使用及护理

机械通气是通过呼吸机预置的压力和(或)容量给病人通气,帮助病人完成通气的一种呼吸支持疗法,是危重病人的重要治疗手段。临床应用机械通气的目的在于改善患者的通气与换气功能,为其他治疗赢得时间,帮助病人顺利度过危重期。

一、呼吸机的构成和类型

呼吸机的基本结构包括控制、供气和呼气3部分。控制部分是指呼吸机控制供气和呼气状态的主要结构,其各种参数均由人为设定;供气部分是给患者提供一定的吸气流量;呼气部分是让患者排出呼出气,呼气开始与结束及呼气末的压力均由控制部分控制。呼吸机的种类日趋多样,大致可分为定压型呼吸机、定容型呼吸机、多功能混合型呼吸机、高频呼吸机、负压呼吸机等。其中定压、定容和多功能混合型呼吸机又可归为正压通气机,也是临床最常用的呼吸机。而多功能混合型呼吸机集定压定容为一身,目前正朝智能化方向发展,是重症监护单元的首选类型。

1. 适应证 机械通气的主要适应证是各种原因引起的缺氧与二氧化碳潴留，有时也应用机械通气做肺内的雾化吸入治疗。

(1) 神经肌肉疾患引起的呼吸衰竭 属于泵衰竭，主要特点为呼吸驱动力不足。

(2) 上呼吸道阻塞所致呼吸衰竭 临床主要表现为呼吸困难，治疗关键在于及时建立人工气道，多数情况下需要进行气管切开。人工气道建立后，如病人 $PaO_2 < 60$ mmHg(8 kPa) 或 $PaCO_2 > 60$ mmHg(8 kPa)，或呼吸频率小于正常 1/3，或大于正常 2 倍(>35 次/min)时需要机械通气治疗。

(3) 急性呼吸窘迫综合征及其他呼吸衰竭 急性呼吸窘迫综合征(ARDS)、肺水肿、肺炎、支气管哮喘所致的呼吸衰竭主要表现为进行性缺氧，或进行性呼吸性酸中毒。如在吸氧浓度(FiO_2)达到 60%时，$PaO_2 < 60$ mmHg(8 kPa) 或 $PaCO_2 > 45$ mmHg(6 kPa)、pH < 7.30，则应开始机械通气治疗。

(4) 因镇静药等应用过量导致的呼吸衰竭 此类呼吸衰竭一般所需机械通气时间不长，为减少呼吸功消耗、防止呼吸突然停止以及防止误吸、确保呼吸道通畅，可早期建立人工气道，并进行机械通气治疗。当呼吸频率大于 30 次/min，或吸氧后 PaO_2 改善不理想，出现咳嗽无力等现象时，应立即建立人工气道，进行机械通气。

(5) 心肌梗死或充血性心力衰竭合并呼吸衰竭 此类呼吸衰竭的特点是通气功能一般良好，主要为气体交换障碍、氧耗量增加、低氧血症。适当应用机械通气可促进氧合作用、改善心肌缺血，也有可能减轻心脏负荷。但因正压机械通气有减少回心血量、降低心排血量之弊，应慎重考虑。

(6) 慢性阻塞性肺疾患呼吸衰竭急性恶化 因慢性呼吸衰竭机体代偿，虽严重低氧、二氧化碳潴留，机体仍可耐受。故机械通气适应证标准有别于其他病因所致呼吸衰竭。当 pH< 7.2～7.25、呼吸频率>30 次/min，或出现呼吸抑制、严重神志障碍时，应开始机械通气。

(7) 用于预防目的的机械通气治疗 在开胸手术后、脓毒血症、休克、严重外伤情况下，估计病人在短时间内有发生呼吸功能不全可能时，可预防性应用机械通气以防止呼吸衰竭的发生。

2. 禁忌证 一般来说，呼吸机治疗没有绝对的禁忌证。因为任何情况下，对危重病人的抢救和治疗，均应强调权衡利弊，如对病情复杂的病人，往往选择治疗方案时矛盾重重，这时就应权衡利弊，选择对病人利最大、弊最小的治疗方案。因此，下述只是相对禁忌证。

(1) 低血容量性休克 病人在血容量未补足以前，应尽量避免应用机械通气治疗，以免机械通气对循环系统的影响会加重原有的低血容量性休克。但当低血容量休克已造成呼吸功能障碍，低氧血症已危及病人生命时应毫不犹豫地应用机械通气，同时尽快补充血容量。

(2) 严重肺大疱和未经引流的气胸 严重肺大疱和未经引流的气胸，尤其是张力性气胸，在未建立胸腔闭式引流时禁忌应用机械通气治疗。对明确的气胸，应尽可能做到先建立胸腔闭式引流，然后再进行机械通气，病情不允许时应力争两者同时进行。

(3) 肺组织无功能 对某种原因使肺组织功能完全丧失的患者，呼吸机治疗可能无济于事,尤其是毁损肺。

(4) 大咯血　在气道未通畅前,也禁忌机械通气。此时应全力将气道保持通畅,使血液和血块顺利地被排出,否则正压通气只会加重血块的堵塞或使血液或血块进入更小的肺单位。

二、呼吸机的使用和维护

1. 呼吸机使用前的检查　呼吸机使用前一般要先接通气源和电源,接好外部管道和模拟肺,通电试机,观察机器有无故障,管道有无漏气,参数能否根据需要设置,参数显示是否准确,并运行 30 分钟左右,观察设置参数和显示参数是否一致,是否稳定,有无漂移,以便决定机器是否可以使用。目前多数呼吸机开机后都具有自检功能,按提示操作即可。

(1) 气密性检查:接上呼吸机的气源,连接好病人外部管道,包括湿化器,设定通气方式,将吸气时间设为最大,压力设在工作压力以上,测试时用手堵住"Y"形管的出口,观察气道压力表,如果气密性好,气道压力表在吸气相表头指针应该保持基本恒定,如有漏气则指针会下降。

(2) 气源供气检查:将呼吸机管路接好,接上模拟肺,设定需要的每分钟通气量、潮气量,然后用控制通气方式通气,观察呼吸机工作压力有无下降,如果压力表下降幅度很大,超过 5%,则需要进一步检查气源。

(3) 呼吸机设置参数检查:主要检查各种报警如压力上、下限报警,窒息报警和触发灵敏度等实际值与设置值是否一致。

2. 呼吸机使用的基本步骤　①根据呼吸机的种类不同按照说明书安装,将湿化器安装在湿化器架上,注入无菌蒸馏水至所需刻度,呼吸机管道按照送气、呼气的顺序连接好并接好温度传感器或呼气末二氧化碳浓度探头;②连接好呼吸机主机、空气压缩泵、湿化器电源并开机;③连接好高压氧及压缩空气(或压缩机开关);④根据病情调节好呼吸机的各参数,确定各报警限;⑤调节湿化器,试机并确认呼吸机工作状态;⑥随时监测患者心率、心律、血压、血氧饱和度、潮气量、每分钟通气量、呼吸频率及气道压等变化;⑦听诊双肺呼吸音,检查通气效果,30 分钟后行血气分析并根据结果调整通气参数。

3. 呼吸机使用过程中的维护　呼吸机在使用过程中除了需要持续监测心率、心律、血压、血氧饱和度、潮气量、每分钟通气量、呼吸频率及气道压等变化和做好各项常规护理外,呼吸机也需要做好维护。主要做好如下几点:①经常添加湿化罐内蒸馏水,使之保持在所需刻度处;②积水瓶处于朝下方向,随时倾倒积水瓶内的水,避免水反流入机器或患者气道内;③查看积水瓶是否接紧,管道是否漏气、有无打折;④查看空气进气口端或空气压缩机出气端的汽水分离器有无积水,机器的散热通风口有无堵塞现象;⑤呼吸机可自锁的轮子要锁住,防止机器移动;⑥电源插头应插得牢固,不宜把过多插头插在一个插座板上,尤其不能插在带开关的插座板上;⑦长时间使用呼吸机时应每日更换呼吸机管道和积水瓶,使用人工鼻的病人一般每 24 小时应给予更换。

4. 呼吸机使用后的保养和维护　呼吸机一次使用时间无论长短都要清洗、消毒、维护和保养。主要按照说明书要求定期更换易损件、调试或校正有关参数。一般用过一个病人后就应及时调试或校正有关参数。

（1）内外管路的拆卸和安装 按照各种呼吸机随机附带的说明书拆卸和安装需要清洁、消毒、保养和维护的各个部件。

（2）呼吸机的清洁和保养 ①管路部分多为硅（橡）胶、合金等，可用肥皂水清洗干净；②压力或流量传感器较为贵重，清洁时注意保护好测量部分和不允许接触水的部分；③主机内部的清洁、吸尘、调试和保养要求由专业工程技术人员完成；④机器外部可用湿纱布轻轻擦净后用紫外线消毒，禁用过氧乙酸擦洗或甲醛熏蒸；⑤需高温高压消毒的部分如有通过接头相互连接的要先分解开后再消毒；⑥主机消耗品的定期更换：呼吸机一般运行一定的时间或年限后，需要更换特定的消耗品。

三、机械通气模式的选择

机械通气的模式很多，选择时主要参照各种通气模式的特点和患者的具体病情。有时在呼吸机使用过程中还需要根据患者的病情变化，不断地调整和改变通气模式。

1. 机械控制通气（control ventilation，CMV） 也称间歇正压通气（intermittent positive pressure ventilation，IPPV）为目前治疗中最常用的通气方式，吸气时由呼吸机产生正压，将气流送入肺内，随吸气动作进行，压力上升至一定水平或吸入的容量达到一定水平，呼吸机即停止供气，呼气阀打开时，患者的胸廓回弹和肺被动性地萎陷，产生呼气。

2. 间歇正、负压通气（intermittent positive negative pressure ventilation，IPNPV） 是一种吸气相正压、呼气相转为负压的机械通气方式。呼吸机在吸气相产生正压，将气体压入肺内；呼气相转为负压，帮助呼气。应用 IPNPV 时，通气机在吸、呼气相均进行辅助呼吸。

3. 持续呼吸道正压通气（continuous positive airway pressure，CPAP） 是指在病人有自主呼吸条件下，整个呼吸周期内，均人为地施以一定程度的气道内正压（高于大气压）。主要用于有自主呼吸的病人，故也可以理解为自主呼吸状态下的呼气末正压。在 CPAP 通气方式时，呼吸机通过一定的吸气压力，在吸气相产生持续的正压气流；呼气相时，呼气的活瓣系统对呼出气也给予一定的阻力，以使吸、呼相的气道压均高于大气压。

4. 间歇指令通气和同步间歇指令通气 间歇指令通气（intermittent mandatory ventilation，IMV）是在自主呼吸基础上，给病人规律性地、间歇性地指令潮气量，将气体强制送入肺内，提供病人所需的通气量，以保持动脉血气正常。由于 IMV 与自主呼吸不同步可能出现人机对抗，故 IMV 已不常应用。同步间歇指令通气（synchronized intermittent mandatory ventilation，SIMV）为 IMV 的改良方式，指呼吸机在每分钟内，按预先设置的呼吸参数（频率、流速、容量、I/E 等），给予病人指令性呼吸。病人可以自主呼吸，且自主呼吸的频率、流速、容量、I/E 等不受呼吸机的影响。应用 SIMV 时，呼吸机的供气则由病人的自主呼吸触发，即使是指令性通气，也与辅助性机械通气相同。

IMV（SIMV）主要用于脱机前的训练和过渡，也可用于一般的常规通气，如部分呼吸情况相当平稳或正常的情况下。应用脱机前准备时，可将 IMV（SIMV）的呼吸次数由正常水平逐渐减少，直至完全脱机。

5. 压力支持通气（pressure support ventilation，PSV） 是一种辅助通气方式，即在有自主

呼吸的前提下，每次吸气都接受一定水平的压力支持，以辅助和增强病人的吸气能力，增加病人的吸气深度和吸入气量。应用 PSV 时，需设定吸气压力或称支持压力，故这种支持压力是可以自行设置和任意调节的。PSV 适用于自主呼吸能力不足，但神经调节无明显异常的患者。通常用于呼吸机治疗撤除的过程中、危重哮喘、COPD、胸部外伤和手术后需长期呼吸机支持者。

PSV 的应用方式一般有 3 种：①IMV(SIMV)＋PSV：主要用于脱机前的准备，较单独应用 IMV(SIMV)的优点是可以减少呼吸做功和氧耗量；②单独应用 PSV：此时除吸气压力受所设置的压力控制外，患者的呼吸频率、潮气量、I/E、吸气流量等，完全靠患者自己调节；③定压型 SIMV＋PSV 和定容型 SIMV＋PSV：即将 SIMV＋PSV 的通气模式分为 SIMV(压力控制)＋PSV 和 SIMV(容量控制)＋PSV。两者的不同点在于指令性通气时吸、呼气相的切换方式，改变了 SIMV 均是容量切换方式的状况，在一定程度上扩大了 SIMV＋PSV 通气模式的应用范围。

6. 反比通气(inverse rate ventilation, IRV) 是一种特殊的通气方式。在应用 IRV 方式时，呼吸的吸气时间大于呼气时间，I/E 值由 1∶1.5～2.5∶5 改为 1∶1～4∶1。此模式的优点是由于吸气时间大于呼气时间，使吸气峰压降低，且呼气时间短，致使部分气体保留于肺内，增加了肺的功能残气量，使气道产生自发的 PEEP，改善气体的弥散。缺点是对于有自主呼吸的患者，需用肌松剂抑制病人的自主呼吸，同时对心血管有抑制作用。反比通气主要用于肺硬化或肺纤维化的病人。

四、呼吸机参数设置和调节

应用呼吸机治疗时，各项参数设置和调节是呼吸机临床应用必不可少的内容，其合理程度直接关系到呼吸机临床应用的疗效和并发症。在临床使用中，虽然依据呼吸机的类型不同，设置的参数也不完全相同，但作为呼吸机的应用者，必须掌握各种类型呼吸机常用参数的设置和调节原则。

1. 呼吸频率 呼吸频率是指每分钟内机械通气的次数，是呼吸机治疗最常用的参数。呼吸频率按健康人的频率调节为成人 14～20 次/min，儿童 16～25 次/min，婴儿 28～30 次/min。设置呼吸频率时，首先应观察病人的自主呼吸频率，若病人的自主呼吸频率基本正常(16～24 次/min)或明显减弱或已经停止，则设置较简单，一般仅需按正常人的呼吸频率进行设置(16～20 次/min)；倘若病人的自主呼吸频率明显增快(＞28 次/min)，初始的频率不宜设置过低，否则易发生呼吸机对抗，增加呼吸做功，一般以接近或略低于病人的自主呼吸频率为原则。

2. 潮气量(TV) 潮气量是指平静呼吸时每次吸入或呼出的气量，正常人一般为 8～10 ml/kg体重。机械通气时潮气量一般根据吸气潮气量或呼气潮气量进行设置，通常按 8～10 ml/kg体重调节。

3. 每分钟通气量(MV) MV 与 TV 的临床价值基本相同。每分钟通气量＝通气频率×潮气量。正常人为 7～8 L/min。若＞10/L，则提示通气过度，若＜3 L 则提示通气不足。

4. 吸/呼时间比(I/E) I/E 是指吸、呼气时间各占呼吸周期中的比例，是重要的机械通气参数。从呼吸生理的角度上分析，吸气时间有助于吸入气(氧气)的分布，但可能会对循环功能带来不利的影响；呼气时间主要影响二氧化碳的排出。正常情况一般 I/E 为 1∶1.5～1∶2.5(平均为 1∶2；功能简单的呼吸机出厂默认即为 1∶2)。

5. 通气压力(吸气压力) 机械通气均是应用正压吸气，以抵消胸、肺的弹性阻力使肺膨胀，一般以能达到满意 TV 的最低通气压力(15～20 cmH_2O)为妥。应用机械通气时，通气压力一般不需设置，而只要在呼吸机工作压力正常前提下，完成 TV 的设置，就等于设置了合理的通气压力了。影响通气压力的因素很多，其中呼吸机的工作压力、设置的潮气量、病人的气道阻力与通气压力成正比，即这些指标越高，通气压力也会越高，一般主张通气压力应小于 25 cmH_2O水平。

6. 吸入氧浓度(FiO_2) 在呼吸机治疗初期，为迅速纠正低氧血症，可以应用较高浓度的 FiO_2(>60%)，但持续时间应小于 6 小时，以避免氧中毒。低氧血症未能完全纠正的病人，不能仅提高 FIO_2，应通过选用 PEEP 等方式来调节。FiO_2 设置的原则是能使病人 PaO_2 维持在 60 mmHg 的最低 FiO_2 水平。

7. 呼气末正压通气(positive end-expiratory pressure, PEEP) 是指在应用呼吸机时，于呼气末期在呼吸道保持一定的正压，避免肺泡早期闭合，使因肺水肿、肺不张等原因失去通气功能的肺泡复张，增加功能残气量、提高血氧浓度。PEEP 主要适应证为低氧血症，尤其是 ARDS 患者，单靠提高 FiO_2 氧合改善不大，加用 PEEP 可以提高氧合；肺炎、肺水肿，加用 PFEP 还有利于水肿和炎症的消退。应该注意 PEEP 不是一种独立的通气模式，而是在控制呼吸模式或辅助呼吸模式下的一种附加模式，PEEP 极大地提高了呼吸机的性能。

五、脱机的护理

呼吸机应用的时间随病人病情而异，少则数小时，多则可数月或数年。应该根据病情尽量减少应用呼吸机的时间，因为人工气道建立时间过长，不仅增加痛苦，还会影响肺功能的恢复，许多原有肺功能不全的病人可能因此而产生对呼吸机的依赖，给日后的脱机带来困难。另外，人工气道的持续建立和气道开放，还会增加肺部感染的机会和途径。

1. 撤离呼吸机的标准 机械通气治疗后患者病情改善、呼吸功能逐渐恢复，需考虑停用呼吸机，符合下述标准者可停用：①所需机械通气治疗的基础疾病或创伤已稳定或得到明显改善，能自主摄入一定的热量、营养状态和肌力良好；②严重感染已得到控制；③心血管功能基本稳定，心排血指数 > 2 L/(min·m^2)；④呼吸功能明显改善，自主呼吸强，需呼吸机支持的每分钟通气量应 < 180 ml/(kg·min)；⑤吸氧浓度 < 40% 时，PaO_2 > 60 mmHg；⑥PEEP ≤ 10 cmH_2O，如 > 10 cmH_2O，则不可能成功地停用呼吸机。

2. 撤离呼吸机的方法 呼吸机撤离的难易程度主要取决于两个因素：一是病人原先的肺功能状况，原有肺功能不全的病人，容易因呼吸机依赖而出现脱机困难；二是原发病对肺功能损害的程度及是否有肺部并发症的影响，如肺部感染常常是脱机困难的主要原因。撤机一般在白天进行，病人能以自主呼吸为主。依据脱机难易程度，可大致分为两种方法。

1) **直接撤离** 主要适用于原先肺功能状况良好，因为某种急性疾病或突发因素造成呼吸衰竭、需要应用机械通气病人。

(1) 降低呼吸机辅助条件　如逐步降低 PEEP(<5 cmH_2O)和 PSV(<10 cmH_2O)水平，同时也逐渐降低 FiO_2 水平，一般以将 FiO_2 降低至小于 40%水平为宜。

(2) 撤除呼吸机　当降低呼吸机条件至上述水平后，病人的氧合水平仍能保持在较好的水平〔PaO_2 > 60 mmHg、SaO_2 > 90%〕，可以考虑撤除呼吸机。

2) **分次或间断撤离**　主要是针对原有肺功能不全、因某种原发病对肺功能损害严重或者是并发肺部感染等的病人，撤离呼吸机的标准基本达到，但十分勉强时，可以采用分次或间断撤离呼吸机的方法。

(1) 准备　对原有慢性肺功能不全的病人，要加强做病人的思想工作，解除病人的心理负担和顾虑，并加强营养支持和肺功能锻炼(腹式呼吸)等。

(2) 改变通气模式　对脱机困难或没有足够把握的病人，采用一定的通气模式作为撤离呼吸机的过渡也是十分必要的。

① SIMV：采用 SIMV 时，可以通过逐渐降低 SIMV 的呼吸次数，使自主呼吸次数逐渐增加；在呼吸机的协助下，增加病人呼吸肌肉活动，使患者在体力及精神上得到支持；待 SIMV 频率降至 5 次/min 时，如果病人呼吸平稳、血气大致正常、能较好地维持通气和氧合即可考虑脱机。

② PSV：采用 PSV 作为过渡措施的通气模式，开始可逐渐增加 PSV 的压力支持水平，以利肺、胸廓的充分膨胀，做被动性的肺功能锻炼；以后可逐渐降低 PSV 的压力支持水平，一旦当压力支持水平下降至一定水平或完全撤除后，病人仍能维持较好地呼吸时，也就意味着脱机的条件成熟，可以试行脱机。

③ SIMV+PSV：对有呼吸衰竭的病人，可先采用 PSV 的通气功能，增加肺的膨胀度；然后在逐渐降低 PSV 压力的同时，应用 SIMV 的通气模式；待 PSV 完全撤除后，再逐渐降低 SIMV 的通气支持次数，直至达到可以脱机的次数(5 次/min)时，如果自主呼吸可以达到满意的氧合状态，即可以考虑脱机。

④ MMV：既可保障患者合适通气水平的通气模式，也可用于脱机前的过渡。但要注意病人的自主呼吸频率，有时自主呼吸频率增快，通气量不变，但实际肺泡有效通气量却明显下降。因此，有自主呼吸频率趋于增快的病人不适合此模式。

⑤ CPAP：可以单独应用，也可与 SIMV+PSV 合用。方法与 PSV 基本相同，压力逐渐降低，自主呼吸频率也要兼顾，过快时应寻找原因，并及时更换通气模式。

(3) 间断脱机　是指将脱机的时间分开。先是逐小时脱机，即每日分次脱机几小时，以后视情况逐渐增加脱机的次数或延长每次脱机的时间，最后还可以改成逐日脱机或白天脱机、夜间上机等，直至完全停用呼吸机。

3. 拔管　有时因为病人病情复杂，病情发展难以预料，在停用呼吸机之后可适当延长人工气道保留时间。通过气管插管或气管切开造口置管，让病人吸入含一定氧浓度的湿化、加温的气体，同时观察病人一般情况及血气结果以证实患者再次机械通气治疗可能性极小时，即可拔管。

1) **拔除气管插管**　在拔管之前需对病人作适当解释。病人取半坐位，先用简易呼吸器给予人工呼吸，使病人吸氧同时肺部充分扩张。然后吸引气道、口腔内的分泌物，尤其要吸引导管外气囊周围的分泌物。在抽尽气囊内的气体后即可迅速拔管，拔管后立即让病人咳嗽、咳出气道内分泌物以确保呼吸道通畅。有些病人拔管后可能出现喉部水肿，表现为吸气性呼吸困难，临床上可发现病人在吸气时，胸骨上窝及气管和软组织发生回缩，伴吸气性哮鸣音。

一旦发生此类情况首先采取保守治疗：①吸入冷的湿化气体；②病人取坐位；③肾上腺素(1‰)0.25～0.5 ml，加入3 ml生理盐水，用面罩湿化吸入，每3～4小时1次；④地塞米松1 mg加入10 ml生理盐水吸入；⑤短期内(约3天)应用地塞米松4 mg静脉注射，每4～6小时1次，如无效或出现威胁生命的气管阻塞，则需立即重新插管，插管时可选用较小的气管插管或直接做气管切开。

2) **拔除气管切开造口置管**　一般说来与上述方法大致相似。拔除后需用无菌纱布覆盖造口，当患者咳嗽或说话时，应用手按压该部位，一般造口几日后可闭合。在拔管后的几小时内应禁食，以后可先进流食，如无误吸再进普通饮食。

六、机械通气的常见并发症及其防治

机械通气并发症的发生与呼吸参数的设置和调节不当、呼吸机故障和护理不善有关，多数并发症只要及时发现，正确处理，均可有效纠正。

1. 呼吸系统并发症及其处理

1) **肺部感染**　人工气道的建立，使上呼吸道正常防御功能丧失，医源性交叉感染和分泌物引流不畅均为促发感染的因素，而广谱抗生素的长期应用，又为真菌感染创造了条件。接受呼吸机治疗病人肺部感染的临床表现与普通肺部感染病人相同，这类病人不能说话，且可能不会有咳嗽、咳痰的主诉，肺部感染主要是通过对呼吸道分泌物颜色、黏度等方面的观察，结合体温、血象、胸片及分泌物的病原学检查等。

分泌物的外观改变是最常见的临床表现，如黄、绿色脓痰等，均是肺部感染的征象。针对性措施有：加强呼吸道管理，严格无菌操作；保持气道良好的湿化，及时排吸气管内分泌物；定期做分泌物细菌培养，针对性应用抗生素；定期床旁胸部摄片，明确感染范围，配合体表定位理疗，必要时可行纤维支气管镜下肺泡灌洗。对于长期应用机械通气和广谱抗生素的病人，如遇白色分泌物迅速增多，应高度怀疑真菌感染，应及时治疗。

2) **肺不张**　常见的原因有气管插管过深导管插入单侧支气管、分泌物引流不畅造成分泌物或痰栓的堵塞，氧中毒引起吸收性肺不张等。一侧肺不张时，体征明显，如气管向患侧移位，患侧肺的语颤音增强，呼吸音减低或消失。胸部X线显示气管和纵隔阴影均向患侧移位，肺不张的部位肺纹理增多、密集，水平裂上抬或下移等。

一旦明确有肺不张，应立即采取必要的措施，除翻身、叩背、吸痰外，还应向气管内注水充分湿化，选择有一定弧度的吸痰管，按照气管解剖角度分别深入左、右支气管，耐心地多次抽吸，方有可能解除肺叶支气管的阻塞，倘若是导管位置不对，可以及时地调整，适当地将导管向外拔，直至两肺呼吸音对称。

3) 气压伤　气道压力过高造成的肺损伤称为气压伤，气压伤是机械通气最严重的并发症之一。造成气压伤的直接原因是吸气压峰值异常升高和吸气平台压过高。气压伤多发生于ARDS、哮喘持续状态和肺炎病人以及原有慢性阻塞性肺疾患病人，主要表现为气胸、纵隔气肿、皮下气肿和气腹等。机械通气过程中如病人烦躁不安、心率增快、血压下降、气管移位、颈胸部皮下气肿、患侧胸部叩诊呈鼓音、呼吸音消失，应考虑气胸可能，及时处理。

一旦气胸诊断明确，应立即进行排气减压。没有条件立即进行排气减压，应根据病情，慎重停止应用呼吸机，以免胸内压越来越高，肺组织受压日趋明显。排气减压的方法是胸腔闭式引流。

4) 机器肺　指病人长期依赖机械通气而无法撤机。原因有长期高 FiO_2、潮气量过大或吸气压力过高、肺泡表面活性物质减少致顽固性肺不张、肺组织纤维化以及肺透明膜形成等。处理是从接受机械通气的早期就应严格限制 FiO_2 在 70%以下，并尽早逐步调低，$FiO_2 > 70\%$ 不应超过 24 小时；病人病情稳定后，就应采用辅助通气模式，加强呼吸肌的功能锻炼，制定撤机时间表，尽早撤机。

2. 循环系统并发症及其处理　呼吸机应用时对循环的不利影响，主要表现为回心血量减少、心排血量下降和血压下降，可同时伴有 CVP 增高、心率增快和尿量减少，多见于持续正压通气病人。对循环功能紊乱严重的病人，应配合使用血管活性药物和补足血容量。预防和治疗的主要措施是去除容易产生低血压的原因，如机械通气前应尽可能地补足血容量，机械通气的压力选择在能达到治疗效果的最低水平。如果出现心律失常立即采取相应措施。

3. 消化系统并发症及其处理　机械通气能有效纠正低氧血症和二氧化碳潴留，对胃肠道功能无疑有保护作用。机械通气对胃肠道最大的不利影响是胃肠充气。

(1) 腹胀　由胃肠道胀气引起。对症治疗措施有：持续胃肠减压、服用胃肠动力药物、肛管排气等。

(2) 肝淤血　机械通气可使肝静脉、门静脉压力升高，产生肝淤血和淤胆等改变，但多为可逆性，不需特殊处理。

(3) 消化道出血　多为应激相关性黏膜损伤所致，通常用制酸剂可预防。一旦出现大出血征象，应立即采取相应的治疗措施。

(于　健　谭金华)

第三节　无创通气

无创通气(noninvasive ventilation, NIV)是指不经气管插管而增加肺泡通气的一系列方法的总称，包括体外负压通气，经鼻面罩正压通气，胸壁振荡及膈肌起搏器。目前所说的 NIV 主要是指经鼻面罩进行的无创正压通气(NIPPV)。近 20 年来，大规模的随机对照临床研究，进一步证实了 NIPPV 的有效性和可依从性，认为 NIPPV 在各种急性呼吸功能衰竭(急性呼衰)治疗中占重要位置，已正式成为急性呼衰特别是慢性阻塞性肺疾病(COPD)患者的一线治疗方法。

无创通气另一重要进展是随着机械通气技术的不断改进和医学模式的转变，家庭机械通气治疗正成为延长慢性呼吸功能衰竭（慢性呼衰）患者生命和改善生活质量的重要措施之一。近年来，在多种无创通气手段中，NIPPV 的临床应用日益增多，特别是 COPD 和阻塞性睡眠呼吸暂停综合征（OSA）患者不能耐受持续正压通气（CPAP），NIPPV 成为首选治疗措施。从减少严重并发症，改善长期预后，降低治疗费用和更加顺从患者主观意愿等角度出发，对 ICU 呼吸机依赖患者，在医护人员指导下实施 ICU 外（如慢性病护理中心、集中居住中心及家庭内）机械通气治疗受到重视，其中家庭机械通气最受提倡。实践证明，长期家庭机械通气治疗能明显改善患者主观症状，减少慢性呼衰急性加重的次数，减缓肺心病的发作速度，降低住院率和医疗费用。

一、NIPPV 治疗呼吸功能衰竭的机制

NIPPV 治疗呼吸功能衰竭的作用机制见图 9－1。NIPPV 对呼吸功能衰竭的主要病理生理环节均有影响，吸气压力（IPAP）能增加肺泡通气，改善呼吸肌功能和降低呼吸功耗，从而纠正高碳酸血症；呼气压力（EPAP）能解除上气道阻塞，改善氧合及通气，克服内源性呼气末正压（iPEEP），降低呼吸功，改善呼吸肌疲劳。因而 NIPPV 有可能降低呼吸功能衰竭患者的死亡率。总的说来，关于 NIPPV 治疗呼吸功能衰竭的确切机制尚不十分清楚，除机械作用外，神经-体液因素也可能发挥重要作用。NIPPV 与有创正压通气的比较见表 9－1。

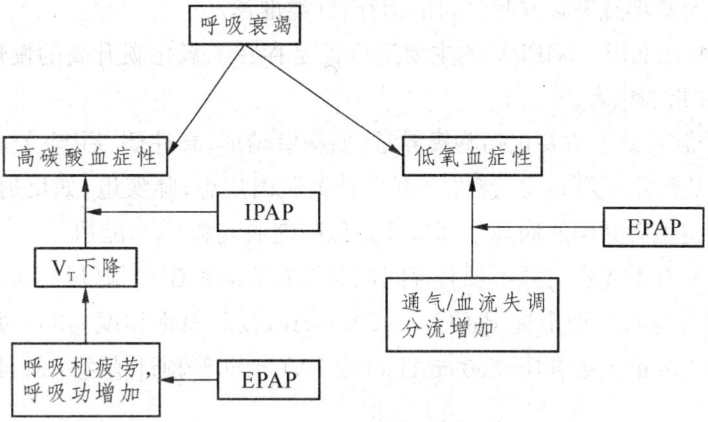

图 9－1　NIPPV 治疗呼吸功能衰竭的作用机制

表 9－1　**NIPPV 与有创正压通气比较**

类别	连接方法	死腔	密封紧固性	同步触发	吸气压力	辅助通气保证	镇静药	患者舒适性和配合要求	清除分泌物	入睡后出现上气道阻塞
NIPPV	罩口接口器	增大	较差	要求高	较低	较低	不能	高	困难	有
有创通气	插管或切开	减少	好	要求稍低	较高	较高	可以	低	容易	无

二、NIPPV 的适应证和禁忌证

1. 适应证

1) 急性呼吸功能衰竭

(1) 以呼吸肌疲劳为主要诱因的呼衰,如轻中度 COPD、高碳酸血症、特别是 pH 7.25~7.35患者。意识障碍不是 COPD 呼衰病人的禁忌证(按循证医学标准属 A 类推荐)。

(2) 心源性肺水肿。

(3) 免疫抑制患者(如血液系统恶性肿瘤),严重肺感染合并呼吸衰竭。

(4) 有创通气拔管后用 NIPPV 进行序贯治疗,即拔管后的急性呼吸衰竭(B 类推荐)。

(5) 对多种肺部疾病的终末期患者,无插管指征或患者拒绝插管时 NIPPV 亦可起到一定作用。

(6) 对严重肺部感染和 ARDS 患者早期应用 NIPPV 可能改善氧合,避免发生严重的低氧血症,为人工通气建立创造条件,但此类患者病理生理改变严重而持久,最终都不可避免建立人工气道进行机械通气,因此,NIPPV 一般不作为严重肺部感染 ARDS 的推荐治疗措施(B 类推荐)。

(7) NIPPV 还可用于重症支气管哮喘(不常规推荐哮喘治疗,C 类推荐),手术后呼衰、创伤后呼衰、肺不张及肺部感染合并呼衰时的治疗(D 类推荐)。

2) 慢性呼吸功能衰竭　NIPPV 的主要适应证是存在二氧化碳升高的慢性呼吸衰竭或慢性呼吸衰竭急性加重的患者。

(1) 限制性胸腔疾病　主要包括胸廓异常(如胸壁畸形,脊柱侧、后弯、脊髓损伤及脊髓灰质炎后遗症、胸廓成形术后等),急、慢性进展性神经肌肉疾患,肺疾患(如反射性肺纤维化、职业性肺病等)。这些患者共同的病理生理特征是低肺泡通气和 CO_2 潴留。

目前认为,只要有上述病史并出现与夜间低通气有关的临床症状(晨起头痛、白天嗜睡、记忆力障碍、呼吸困难等)、生理指标 $PaCO_2 \geqslant 45$ mmHg,夜间氧饱和度≤88%并维持 5 分钟以上,神经肌肉疾病患者最大吸气压<60 cmH_2O 或 FVC<50%预计值之一时,即可对患者进行 NIPPV 治疗。

(2) COPD　对 COPD 慢性稳定期呼衰进行 NIPPV 治疗前应首先对患者病情作评价,包括正确的诊断、合理氧疗、支气管扩张剂应用与药物治疗情况,必要时应进行睡眠呼吸监测,排除可能存在的呼吸睡眠障碍、呼吸困难等症状并达到下述标准之一者应进行 NIPPV 治疗。①$PaCO_2 \geqslant 55$ mmHg;②氧流量≥2 L/min,$PaCO_2$ 在 50~54 mmHg 且脉搏饱和度≤88%。并持续 5 分钟以上;③$PaCO_2$ 在 50~54 mmHg,在一年内因高 CO_2 呼衰住院 2 次以上者。

(3) 夜间低通气　这里主要指 COPD 和限制性肺病以外疾病,包括中枢性肺泡低通气、特发性中枢性睡眠窒息、肥胖低通气综合征及 OSA 伴 COPD 和肺动脉高压或充血性心衰所致的夜间低通气状态。对上述患者实施 NIPPV 指征包括:①有明确导致低通气病因,存在低通气症状和体征;②对一线治疗(如应用呼吸兴奋剂、支气管扩张剂、氧疗、减肥、CAPA)效果不佳及中重度肺泡低通气。

实施 NIPPV 治疗的生理学标准可参考限制性肺疾病和 COPD 的标准。

(4) 阻塞性呼吸睡眠暂停综合征(OSA)　最近国外成人 OSA 正压通气治疗适应证会议提出如下标准:①对呼吸紊乱指数(RDI)≥30 次/h 的所有 OSA 患者,无论有无症状均应行 CPAP 治疗,大规模的研究证实此类患者高血压病发生的危险性增加;②RDI 5～30 次/h,伴有白天过度嗜睡,记忆力障碍,精神异常,失眠等证实高血压、缺血性心血管疾病。

仅根据多导睡眠仪诊断的轻度老年收缩期高血压(OSH)患者无需 CPAP 治疗。

2. 禁忌证

1) 绝对禁忌证　①心跳呼吸停止;②自主呼吸微弱、昏迷;③误吸可能性大;④合并其他器官功能衰竭(血流动力学不稳定、消化道大出血/穿孔、严重脑部疾病等);⑤面部创伤/术后或畸形;⑥不合作。

2) 相对禁忌证　①气道分泌物多/排痰困难;②严重感染;③极度紧张;④严重低氧血症($PaCO_2$<45 mmHg)/严重酸中毒(pH≤7.20);⑤近期上腹部手术后(尤其是需要严格胃肠减压者);⑥严重肥胖;⑦上气道机械性阻塞。

三、对患者的教育

与有创通气不同,NIPPV 需要患者合作和强调患者的舒适感,通过对患者的教育可消除其对机械通气的恐惧,争取配合,提高依从性,也有利于提高患者的应急能力。在紧急情况下(如呕吐、咳痰等),患者能迅速排除,提高安全性。教育内容包括讲述治疗目的(缓解症状、帮助康复)以及连接和排除方法,指导患者有规律地放松呼吸,注意咳痰可能存在的不良反应(漏气等),有不适时及时通知医务人员等。

四、选择和适应连接的方法

临床上最常用的通气器具是鼻罩和鼻面罩,也可选用鼻塞。选择哪一种器具应根据病情及病人耐受情况而定。鼻罩优点有死腔小(约 105 ml),发音及咳痰不受影响,呕吐时不易引起误吸,患者可随意控制是否触发呼吸机等。缺点在于张口呼吸时易漏气,降低疗效。

鼻面罩优点为漏气少,血气改善较快。缺点是死腔大(约 250 ml),进食、说话及咳痰时需脱开呼吸机,呕吐时易发生误吸,胃肠胀气发生率高。由鼻面罩引起的不适常是患者不能耐受无创通气的主要原因,因此鼻面罩与皮肤接触不宜过紧。少量漏气不会导致气道压下降,固定带的松紧以容纳两个手指为宜,加用护垫可阻挡漏气及减轻对皮肤和眼部的刺激。

对轻度呼吸功能衰竭患者可首选鼻罩,无效时换用鼻面罩;口-鼻面罩漏气少,适合较严重呼衰患者,应配备多个不同规格和不同类型的鼻罩和鼻面罩,供不同患者选用。

连接时应当在吸氧状态下将鼻罩或鼻面罩先与患者连接,摆好位置、调节好头带后再连接呼吸机管道。不能在较高吸气压力参数下,先将呼吸机管路与鼻罩或鼻面罩连接后再连接患者,这样易使患者明显不适,难以耐受。

五、通气模式的选择

理论上可用于有创通气的所有模式均可用于 NIPPV。但 NIPPV 通常选用辅助通气模式,以便提高人体协调性和患者的舒适性。目前最常用模式是压力支持通气(PSV),并根据具体情况加适当的呼气末正压通气(PEEP),PSV 的优点是同步性好,患者感觉舒服。缺点是通气量没有保证,并且在面罩漏气严重时,呼吸机不能感知流速下降,吸气相不能向呼气相转换。压力控制通气(PCV)也是较好的一种模式,按设定时间进行吸气/呼气切换,由于流速可变,患者感觉较舒服。对较严重的呼衰患者宜选用此模式,但应进行潮气量监测。容量控制通气(VCV)的优点是通气量恒定,但压力高,患者舒适性差,流速设置不当易发生人机对抗,较少应用。近年来,随着 NIPPV 专业呼吸机的发展,一些新的辅助通气模式,如比例辅助通气(PAV),压力调节容量控制通气(PRVC)等也被引入小型 NIPPV 呼吸机中,为临床应用提供了更多选择。

六、通气参数的初始化和适应性的调节

为提高患者的舒适性和依从性,辅助通气的压力需从较低的 PSV 压力水平或 CPAP 开始。通常吸气相压力从 4～8 cmH_2O、呼气相压力从 2～3 cmH_2O 开始,经过 5～20 分钟逐渐增加到合适的治疗通气参数(表 9-2)。

表 9-2　　NIPPV 常用通气参数参考值

参数	参考值
潮气量	5～7 ml/kg
频率	16～30 次/min
吸气流量	递减型,足够不变,峰值 40～60 L/min
吸气时间	0.8～1.2 s
吸气压力	10～25 cmH_2O
呼气压(PEEP)	据患者情况而定(常用 3～5 cmH_2O, Ⅰ型呼衰时需要增加)

针对临床需要,当前的 NIPPV 呼吸机增加了吸气触发灵敏度、吸气时间限制、吸气压力上升时间等参数的可调节功能,从而提高了人机同步,进而提高了舒适性和依从性。

七、密切监测

通过密切的综合临床监测,判断疗效,发现治疗中的问题和可能出现的不良反应,及时处理和调整,是提高患者耐受性和疗效的重要因素,也是避免 NIPPV 治疗无效而延误插管的重要措施。监测内容包括下列方面:①一般情况,基本生命体征、神志等;②呼吸系统,包括呼吸困难程度、呼吸频率、胸膜活动度、辅助呼吸机活动呼吸音、人机同步性等;③循环系统,心率、血压等;④呼吸机通气参数,包括漏气量等;⑤SaO_2 和血气分析;⑥不良反应,如呼吸困难加重、胃胀气、误吸、罩压迫、口咽干燥、鼻梁皮肤损伤、排痰障碍、不能耐受/恐惧、睡眠性上气道

阻塞等;⑦其他,如心电监护、胸部X线等。

八、疗效判断

NIPPV疗效判断需综合临床和动脉血气指标。一般治疗1～2小时后做一次评估,有效者:气促改善、辅助呼吸肌动用减轻和反常呼吸消失、呼吸频率减慢,SaO_2增加,心率减慢等。通常建议治疗1～2小时后复查血气。如果临床情况改善,$PaCO_2$下降$>16\%$,$pH>7.30$,$PaO_2>40$ mmHg,提示初始治疗有效,建议继续无创通气治疗。否则应尽快调整治疗方案或改为有创通气。如病情虽无明显改善,但亦无恶化,可行NIPPV治疗到4～6小时后评价疗效,如仍无改善应考虑调整治疗措施。

九、疗程

有关每天治疗的时间和疗程,目前尚无明确标准,多数文献报道每次用3～6小时,每天1～3次。也有报道夜间睡眠时应用。一般急性呼衰治疗3～7天;慢性呼衰每天治疗>4小时,2个月后作疗效评价,如有效可以长期应用。

(谭金华)

第四节 人工气道的护理

在危重病人的急救和治疗过程中,保持呼吸道通畅,维持有效通气和充分的气体交换,是争取救治时间,保障心、脑、肾等重要脏器功能,确保各项治疗顺利实施的首要环节,因此人工气道的有效建立,显得尤为重要。人工气道是通过鼻腔或口腔或直接在上呼吸道置入导管而形成的呼吸通道。人工气道既是保证气道开放、防止气道不通畅或被阻塞的主要措施,也是连接患者和呼吸机的唯一途径。根据患者病情的轻重缓急和呼吸辅助治疗时间长短,人工气道可选择简易口鼻咽通气管、气管内插管和气管切开。其中气管内插管是急救、重症监护领域最常用的呼吸道通畅的方法。

人工气道建立后,使部分上呼吸道的正常生理功能丧失,如呼吸道对吸入气的加温、加湿作用和部分防御功能。另外,气管插管或气管切开,均可产生一系列并发症,有些可直接威胁患者生命。所以,人工气道的护理就成为呼吸机治疗中很重要的环节,人工气道护理的质量直接影响着机械通气的疗效。

一、人工气道的固定

(1) 气管切开造口置管的固定　准备两根寸带,一长一短,分别系于套管的两侧,将长的一根绕过颈后,在颈部左侧或右侧打一死结,系带松紧度以容纳一个手指为宜。注意不要打活结,以免自行松开,套管固定不牢脱出。

(2) 经鼻气管插管的固定　剪一根长10 cm,宽2.5 cm的白布纹胶布,从中间剪开一部分后固定。宽的一端贴在鼻翼上,将另端两条细长的胶布,分别环绕在气管插管的外露部分。胶布应定时更换或潮湿后随时更换。

(3) 经口气管插管的固定　剪一条长约 35 cm,宽 2 cm 的胶布,从一端剪开 32 cm,未剪开的一端固定在一侧颊部,将气管插管靠向口腔的一侧,剪开的一端胶布以气管插管外露部分为中心,交叉固定在另一颊部,注意经口气管插管要放置牙垫,防止病人咬合时夹闭气管插管。

二、人工气道的湿化

正常的上呼吸道黏膜有加温、加湿、滤过和清除呼吸道内异物的功能。呼吸道只有保持湿润,维持分泌物的适当黏度,才能保持呼吸道黏液-纤毛系统的正常生理功能和防御功能。建立人工气道后,呼吸道加温、加湿功能丧失,纤毛运动功能减弱,造成分泌物排出不畅。因此,做好气道湿化是所有人工气道护理的关键。

1. 人工气道湿化的方法　气道湿化的方法主要有两种:一种是呼吸机上配备的加温和湿化装置;另一种是借助护理人员,应用人工的方法,定时或间断地向气道内滴入生理盐水的方法,只能起到气道湿化的作用,吸入气体的加温还得靠呼吸机的加温湿化装置。

(1) 保证充足的液体入量　呼吸道湿化必须以全身不失水为前提,如果机体液体入量不足,即使呼吸道进行湿化,呼吸道的水分会因进入到失水的组织而仍然处于失水状态。因此,机械通气时,应根据病情,维持液体出入量的平衡。

(2) 呼吸机的加温湿化器　现代多功能呼吸机上都附有电热恒温蒸汽发生器。呼吸机的加温湿化器是利用将水加温至一定水平后产生蒸汽的原理,使吸入的气体被加温,并利用水蒸气的作用达到使呼吸道湿化的目的。机械通气的病人,一般送入气的温度宜控制在 32℃～36℃,如超过 40℃可造成气道烫伤。另外,在应用呼吸机时单凭机器的加温湿化装置做气道湿化效果有时可能不甚理想,必要时配合应用其他方法。

(3) 气道内持续滴注湿化液　此方法适用于脱机的病人。目前临床气道湿化最普遍的是应用 0.45%的盐水,用注射器连接静脉用头皮针,在气管套管口覆盖一层纱布并固定,将滴注针头别在纱布上,以每分钟 0.2 ml 的速度持续滴注。有时为协助控制肺部感染,可在湿化液中加适量抗生素。另外,5%碳酸氢钠液气管内滴入,也可作为预防和控制肺部真菌感染的一项措施。

(4) 气道冲洗　应用 2%碳酸氢钠或 0.45%生理盐水,每次吸痰前抽吸 2～5 ml 于病人吸气时注入气道。注意对于呼吸机治疗期间患者在操作前先吸纯氧 1 分钟,以免因脱机注液造成低氧血症;注入冲洗液后应给予吸痰与拍背,使冲洗液和黏稠的痰液混合震动后利于吸出。对于痰液黏稠患者,可以间断反复多次冲洗。

(5) 雾化吸入　可用于稀释分泌物,刺激痰液咳出及治疗某些肺部疾病。雾化液一般选择蒸馏水或生理盐水,根据病情还可加入化痰和抗菌药物。经人工气道口进行雾化吸入,在吸入过程中可能会出现吸入雾化气体的氧浓度下降、药物刺激导致气管痉挛、分泌物湿化后膨胀使气道管腔变窄等导致病人气道阻力增加。这些因素可使病人出现憋气、咳嗽、呼吸困难、发绀、烦躁等临床表现,因此在雾化操作前及操作时,应注意及时吸出气道分泌物,氧分压低的患者雾化应与吸氧同时进行。由于适当的温度环境易引起细菌繁殖,使雾化器及管道易被污染,因此每次使用后应清洗全套容器,管道用消毒液浸泡 30 分钟后再用。配备的雾化液应置于冰箱内保存,有效期为 7 天。除人工气道湿化外,病房可采用地面洒水、空气加湿等方法使室内相对湿度达到 50%～70%。

2. 人工气道湿化的标准 人工气道患者为湿化气道所滴入湿化液的量应根据气道湿化的标准来调整。判断气道湿化的标准为:①湿化满意,分泌物稀薄,能顺利通过吸引管,导管内没有结痂,患者安静,呼吸道通畅;②湿化不足,分泌物黏稠(有结痂或黏液块咳出),吸引困难,可有突然的呼吸困难,发绀加重;③湿化过度,分泌物过分稀薄,咳嗽频繁,需要不断吸引,听诊肺部和气管内痰鸣音多,患者烦躁不安,发绀加重。湿化不足的患者,应加强湿化,如适当增加湿化液滴入的量或缩短间隔的时间等。对于湿化过度患者,每次滴入液体量应酌情减少,以免因呼吸道水分过多而影响患者的呼吸功能。

三、吸痰

机械通气时,由于建立了人工气道,一旦发生痰堵塞,就会直接影响机械通气的治疗效果。由于机械通气病人多数病情重,神志不清,反应迟钝,并且因声门失去作用,不能形成咳嗽前的气道高压,因而不能达到有效的咳嗽,呼吸道分泌物易于淤积阻塞而出现气道阻力增高、通气不足,进而导致呼吸功能障碍,加重缺氧和二氧化碳潴留,所以必须积极清除呼吸道内的分泌物。

1. 吸痰的注意事项 吸痰应由两个护士操作,一个负责管理呼吸,另一个护士专司吸痰。具体操作如下:

(1) 吸痰时动作要轻、稳、准、快,一次吸痰中,吸痰管在气管导管内停留的时间不能超过 15 秒,以免发生低氧血症;两次吸痰之间继续给氧过渡。

(2) 为防止吸痰时造成的低氧血症,可以在吸痰前、后给予 100%氧吸入 1～2 分钟。

(3) 吸痰时注意患者心率、血压和血氧饱和度等参数的变化,观察痰液的性质、颜色和量,判断痰液黏度。

(4) 吸痰时吸痰管进入插管内会引起呼吸困难,故吸痰前最好将气管导管外气囊内气体排尽。

(5) 气管插管患者,应注意吸痰顺序,先吸净口咽部分泌物,再吸引气管内分泌物,然后放松气囊再吸引气道深部的痰液,以免口咽分泌物在放松气囊时下行进入气管而发生感染(现在已经有三腔气管导管,其中一腔在气囊上方开口,专供吸引此处积存的分泌物)。

(6) 危重和分泌物较多的患者,吸痰时不宜一次吸净,应将吸痰与吸氧交替进行。

(7) 对于痰液黏稠不易吸出患者,在吸痰前可给予生理盐水或 2%碳酸氢钠 2～5 ml,冲洗气道,待几次通气后立即吸痰。

2. 判断痰液黏度的方法和临床意义 不同黏度的痰液反映不同的临床情况,在吸痰时应认真观察痰液的性状,根据吸痰过程中痰液在吸痰管玻璃接头处的性状和在玻璃管内壁的附着情况,将痰的黏度分成 3 度。

(1) Ⅰ度(稀痰) 痰如米汤或泡沫样,吸痰后,玻璃接头内壁上无痰液滞留,提示感染较轻;如量过多,提示气管滴药过量,湿化过度,可适当减少滴入量和次数,同时应注意增加吸痰次数且每次吸痰时应将痰液充分吸净。

(2) Ⅱ度(中度黏痰) 痰的外观较Ⅰ度黏稠,吸痰后有少量痰液在玻璃接头内壁滞留,但易被水冲洗干净,提示有较明显的感染,需加强抗感染措施;白色黏痰有可能与气道湿化不足有关,需注意加强雾化吸入或气管内滴药,避免痰痂堵塞人工气道。

(3) Ⅲ度(重度黏痰) 痰的外观明显黏稠,常呈黄色,吸痰管常因负压过大而塌陷,玻璃接头内壁上带有大量痰液且不易用水冲净;提示有严重感染,需抗感染治疗或已采取的抗感染措施无效需调整治疗方案;极黏稠痰不易吸出,提示气道过干或伴有机体脱水现象,必须及时采取措施。

四、防止气道阻塞

人工气道阻塞可严重影响通气的效果,而气道湿化不足或吸引不充分是引起气道限塞的主要原因。患者一般因通气不足和二氧化碳潴留表现为烦躁不安、呼吸困难、发绀,甚至意识丧失等。预防主要做到:

(1) 采取适当措施进行人工气道湿化,防止发生湿化不足或过度。

(2) 定时(每30分钟)彻底有效吸痰一次,判断痰液黏度,痰黏稠时注意加强湿化,稀痰时加强吸引。

(3) 每次吸痰时,注意吸痰管要插到有效深度以便将气管内导管口以下的痰液吸净。

(4) 对于气管插管和气管切开造口置管患者,注意有无套管脱落和异物堵塞,一次性套管扭转是机械通气护理不当的严重并发症,易引起患者窒息,应引起高度重视。

(5) 气管切开造口置管患者如改用金属套管,要注意定时清洗消毒内套管,最好采用流水冲洗内套管以防止异物存留在套管内。

(6) 对于气管切开造口置管患者,如果遇到翻身时,能脱离呼吸机的病人,尽量卸下呼吸机后翻身;不能脱离呼吸机的病人,要在移动病人头颈部与气管内导管的同时,将呼吸机连接管一起移动,避免气管导管过度的牵拉扭曲而导致气道阻塞。气道阻塞除上述原因外,还有其他因素,如气道大出血、呕吐物误吸,或由气管食管瘘引起的误吸、针头的坠入等,在护理过程中,应注意避免发生。

五、防止气压伤

气管内导管和气囊压迫气管壁造成气管黏膜水肿、糜烂、溃疡以致狭窄,是机械通气的并发症。为减轻气囊对局部黏膜的压迫,宜尽量采用高容低压套囊,避免过度充气,或采用带有双套囊的导管,交替使用减少气管黏膜局部压迫。气囊充气时,最好能用测压装置测量其内压力,把压力控制在18 mmHg以下为宜。没有条件测定气囊内压时,临床通常以注入气体刚能封闭气道,听不到漏气声后再注入0.5 ml为宜,一般注气7～10 ml。另外,气囊应每4小时放气1次,每次5～10分钟。在不使用呼吸机时,气囊不必充气,有利于呼吸,而使用机械通气时必须充气以保证潮气量。进食时，气囊要充气，以防吞咽的食物或液体误入气管引起阻塞或吸入性肺炎。

思考题

一、名词解释

深吸气量和补吸气量　每分钟通气量　反比通气　人机对抗　气压伤

二、简答题

1. 肺的通气与换气功能监测各包括哪些指标？其正常值是多少？

2. 临床上可能引起病人呼气末二氧化碳分压($PETCO_2$)升高与降低的原因有哪些？

3. 观察病人呼吸运动时，结合诊断学知识解释下列各种情况：①呼吸时伴有喘鸣和呼气延长；②呼吸浅而急促；③胸部出现吸气三凹征；④呼吸时伴有咳嗽，带有血性泡沫痰；⑤呼气性呼吸困难。

4. 简述无创通气的概念、适应证和禁忌证。

三、论述题

日常工作中留取血气分析标本时应注意避免哪些影响因素？

四、病例分析

病例：男性病人，54 岁，体重 60 kg。急性坏死性胰腺炎术后第 2 天，中午起主诉呼吸困难，给氧，$FiO_2=40\%$，吸氧后症状无改善，R28 次/min，PaO_2 8.0 kPa(60 mmHg)，PCO_2 5.3 kPa(40 mmHg)，增加吸入气氧浓度至 60%，呼吸困难仍无改善，查血气 PaO_2 7.3 kPa(55 mmHg)，PCO_2 5.3 kPa(40 mmHg)。问题：

1. 请评估该病人目前的呼吸功能状况。

2. 该病人有无机械辅助呼吸的指征？

3. 行机械通气后，为判断呼吸功能的改善情况，应继续监测哪些指标？

4. 机械辅助呼吸 2 天后，在无创监测下，测得 SpO_2 为 90%，$PETCO_2$ 为 6.7 kPa(50 mmHg)，根据该指标，你认为辅助呼吸设置的指标是否合理？

5. 呼吸功能达到何指标说明其状况已大大改善，可试行撤机？

（于　健　谭金华）

第十章　多器官功能障碍病人的护理

学习目标

1. 定义 MODS、ARDS、DIC、ARF 的概念。
2. 说出 ARDS 和 ARF 的主要发病病因。
3. 描述 ARDS 和 ARF 临床各分期的主要表现。
4. 提出 ARDS、ARF 病人的主要护理诊断及其相应的护理措施。
5. 简述 DIC 病人的表现及护理要点。

第一节　多器官功能障碍概述

急性病发病 24 小时后，同时或序贯性出现两个或两个以上器官的进行性功能障碍，称为多器官功能障碍综合征(multiple organ dysfunction syndrome, MODS)。MODS 一般是肺先受累，其次为肾、肝、中枢神经、心血管衰竭和凝血功能障碍。本综合征在概念上强调：①原发致病因素是急性的，继发损伤器官可在远隔原发伤的部位，不能将慢性疾病器官衰退归属于 MODS；②表现为多发的、进行的、动态的器官功能不全；③器官功能障碍是可逆的，一旦发病机制阻断，及时救治器官功能可望恢复。

由于多系统器官功能衰竭病情危重，MODS 病死率可高达 60%，4 个以上器官受损几乎 100%死亡。一旦发生，治疗困难，因此在护理严重创伤、感染或休克病人时，预防措施不容忽视。在病情观察中，要仔细收集资料，评估病人的身体状况，及时发现 MODS。

一、病因与诱发因素

1. 病因

(1) 组织损伤　严重创伤、侵袭性大手术、大面积深度烧伤。

(2) 感染　为主要病因，如脓毒血症、腹腔感染、急性坏死性胰腺炎、肠道功能紊乱肠道感染和肺部感染等较为常见。

(3) 休克　失血性休克和感染性休克。凡导致有效循环血量锐减，组织灌注不良，缺血缺氧的疾病均可引起 MODS。

(4) 心跳、呼吸骤停　心跳、呼吸骤停后造成各脏器缺血、缺氧，而复苏后又可引起“再灌注”损伤，同样可诱发 MODS。

(5) 诊疗失当　危重病人给予高浓度氧气持续吸入，使肺泡表面活性物质破坏，肺毛细血管内皮细胞损伤；血液透析和床旁超滤吸附可造成失衡综合征、血小板减少和出血；在抗休克过程中使用大剂量去甲肾上腺素等血管收缩药，加重了微循环障碍；输液过多引起左心负荷增加，严重时能引起急性左心衰竭、肺水肿；大量输血后微小凝集块可导致肺功能障碍，凝血因子的缺乏造成出血倾向等。

2. 诱发因素　国内外学者多年来的研究表明，诱发 MODS 的危险因素与原发伤、手术或原发病有关，还与年龄、营养等因素有关（表 10－1）。

表 10－1　诱发 MODS 的主要高危险因素

因　素　1	因　素　2
复苏不充分或延迟复苏；持续存在感染病灶，尤其是双重感染；持续存在炎症病灶；基础脏器功能失常（如肾衰）；年龄≥55 岁；嗜酒；大量反复输血；创伤严重度评分≥25	营养不良；肠道缺血性损伤；手术意外；糖尿病；糖皮质激素应用量大，时间长；恶性肿瘤；使用抑制胃酸药物；高血糖、高钠血症、高乳酸血症

二、发病机制

有关 MODS 发病机制的研究较多，但仍未清楚。一般公认有关 MODS 发病机制的理论目前有六种假说。

1. 微循环障碍学说　微血管的白细胞粘附造成广泛微血栓形成，组织缺氧能量代谢障碍，溶酶体酶活性升高，造成细胞坏死。

2. 自由基学说　当心肺复苏、纠正休克时，血流动力学改善，但血液对器官产生“再灌注损伤”，随之而来细胞线粒体内呼吸链受损，氧自由基泄漏，中性粒细胞激活后产生大量氧自由基，此外“再灌注”时将次黄嘌呤经黄嘌呤氧化酶作用分解为尿酸，在此过程中生成大量氧自由基损害组织细胞（图 10－1）。

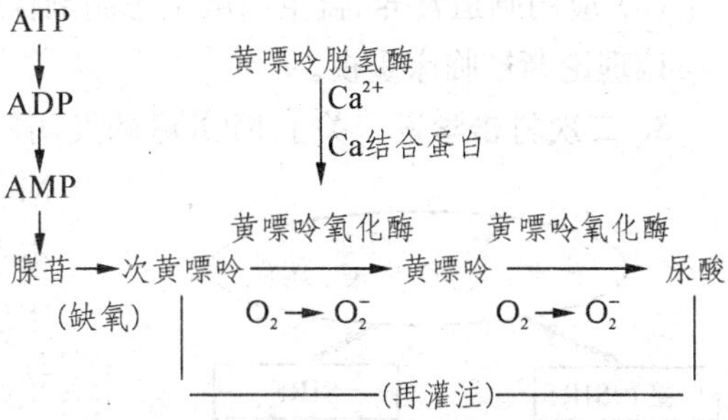

图 10－1　“再灌注”后生成氧自由基（O_2^-）

3. 炎性反应学说　当机体遭受感染，细胞和毒素及创伤打击刺激机体巨噬细胞、单核细胞、中性粒细胞等释放细胞因子和炎性介质如肿瘤坏死因子（TNF）、白介素（IL－1,2,4,6,8）、血小板活化因子（PAF）、花生四烯酸、白三烯、磷脂酶 A_2（PLA_2）、血栓素 A_2、β－内啡呔和血管通透性因子等作用下，机体发生血管内皮细胞炎性反应，通透性增加，凝血与纤溶，心肌抑制，血管张力失控，导致全身内环境紊乱，器官功能障碍。

全身炎症反应综合征（SIRS）是由各种严重损伤引起全身炎症反应的一种临床过程，是由感染与非感染因素（如创伤、烧伤、急性胰腺炎及缺血缺氧等）引起的难以控制的全身性“瀑布”（或过度）炎症反应。多器官功能障碍综合征与炎症反应的关系见图 10－2，MODS 分类与转归见图 10－3。

4. 胃肠道学说　危重病情况下胃肠黏膜因灌注不足而遭受缺氧性损伤，导致胃肠黏膜屏障功能破坏，肠道内蓄积的细菌和内毒素得以侵入体内，形成肠源性内毒素血症和（或）菌血症，

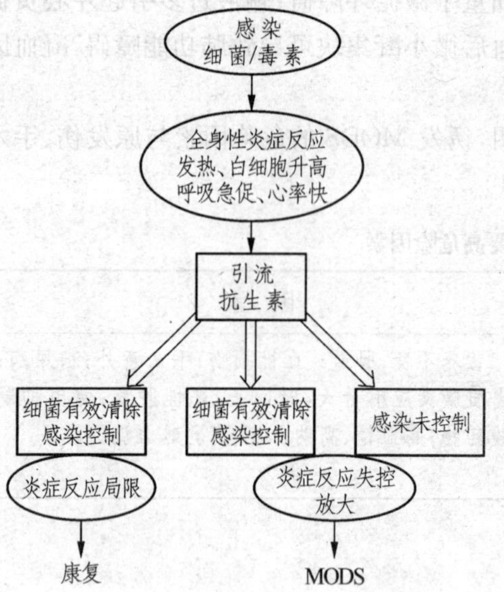

图 10-2　多器官功能障碍综合征与炎症反应的关系

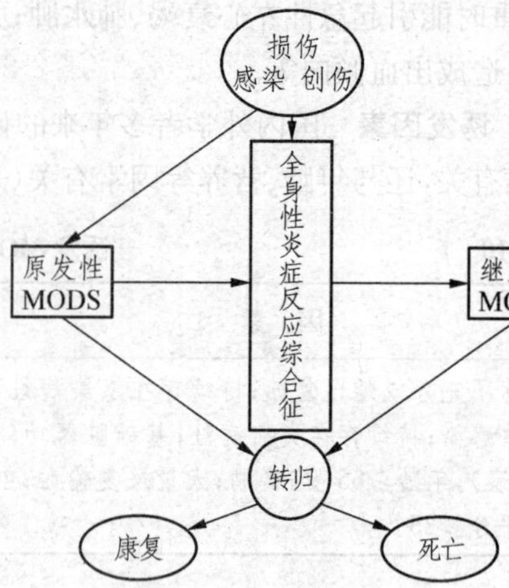

图 10-3　多器官功能障碍综合征的分类与转归

继而产生细胞炎症介质,进一步发展则加重全身炎症反应。临床和实验研究证实:

(1) 约1/3菌血症患者死于MODS而未发现明确感染灶。

(2) 肠道对缺血再灌注损伤最为敏感易,发生功能障碍。

(3) 应用肠道营养、益生菌微生态制剂保持肠黏膜完整性可降低感染发生率。

该理论渐被临床重视。

5. 二次打击学说　关于MODS的发病机制,Deitch等提出了"二次打击"假说,初步阐明MODS从原发打击到器官衰竭的病理过程,这是基本符合临床演变规律的。为此在MODS变化过程中应注意:①过度的炎性反应与免疫功能低下;②高动力循环与内脏缺血;③持续高代谢与氧利用障碍。而肠黏膜屏障功能损害、肠源性感染、脓毒症(sepsis)、全身炎症反应综合征(SIRS)与MODS之间关系应予重视(图10-4)。

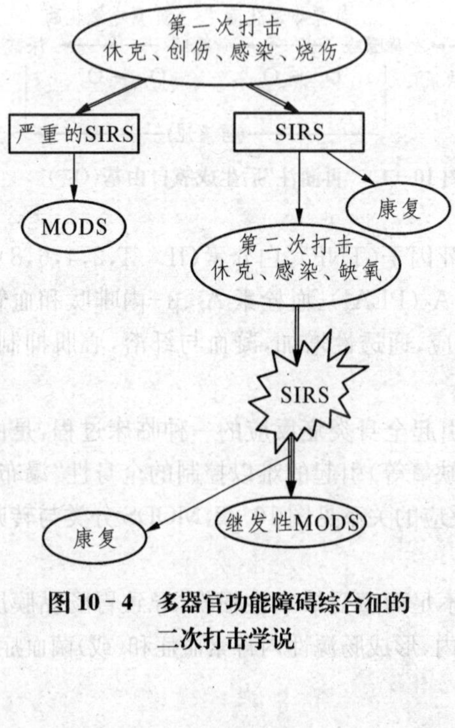

图 10-4　多器官功能障碍综合征的二次打击学说

6. 炎症反应失衡学说　各种因素导致过度炎症反应,即SIRS的同时,机体也产生内源性抗炎物质IL-4、IL-10和抗炎内分泌激素糖皮质激素和儿茶酚胺等,这些物质的失控性释放可导致机体免疫功能低下,形成代偿性抗炎反应综合征(CARS)。SIRS/CARS失衡的后果是炎症反应失控,使其由保护性作用转变为自身破坏性作用,不但损伤局部组织,同时打击远隔器官,导致MODS。

三、临床表现和诊断标准

由于多器官功能障碍综合征病情危重，一旦发生，治疗困难，因此在护理过程中应严密观察病情，仔细收集资料，评估病人的身体状况，及时发现 MODS(表 10－2)。

表 10－2　　MODS 的估计(参考)

系统或器官	判断标准
心功能衰竭	收缩压≤80 mmHg(10.60 kPa)，或低于平时血压 2/3，需输液用药支持；心率≤54 次/min，心电图明显异常
呼吸功能衰竭	呼吸频率≥30 次/min，或≤5 次/min，PaO_2＜60 mmHg(8.0 kPa)，或需机械通气支持 5 天以上；进展后肺呼吸音失常
肾衰竭	每小时平均尿量＜20 ml，或尿量持续增多(非少尿型肾衰)；尿比重持续在 1.010±，血肌酐＞177.0 μmol/L
肝衰竭	进展后呈黄疸，神志失常；血胆红素＞34.2 μmol/L，丙氨酸氨基转移酶(ALT)等超过正常 1 倍
胃肠功能衰竭	消化功能减退，胃肠出血或呈腹膜炎；极度腹胀；内镜见胃黏膜病变
血液系统功能障碍	血小板＜50×109/L，白细胞＜3×109/L，血红细胞比容≤20%，凝血酶原时间延长，部分凝血活酶时间延长，进展后纤维蛋白原减少
中枢神经系统衰竭	反应迟钝或昏迷，格拉斯哥(Glasgow)昏迷指数＜7 分，瞳孔反应等失常
免疫系统功能衰竭	感染突然发生，难于控制

四、救护措施

对于 MODS 目前尚缺乏有效治疗方法。一旦发生，病死率极高，处理 MODS 的关键是预防。因此应尽早识别 MODS 的高危因素，进行动态观察和监测。MODS 救治上应首先消除病因，控制感染，止住触发因子，有效地抗休克，改善微循环，重视营养支持，维持机体内环境平衡，增强免疫力，防治并发症。

1. 循环支持　改善心脏功能和血液循环，恢复循环血容量，保证重要器官灌注。必要时根据应用血流导向气囊导管(Swan-Ganz 导管)监测心排出量和肺毛细血管楔压，据此调整输液速度、种类和指导血管活性药物(多巴胺、多巴酚丁胺和酚妥拉明)的应用。根据心律失常类型应用相应抗心律失常药物，有心功能不全者可使用正性肌力药物。

2. 加强呼吸支持　MODS 时肺是最早受累器官，表现为 ARDS。积极控制和治疗 ARDS 是治疗 MODS 的关键。维持呼吸道通畅，吸痰、雾化吸入，必要时气管切开吸痰。积极纠治低氧血症，根据病情给予面罩或鼻导管给氧；难治性低氧血症行呼吸机支持通气。

3. 肾功能衰竭防治　注意扩容和血压维持，保证和改善肾血流灌注，维持尿量在 30 ml/h 以上。避免或减少用血管收缩药，小剂量多巴胺和酚妥拉明、硝普钠等扩肾血管药物，具有保护肾脏功能，防止肾功能恶化作用，避免应用肾脏毒性药物。少尿者应用呋塞米等利尿药剂。

经适当补液和应用利尿剂后仍持续少尿或无尿时,及时采取血液净化技术。

4. 胃肠道功能支持 应激性溃疡出血是MODS常见的胃肠道功能衰竭症状。临床上常规应用西咪替丁、雷尼替丁等 H_2 受体拮抗剂、胃黏膜 H^+ 泵抑制药、胃黏膜保护药和止血药。抗酸药对于MODS胃酸低下者不利,反而促使肠道细菌繁殖,黏膜屏障破坏,毒素吸收,细菌易位,加剧MODS发展。中药生大黄经临床和基础研究证明具有活血止血、保护肠黏膜屏障、清除氧自由基和炎性介质、抑制细菌生长,促进胃肠蠕动、排出肠道毒素等作用,对应激性溃疡出血有较好疗效。出血不能控制或发生穿孔时应手术治疗。此外,早期进行胃肠道内营养,补充谷氨酰胺,能促进肠蠕动恢复,有利于肠道菌群平衡,保护胃黏膜。

5. DIC 防治 早期及时应用抗凝、溶栓治疗。肝素不仅用于高凝期,而且亦可在纤溶期使用,但剂量宜小。给药方法采用输液泵控制静脉持续滴注,避免血中肝素浓度波动。过量者可用鱼精蛋白锌对抗。血小板悬液、新鲜全血或血浆、冷沉淀物、凝血酶原复合物和各种凝血因子等补充以及活血化瘀中药均有较好疗效。

6. 营养与代谢管理 MODS机体常处于全身炎性反应高代谢状态,热能消耗极度增加。由于体内儿茶酚胺、肾上腺素、胰高血糖素等升血糖激素分泌亢进,而内源性胰岛素分泌相对减少,又因肝功受损,治疗中大剂量激素应用和补糖过多,导致难治性高血糖症和机体脂肪利用障碍,造成支链氨基酸消耗过大,组织肌蛋白分解,出现负氮平衡;同时蛋白质急性丢失,器官功能受损,免疫功能低下。救治中需增加胰岛素和氨基酸量。中长链脂肪乳剂可减少肺栓塞和肝损害,且能提供热能,防治代谢衰竭。深静脉营养很重要,但不能完全代替胃肠营养,需合理掌握,重视纠正酸碱、水电解质失衡。腹部手术者行空肠造瘘,早期肠内营养是一合理方案。生长激素有利于机体蛋白合成、营养改善、抵抗力加强,值得应用。

7. 免疫与感染控制 重点在于控制院内感染和增加营养。由于MODS患者细胞、体液免疫、补体和吞噬系统受损,易产生急性免疫功能不全,增加感染几率。应选用抗革兰阴性杆菌为主的广谱抗菌药,注意对真菌感染的防治;还要警惕肠源性或呼吸机相关性肺炎和深静脉插管引起的感染。

第二节 急性呼吸窘迫综合征

急性呼吸窘迫综合征(acute respiratory distress syndrome, ARDS)是指由各种肺内、外的强烈致病因素导致的急性呼吸衰竭,临床以进行性的呼吸困难和难以纠正的低氧血症为特征。因ARDS病变发展迅速,机体不能够很好的代偿,如不及时抢救,会危及病人生命。由于近年来该病发病率明显增加,故ARDS已成为ICU中较常见且治疗比较困难的疾病。

一、病因和发病机制

ARDS的病因甚多,如严重休克、严重创伤、骨折导致的脂肪栓塞、严重感染(特别是革兰染色阴性杆菌脓毒症所致的感染性休克)、吸入刺激性气体(如氯气中毒)和氧中毒、溺水、大量输血、DIC、妊娠高血压综合征、急性胰腺炎或麻醉品中毒等。

目前多数学者认为，本病的发病机制主要是肺毛细血管内皮细胞受损、通透性增加和肺表面活性物质减少。毛细血管内皮细胞受损主要与肺内炎症细胞（多核白细胞、单核细胞、巨噬细胞）的积聚和激活后增加毛细血管内皮细胞的通透性有关，而活化的多核白细胞释放出一系列损害毛细血管内皮细胞和肺组织的毒性介质，如氧自由基、多种蛋白酶、花生四烯酸代谢产物白三烯、前列腺素和血栓素。由于肺毛细血管膜的损伤，通透性增加而发生肺水肿。

二、病理生理

急性肺损伤（acute lung injury，ALI）与 ARDS 具有相同的病理生理改变，ALI 比 ARDS 轻，是 ARDS 的前导。主要的病理改变是肺广泛充血、出血，肺间质和肺泡水肿及透明膜形成；多灶性肺泡萎陷，多发性肺小血管微血栓形成及发生弥漫性间质炎症，从而使肺容量减少，肺顺应性降低，功能残气量减少。通气/血流比例失调、肺内动-静脉分流增加和弥散障碍，造成换气功能严重损害，导致二氧化碳潴留和低氧血症。ARDS 低氧血症可反射刺激呼吸中枢产生过度通气，疾病早期出现呼吸性碱中毒，进而由于无氧代谢加强而出现代谢性酸中毒；在 ARDS 中晚期，由于病情严重，呼吸肌疲劳衰竭，交换面积减少，发生通气不足，致使 CO_2 潴留和缺 O_2 更为严重，形成混合性酸中毒。

三、临床表现

除原发病如外伤、感染、中毒等相应症状和体征外，主要表现为突发性、进行性呼吸窘迫、气促、发绀，常伴有烦躁、焦虑表情、出汗等。其呼吸窘迫的特点不能用通常的吸氧疗法使之改善，亦不能用其他原发心肺疾病（如气胸、肺气肿、肺不张、肺炎、心力衰竭）解释。早期体征可无异常，或仅闻双肺干啰音、哮鸣音，后期可闻及水泡音，或管状呼吸音。X 线胸片早期可无异常，或呈轻度是间质改变，表现为边缘模糊的肺纹理增多，继之出现斑片状，以至融合成大片状浸润阴影，大片阴影中可见支气管充气征。

四、诊断要点

(1) 有相应的原发病或诱因。

(2) 急性起病，出现呼吸困难或窘迫。

(3) 氧合障碍，$PaO_2/FiO_2 < 200$ mmHg(26.7 kPa)；若 $PaO_2/FiO_2 < 300$ mmHg (40.0 kPa)，则考虑急性肺损伤（ALI）。

(4) X 胸片示两肺浸润阴影。

(5) 肺动脉楔压 $\leqslant 18$ mmHg(2.40 kPa)，或临床上能排除心源性肺水肿。

五、护理

1. 护理评估

1) **健康史**　ARDS 病人以往并无心肺病史，常在严重创伤、感染等机体严重应激基础上突然发病。因此在损伤、感染、休克等疾病过程中，要密切观察病人呼吸情况。但是有心肺病史者，会更易发生ARDS。护士应仔细了解病史，充分掌握ARDS的病因或危险因素，以便在护理工作中能及时采取预防措施。

2) **身体状况** ARDS的共性病理基础是肺泡-毛细血管膜损伤，因肺通气、换气障碍，病人表现呼吸困难或窘迫及严重缺氧。呼吸困难使呼吸功能消耗加大，又会加重营养不良及水、电解质和酸碱平衡紊乱。在护理过程中，注意掌握病情发展的严重程度。

(1) *初期* 病人突然出现呼吸加快，有呼吸窘迫感，肺部听诊无啰音，X线检查无变化；PaO_2 下降，一般吸氧不能缓解。

(2) *进展期* 病人明显呼吸困难、发绀，意识障碍，体温升高，有支气管呼吸音和细湿啰音；X线平片可见网状阴影，并渐呈斑点状浸润，也可融合成片；$PaCO_2$ 更低，出现呼吸性和代谢性酸中毒；此时行气管插管并以机械通气支持，才能缓解缺氧症状。

(3) *末期* 病人呈深昏迷，心律失常；PaO_2 继续下降，酸中毒继续加重。PaO_2 降到25 mmHg(3.33 kPa)，$PaCO_2$ 升至55 mmHg(7.33 kPa)，提示呼吸衰竭已达临终状态；此期心跳停止，行心肺脑复苏也很少奏效。

3) **心理状态** 突然的意外事故、感染的日趋加重，会给病人造成一定的心理打击或压力，表现有情绪低落、焦虑、恐惧等。在ARDS初期病人甚至可能有绝望的心理反应。

2. 护理诊断与合作性问题

(1) *潜在并发症：MODS* 与ARDS导致的器官功能障碍有关。

(2) *潜在并发症：感染* 与呼吸功能受损、肺水肿、全身抵抗力降低或某些治疗护理操作等有关。

(3) *焦虑、恐惧或绝望* 与意外创伤或病情加重等因素有关。

3. 护理措施

(1) *原发疾病预防及治疗* 针对引起ARDS的病因，应及时进行预防性干预，例如对于创伤、感染及休克病人，首先要积极采取措施防治休克、积极治疗原发病，治疗中还要避免吸入高浓度氧、避免输液过量及输入较多量的库血等；对大手术病人，术前要检查肺功能，术后加强基础护理，采用雾化吸入，鼓励深呼吸和排痰，预防呼吸道和肺部感染。

(2) *氧疗* 发生急性呼吸衰竭，应及时补充高浓度氧或纯氧以缓解缺氧。纠正缺氧是保护重要器官和生命抢救成功的关键，但要注意吸氧浓度和持续时间，以避免长时期高浓度给氧引起的氧中毒。通常，如果能控制吸入纯氧时间＜5小时、吸入80%氧的时间＜24小时或吸入氧的浓度＜50%(长期使用)，不会导致氧中毒。

氧中毒会导致急性肺损伤和ARDS，其发生机制可能与吸入高浓度氧后氧自由基生成增多有关。

(3) *机械通气* ARDS病人严重缺氧，当单纯吸氧不能提高ARDS病人的血氧分压时，须及早采用呼吸机进行机械辅助呼吸。目前较常使用的通气方式是在常规的容量控制下加呼气末正压通气(positive end expiratory pressure, PEEP)，即呼吸机在吸气相产生正压，在呼气相仍保持气道压力高于大气压，以增加功能残气量，防止肺泡萎陷，促进肺泡气体中氧向血液弥散，提高血氧分压。但是PEEP可使静脉回心血量减少，并使肺泡压增加而导致肺气压伤和心脏循环负担加重等。气压伤更常见于通气潮气量超过 15 ml/kg 或高 PEEP 时，所以 ARDS 病人机械通气，遵循应“三低一高”原则：低潮气量、低气道压、低 PEEP 和适度偏高的二氧化碳分压。

(4) 肾上腺糖皮质激素的应用　糖皮质激素具有以下作用：保护毛细血管内皮细胞；防止白细胞、血小板聚集黏附管壁，形成微血栓；减少白三烯、前列腺素和血栓素等的生成与释放；保护肺Ⅱ型细胞分泌表面活性物质；抗炎和促进肺间质液体吸收；缓解支气管痉挛及抑制后期肺纤维化。其使用原则为早期、大剂量和短程治疗。如地塞米松 20～30 mg，一日 2～3 次，连用 2 天。若有效，继续使用数天即停药，一般用 3～7 天。

(5) 维持血容量与控制肺水肿　对 ARDS 病人应及时输液支持循环，但须避免输液过量或过快而加重肺水肿。输液时应观察记录尿量，并在中心静脉压(最好测肺动脉楔压等)监测下进行。酌情使用利尿剂，配合选用心血管药物、肝素或肾上腺皮质激素等。护理上做好配合，及时正确执行用药医嘱。

(6) 抗感染　保持呼吸道通畅；正确选用有效抗生素；护理操作时须严格执行无菌原则。

(7) 营养支持　ARDS 病人处于高代谢状态，往往营养缺乏，应维持足够的能量供应，避免代谢功能和电解质紊乱。必要时少量、多次输新鲜血液或白蛋白，提高机体的抗病能力。

(8) 心理护理　根据病人病情实际，做好解释、安慰等心理护理工作。

第三节　急性肾衰竭

急性肾衰竭(acute renal failure，ARF)是指某些原因造成肾损害，使其泌尿功能急剧降低，代谢产物潴留而导致体内水与电解质代谢紊乱、酸碱平衡失调和氮质血症的临床综合征。ARF 主要表现为少尿(尿量<400 ml/d)或无尿(尿量<100 ml/d)、氮质血症、高钾血症和代谢性酸中毒。有少数病人尿量并不减少(可>800 ml/d)，但仍有氮质血症，此即“非少尿型”急性肾衰竭，常见于手术和创伤后，易被忽略。ARF 一旦发生，应积极地采用一切有效方法维持患者的生命，直至肾损害的病理改变痊愈为止。治疗原则是保护肾功能，纠正水、电解质紊乱和酸碱平衡失调，控制氮质血症和防治感染等并发症。

一、病因与发病机制

1. 病因　ARF 发生前有某种严重的疾病过程，在临床上应及时评估引发 ARF 的危险因素。可能导致 ARF 的高危因素(病因)一般分为三大类：肾前性、肾实质性和肾后性。

(1) 肾前性 ARF　肾本身无原发性损害，由于创伤、休克等原因引起血容量不足、循环衰竭，使肾的血液灌流量减少，肾长时间处于缺血缺氧状态，最终导致肾功能损害。

(2) 肾实质性 ARF　各种原因直接或间接所致肾实质性损害。常见原因：一是肾疾患，如急性肾小球肾炎、急性肾大血管病变、急性间质性肾炎、慢性肾脏疾病的发展；二是肾中毒，如重金属、药物、杀虫剂及蛇毒等所导致的急性肾小管坏死；严重挤压伤时肌红蛋白释放和误型输血导致的溶血反应血红蛋白释放，都可使蛋白在肾小管内凝固，引起肾小管堵塞或坏死；三是肾前性或肾后性因素长时间不能消除,亦可造成功能性的ARF转为器质性的ARF。但肾性ARF常见的主要原因是肾缺血或肾中毒。

(3) 肾后性ARF　从肾到尿道任何部位的尿路梗阻,都可能引起肾后性ARF,但主要见于膀胱以上部位。常见原因有双侧输尿管结石堵塞、盆腔肿瘤压迫、膀胱颈及前列腺部梗阻性疾病或盆腔手术误扎输尿管等。在肾后性ARF的早期并无肾实质的器质性损害,若能及时解除梗阻,可使肾功能很快恢复。

2. 发病机制　ARF的发生十分复杂,已知肾血管收缩缺血和肾小管细胞变性坏死是主要原因。

(1) 肾缺血　当肾血流量减少时,肾灌注压力下降,刺激肾素-血管紧张素系统、激活管-球反馈机制并引起肾皮质髓质血流重分配,从而导致肾小球滤过率降低。

(2) 肾小管上皮细胞变性坏死　肾毒性物质或肾持续缺血可使肾小管细胞变性坏死,导致肾小管内液反流和肾小管机械性阻塞,是ARF持续存在的主要因素。

(3) 缺血-再灌注损伤　肾缺血-再灌注损伤将加重器官的损害。实质细胞的直接损伤及血管内中性粒细胞崩解产物,各种炎症介质和其他有害物质的释放,使肾实质损害加重;氧自由基的释放,使肾小管上皮细胞内膜发生脂质过氧化,导致细胞功能障碍甚至死亡。

(4) 非少尿型急性肾衰竭　是由于肾单位损伤的量和程度以及液体动力学的变化不一致所致。当仅有部分肾小管细胞变性坏死和肾小管堵塞、肾小管损害程度轻,主要表现为尿浓缩功能障碍时,就会出现非少尿型急性肾衰竭。由于其肾小球滤过率降低,仍可以引起氮质血症,只是程度相对较轻。

二、临床表现

ARF对机体造成的影响主要是代谢产物的蓄积和内环境的紊乱,极易导致生命危险。临床上按病程发展分为少尿或无尿期、多尿期和恢复期。

1. 少尿或无尿期　由于肾小球滤过率下降、肾小管阻塞及原尿由坏死的肾小管漏回间质等因素引起。此期持续时间约7～14天,有时可超过2周或更长。时间越长预后越差,少尿或无尿期超过1个月以上,肾功能不全常难以恢复。其主要表现如下。

1) 尿的改变　表现为量和质的改变。少尿或无尿,24小时尿量少于400 ml或100 ml;低比重尿,由于肾小管上皮重吸收功能障碍,使尿比重降低(尿比重不超过1.015,多固定在1.010左右);由于肾小球滤过功能障碍和肾小管上皮坏死脱落,尿中可含有蛋白及红、白细胞和管型等成分。

2) 水中毒　主要原因是肾衰发生后由于早期识别困难,入量未能控制好和肾泌尿功能急剧降低,体内分解代谢增强以致内生水增多等原因,使水在体内潴留,细胞外液稀释低渗,由于体内钠总量减少不明显,故称为稀释性低钠血症。细胞外液低渗使水进入细胞内而引起细胞水肿,严重者出现肺水肿和脑水肿。肺水肿表现为呼吸困难及肺部湿啰音;脑水肿则有头痛、头晕、恶心、呕吐、嗜睡、昏迷等神经系统症状。水中毒是ARF早期常见死因之一。

3) 高钾血症　是少尿期最严重的并发症,血钾急剧上升是ARF常见的死因。引起高钾血症的原因有:①尿量显著减少,使尿钾排出减少;②组织损伤、细胞分解代谢增强、缺氧、酸中毒等因素均可促使钾从细胞内向细胞外转移;③摄入含钾食物、药物或大量输入库血,等等。当血钾升高至 6～6.5 mmol/L 时,即可出现心跳缓慢、心律失常及心电图 T 波高尖、QRS 间期延长、P 波下降等异常改变。如不及时处理,则可导致心跳骤停而危及病人生命。

4) **其他电解质紊乱**　水的入量过多,补液中无钠盐或组织钠泵失灵,部分钠离子进入细胞内造成血钠降低,可导致稀释性低钠血症;若起病前呕吐、腹泻或大面积烧伤等使盐分丧失过多,则导致缺钠性低钠血症;由于磷不能从肾排出而大部分改由肠道排泄,并在肠道中与钙结合形成不溶解的磷酸钙,影响钙的吸收而引起高磷血症和低钙血症。镁与钾在 ARF 时呈平行改变,肾排镁减少即可引起高镁血症;一般情况下,血镁升高至 3 mmol/L 时,也可产生嗜睡、肌无力等神经肌肉症状。

5) **代谢性酸中毒**　由于肾小球滤过功能降低,使酸性代谢产物排出减少,加上肾小管排 H^+ 泌氨和保存 HCO_3^- 的能力下降等因素所致。病人表现为呼吸深快、呼气中带有酮味、恶心呕吐、面色潮红、脉搏细速,严重时出现休克或昏迷。

6) **氮质血症**　肾功能障碍后,蛋白代谢的产物不能排出,含氮物质在体内蓄积(如 BUN、Cr)称为氮质血症,其增高速度与体内蛋白分解状态有关。如同时伴有发热、感染、损伤,则蛋白分解代谢增加,血中尿素氮(BUN)、肌酐(Cr)升高更快,预后更差。氮质血症时,血内其他毒性物质如酚类、胍类等亦增高,称为尿毒症。病人可出现恶心、呕吐、头痛、烦躁、抽搐、乏力、意识模糊或昏迷等症状。由于尿素分子颗粒很小,可以自由地通过毛细血管和血脑屏障,因此氮质血症还促进和加重了组织、细胞水肿。血中 BUN、Cr 上升越快,表示病情越重,预后越差。

7) **其他**　其他尚有心血管系统表现、贫血及出血倾向等。

(1) **心血管系统表现**　①高血压,与肾缺血、肾素分泌增加及水过多引起容量负荷增大有关。约 1/3 病人于疾病进程中发生轻、中度高血压,严重时发生高血压脑病。②心力衰竭,主要由体液潴留所致。高血压、严重心律失常和酸中毒也可促使心力衰竭发生。③心律失常,高血钾对心肌细胞有毒性作用,可诱发各种心律失常,严重者心室颤动、心跳骤停。

(2) **贫血**　部分急性肾衰竭病人可有贫血,发生原因为:氮质血症导致红细胞水肿,使其脆性增加,破坏增多;肾功能障碍使促红细胞生成素减少,骨髓的造血受抑制。贫血程度与原发病因、病程长短、有无出血并发症等有密切关系。

(3) **出血倾向**　出血倾向与血小板减少、凝血因子减少、毛细血管通透性增强等有关,可导致皮下、黏膜、牙龈和消化道出血。

2. 多尿期　尿量逐渐增多为其特征,每日超过 400 ml 时,即表示进入多尿期。此期每日尿量可高达至 3 000 ml 以上,甚至更多。这是因为肾小球滤过率开始增加,而肾小管修复较为缓慢,重吸收水钠功能仍然低下,尿量多而尿比重仍低。多尿初期是少尿期的延续,此时虽然尿量增多,仍然存在高分解代谢状态,所以氮质血症仍然存在,尿比重偏低,病人未脱离危险。多尿后期因大量水和电解质排出,可出现脱水、低钾血症和低钠血症等新的水电解质失衡;但是,如果此期水的入量控制不好,早期水中毒可以持续存在。本期易并发各种感染。新的水电解质失衡和继发感染是多尿期病人死亡的主要原因。

多尿期病人体重明显减轻，营养失调，全身无力，贫血，稍动即感气促。多尿期一般持续1～2周。此期病人肾功能仍然很差，极易并发感染，绝不可放松警惕。

3. 恢复期 指肾功能恢复或基本恢复正常，尿量逐渐恢复正常，大多数病人体力有所改善。由于肾小管功能恢复正常需要较长时间，因而在恢复的早期，尿的浓缩和尿素等物质的清除功能仍不完全正常。此期常需数月至1年。绝大多数病人肾功能可完全恢复，部分病人可能进展为慢性肾功能不全。肾功能的恢复与少尿期的长短及病人年龄等因素有关，在护理评估时应注意少尿期越长，年龄越大，肾功能越差的特点。

三、实验室检查

1. 血液检查 少尿期可有轻、中度贫血。血清肌酐每日升高44.2～88.4 μmol/L(0.5～1.0 mg/dl)，血尿素氮每日升高3.6～10.7 mmol/L(10～30 mg/dl)，血清钾浓度可大于5.5 mmol/L，血气分析提示代谢性酸中毒，可有低钠、低钙、高磷血症。

2. 尿液检查 尿液外观多混浊，尿蛋白多为+～++，可见肾小管上皮细胞、上皮细胞管型、颗粒管型、少许红、白细胞等。尿比重降低且固定，多在1.015以下，尿渗透浓度低于350 mmol/L，尿与血渗透压浓度之比低于1∶1。尿钠增高，多在40～60 mmol/L，尿肌酐与血肌酐之比常低于10，钠滤过排泄分数大于1(即尿钠、血钠之比/尿肌酐、血肌酐之比×100)。肾衰指数(尿钠浓度与尿肌酐、血肌酐比值之比)常大于2。

四、护理

1. 护理诊断与合作性问题

(1) 排尿异常：少尿或无尿　与ARF有关。

(2) 潜在并发症　主要有肺水肿、脑水肿、心律失常、心跳骤停、泌尿系统感染、ARDS、MODS等，与肾泌尿功能障碍有关。

(3) 体液过多：水中毒　与肾泌尿功能障碍有关。

(4) 有感染的危险　与免疫力降低有关。

(5) 焦虑、恐惧或预感性悲哀　与肾功能障碍、病程较长等因素有关。

(6) 知识缺乏　缺乏疾病的相关知识和康复保健知识。

2. 护理措施

1) 心理护理　因ARF是一种临床综合征，绝大多数由严重创伤、感染、休克、中毒、溶血等引起，病人可有不同程度的心理及情绪变化，如急躁、抑郁等。当肾功能障碍出现一系列表现时，病人心情紧张、焦虑或恐惧；若肾功能长久不能恢复，病情迁延不愈，常使病人意志消沉、悲观或绝望等。鼓励病人说出自己的顾虑和焦虑，并有针对性地给予解释；耐心地向病人介绍病房的环境、主管护士，消除病人的紧张情绪；请基本康复的ARF病人介绍治疗经过，以增加病人康复信心，减轻或消除悲观、绝望情绪；向病人及家属宣传ARF的基本知识，以取得各方面的积极配合。

2）少尿或无尿期护理

（1）饮食管理 原则上为高热量、高维生素、低蛋白饮食，禁止含钾食物。高热量饮食可减少内源性蛋白质的分解，有利于肾组织的再生和修复。热量供应以糖为主，每日至少供给热量5 020～6 280 kJ（1 200～1 500 kcal）。可给予适量的脂肪乳剂及必需氨基酸制剂，同时补充各种维生素。少尿早期（3天内）机体分解代谢亢进，限制蛋白质摄入；少尿3～4天后，组织分解代谢减慢，可进食少量蛋白质（<20 g/d），选择高生物效价的动物蛋白为主。进行透析治疗者，适当追加蛋白质的补充。对不能进食的病人，可行全胃肠外营养。限制饮食中钾和钠的含量，以免加重高钾血症和水潴留。

（2）控制水入量 观察尿量，准确记录24小时的出入量，监测血电解质，制订补液计划。补液原则为"量出为入，宁少勿多"以防摄入水过多。可参考下列公式：每天补液量＝显性失水＋不显性失水－内生水。

例如某成年病人前一天尿量为400 ml、估计不显性失水（即经呼吸道和皮肤的正常丢失）850 ml、内生水300 ml时，则当日的补液量＝400＋850－300＝950 ml。如有其他方面显性或不显性失水（如大汗、发热、气管切开、呕吐等）应按实际丢失量增加补液量。如符合下列条件，说明ARF病人水的入量控制比较恰当：①体重较前一日减轻0.5 kg；②血钠超过130 mmol/L；③中心静脉压在正常范围；④无肺水肿、脑水肿及循环衰竭等表现。

（3）常见电解质紊乱的护理 主要为高钾血症、低钠血症及高血磷与低钙血症。

●高钾血症 高钾血症可引起严重心律失常，危及病人的生命。护理时，应严格禁止含钾饮食摄入；勿输保存过久的库血；供给足够的热能；彻底清创；控制感染，以减少组织分解和钾的释放。

由于高钾血症是临床危急情况，紧急情况时处理如下：①10%葡萄糖酸钙20～40 ml静脉注射，以对抗钾离子对心肌的抑制作用；②补碱，促进钾离子向细胞内转移，如11.2%乳酸钠40～200 ml静脉注射，伴代谢性酸中毒者可予5%$NaHCO_3$ 250 ml静脉滴注；③促进合成代谢，静脉内滴注葡萄糖和胰岛素，使糖原合成增多，从而促进细胞外液中的钾进入细胞内；④排出体内的钾离子，使用钠型阳离子交换树脂，如聚苯乙烯磺酸钠，口服或灌肠，使钠和钾在肠内进行交换，钾即可随树脂排出体外；严重高钾血症最有效的处理方法是透析，以血液透析为佳。

●低钠血症 限制水的摄入；定期监测血钠水平，维持血钠在130 mmol/L以上，以免血钠骤然变化而出现神经功能紊乱。

●高血磷与低钙血症 低钙血症的症状多被酸中毒掩盖，在纠正酸中毒时若出现手足抽搐要想到低钙血症。一般可用10%葡萄糖酸钙10～20 ml静脉注射，或将葡萄糖酸钙加入葡萄糖溶液中静脉缓滴。注意控制含磷食物的摄入。

（4）代谢性酸中毒的护理 在少尿早期，如能补充足够热量，减少体内组织分解，一般代谢性酸中毒并不严重。而在创伤、感染等分解代谢旺盛的情况下，酸中毒比较明显。应定期监测血pH及碳酸氢根离子浓度等实验室指标的变化。当动脉血pH＜7.25或CO_2CP＜13 mmol/L时，应补充碱剂，既可纠正酸中毒，亦可使钾离子进入细胞，有利于降低血钾浓度。

（5）防治感染 感染也是ARF主要并发症及致死原因之一，一般多发生在肺、泌尿系统、伤口及血液系统。在护理ARF病人时,应注意病房环境清洁,做好消毒隔离;严格遵守无菌操作原则;尽量减少不必要的留置管道;发生感染要根据细菌培养及药物敏感试验选用合适的抗菌药物。

使用抗生素时应考虑药物的肾毒性作用和半衰期延长的问题。如氯霉素、青霉素、林可霉素以及先锋属抗生素可按常规剂量使用;氨基糖苷类、多黏菌素E必须减量;四环素族、新霉素、磺胺类、甲氧苄胺啶等则禁忌使用。

(6) 透析疗法的护理　ARF病人,血尿素氮 > 25 mmol/L、血肌酐 > 442 μmol/L或血钾 > 6.5 mmol/L,水中毒经一般措施不能改善,酸中毒经补碱而难以纠正者,均应进行透析治疗。常用透析疗法有血液透析和腹膜透析两种,详见第十一章血液净化技术与护理。

3) **多尿期护理**　多尿期病人并未脱离危险,体内各种紊乱依然存在,故一般仍要按少尿期常规护理。

(1) 控制液体入量　因多尿期尿量逐日增多,大多是少尿期滞留在体内的液体,液体入量不能按"量出为入,宁少勿多"的原则计算,多尿初期补液量以出量的1/3或1/2为宜。

(2) 低钠、低钾血症的护理　多尿期因有大量的钠和钾排出,可造成低钠血症、低钾血症,故应注意每日血电解质的测定结果遵医嘱补充钠和钾。

(3) 预防感染　多尿期病人极易继发感染,须继续使用抗生素,保持皮肤清洁,做好病人的口腔护理,注意消毒隔离以防交叉感染。

(4) 营养支持　加强营养,注意蛋白质的摄入,纠正贫血,提高病人抵抗力。

4) **恢复期护理**　此期较长,约1年。遵医嘱给高热量、高维生素、富含蛋白质易消化的饮食,积极补充营养,促进肾功能恢复;要避免各种对肾有害的因素,如疲劳、创伤、感染、妊娠及对肾有毒的药物等。

5) **出院康复指导**　主要目的是保护肾功能,促进康复。具体要求是:①尽可能让家属参与护理,以便掌握护理知识,出院后可做部分家庭护理工作;②向病人及家属进行ARF科普知识的宣传教育;③注意增加营养,适当参加劳动,避免过度劳累;④避免一切对肾有害的因素;育龄妇女一年内不要妊娠;⑤定期复查。

6) **预防**　ARF一旦发生,对人体危害极大,必须及早采取预防措施:①对休克病人应及时补充血容量,尽量避免使用致肾血管收缩的升压药,持续少尿时可用呋塞米(速尿)、甘露醇等利尿剂;②对创伤病人或大手术前的病人,应充分纠正水、电解质失调,扩充血容量;③对术中、术后出现少尿时也应利尿,以保护肾功能;慎用或不用对肾有损害的药物;及时解除尿路梗阻;④对溶血及挤压伤病人,应尽早用碱剂经静脉碱化尿液,以防止血红蛋白或肌红蛋白凝固堵塞肾小管。

第四节　弥散性血管内凝血

弥散性血管内凝血(disseminated intravascular coagulation, DIC)是某些致病因子所致的凝血功能障碍综合征,其病理特征是微循环内广泛性的微血栓形成,全身皮肤黏膜和内脏出血，受累器官发生栓塞与梗死。在临床上主要表现为全身广泛性出血、休克甚至多器官功能衰竭。绝大多数由感染、创伤、休克、恶性肿瘤、产科意外等诱发。由于DIC病情凶险、病死率高，故应早期预防。DIC一旦发生，应及时控制原发病，改善微循环，重新建立凝血与抗凝血间的动态平衡。

一、常见病因

1. 感染性疾病　感染是DIC最常见的原因。感染可使血管内皮细胞损伤，激活凝血因子Ⅻ，启动内源性凝血系统；又能使血小板损伤，促进血小板聚集和释放血小板第3因子，加速凝血酶原的激活而促进凝血。

2. 产科意外及妇科疾病　可见于羊水栓塞、前置胎盘、胎盘早期剥离、死胎潴留、感染性流产、先兆子痫、妊娠毒血症、葡萄胎、剖宫产、子宫破裂、绒毛膜上皮癌等。羊水栓塞是最常见导致DIC的产科意外。

3. 恶性肿瘤　可见于前列腺、肺、乳腺、胃、胰腺、胆囊、结肠、卵巢、膀胱、肝、食管及肾脏肿瘤；还可见于平滑肌肉瘤、黑色素瘤、血管内皮细胞瘤及神经母细胞瘤等，已广泛转移者易诱发DIC。

各种类型的白血病均可诱发DIC，其中以急性早幼粒细胞白血病诱发DIC较多见，该型白血病尤其在化疗后肿瘤细胞大量溶破，释放出大量组织因子发生DIC，发生率为37%～65%，出血病死率为9%～12%。

4. 外科手术及创伤　大手术、大面积烧伤、挤压综合征、骨折、毒蛇咬伤、脑组织创伤、器官移植排斥反应等。

5. 内科与儿科疾病

(1) 心血管系统疾病　各种原因引起的休克、恶性高血压、持续性低血压、肺梗死、巨大血管瘤、主动脉瘤、青紫型先天性心脏病、克山病、肺源性心脏病、特发性肺动脉高压、非细菌性血栓性心内膜炎、低血氧及低灌注血症、心肌梗死等。

(2) 消化道疾病　急性坏死性胰腺炎、急性出血性坏死性小肠炎、急性肝衰竭、晚期肝硬化等。

(3) 肾病　急性肾小管坏死与肾皮质坏死、肾病综合征、狼疮性肾炎等。

(4) 免疫性疾病　溶血性输血反应、输液反应、药物过敏反应、系统性红斑狼疮、多发性大动脉炎、急性血管炎、系统性硬皮病等。

(5) 内分泌系统疾病　糖尿病酮症酸中毒、库欣综合征、甲状旁腺功能亢进等。

(6) 中毒性疾病　急性一氧化碳中毒、乳酸性酸中毒、静脉脂肪栓塞、夜间阵发性血红蛋白尿等。

(7) 儿科疾病　新生儿败血症、严重呼吸窘迫综合征、溶血性尿毒症综合征、新生儿窒息、新生儿硬肿症等。

二、病理生理

正常人体内有完整的凝血、抗凝及纤维蛋白溶解系统。凝血与抗凝，既对立又统一，保持着动态平衡。在正常人的血液中,如果有少量活性凝血中间产物形成,就迅速被单核-巨噬细胞系统消除,或被血液中的抗凝物质中和。纤溶系统能不断溶解在小血管破损处所形成的少量纤维蛋白。DIC 的发生是由于在各种致病因素的作用下,血循环内出现了促动和激活凝血的过程,产生过量的凝血酶;血液的凝固性过高,破坏了体内凝血与抗凝的平衡。其病理变化包括:①全身微血管内有广泛的纤维蛋白沉着,形成微血栓,造成微循环障碍、红细胞机械性损伤及溶血;②当微循环内发生凝血时,大量血小板和凝血因子被消耗,从而使高凝状态转变为低凝状态;③体内的继发性纤维蛋白溶解产生大量纤溶酶,使纤维蛋白原裂解为 X 和 A、B、C 裂片,再进一步裂解为 Y、D、E 裂片,这些纤维蛋白(原)降解产物(FDP)的抗凝作用可加重出血。除大量出血外,微循环内的血栓可引起微循环阻塞,导致肺、肾、肝、脑、心等器官的功能衰竭。

DIC 的发生常是多种因素综合作用的结果,进展过程可分为 3 个阶段:高凝血期、消耗性低凝血期和继发性纤维溶解期。

三、临床表现

DIC 的临床表现与其原发病、临床类型以及所处的发展阶段有密切关系,症状及体征的出现均是病理生理变化的直接结果。由于 DIC 的原发病多而危重,故 DIC 的临床表现常为原发病的症状和体征所掩盖。有的 DIC 病人除原发病症状体征外,可以无明显 DIC 特异表现。另外,DIC 的病理发展过程可呈跳跃式改变,临床表现变异性大,所以对 DIC 的临床表现应仔细观察,充分认识。

(1) 高凝期　最早的征兆往往是护士在抽血取化验标本时发现血液不易抽出、血易凝固,严重病人皮肤上出现瘀点或紫斑。微血栓栓塞可发生在全身各脏器,较常见的有肾、肺、肾上腺和皮肤,亦可见于胃肠道、肝、脑、胰与心等。栓塞症状取决于受累脏器与受累程度。如肾受累可发生蛋白尿、少尿、无尿;肺受累表现为呼吸困难;肝受累表现为黄疸与肝功能损害;肾上腺受累可引起休克;皮肤黏膜微血栓表现为血栓性坏死;消化道受累可发生恶心、呕吐或消化道出血等;脑组织受累发生神志模糊、嗜睡、昏迷;静脉受累可发生动静脉血栓栓塞的表现。

(2) 消耗性低凝血期　病人多以出血为主,全身各个部位均可发生,但以皮肤、胃肠道、口鼻黏膜、创口及注射部位多见。

(3) 继发性纤维蛋白溶解期　出现严重且广泛的出血和渗血、休克,甚至 MODS。皮肤、黏膜呈现紫癜、瘀斑甚至血肿,并可见消化道、泌尿生殖道等部位出血。严重者可延及胸腔、心包或呼吸道出血,关节腔出血,注射部位或手术创口渗血不止。颅内出血是 DIC 致死的主要原因之一。

四、诊断

DIC 的诊断必须符合以下三方面的条件方可确诊:①有引起 DIC 的病因;②存在 DIC 临床表现;③实验室诊断依据。

(1) 临床表现　存在易引起 DIC 的基础疾病,并有下列两项以上的临床表现:①多发性出血倾向；②不易用原发病解释的微循环衰竭或休克；③多发性微血管栓塞的症状和体征，如皮肤、皮下、黏膜栓塞坏死及早期出现的肾、肺、脑等脏器功能不全。

(2) 实验室检查　血小板＜100×10^9/L，凝血酶原时间缩短或延长3秒以上，血浆纤维蛋白原＜1.5 g/L，3P试验（血浆鱼精蛋白副凝试验）阳性。

五、护理

1. 护理诊断与合作性问题

(1) 组织灌注障碍　与微血管广泛凝血有关。

(2) 有广泛出血的危险　与DIC有关。

(3) 潜在并发症　休克、ARDS、颅内出血、MODS等。

2. 护理措施

1) **密切监视病情**　定期监测生命体征、氧饱和度，注意意识状态的变化，记录24小时尿量。观察皮肤色泽、温度和末梢感觉，有无器官栓塞的症状和体征。协助做好各种辅助检查。

2) **绝对卧床**　绝对卧床休息，保持呼吸道通畅，持续吸氧，以改善组织缺氧状况及避免脑出血发生。

3) **注意有无出血症状**　如皮肤出血点、瘀点瘀斑及黏膜出血、消化道和泌尿道出血，以及从静脉输液部位、引流部位和伤口渗血等，发现出血立即通知医生。

4) **预防出血**　尽量避免肌肉注射；静脉注射部位适当加压；口腔护理或吸痰时，动作要轻，避免损伤口腔黏膜和呼吸道黏膜；在渗血部位加压包扎，用动脉留置管或大静脉通路抽取血标本，避免多处穿刺采样。

5) **抗凝疗法护理**　对DIC处于高凝期的病人应及早进行抗凝治疗，常用药物有肝素、双嘧达莫（潘生丁）和低分子右旋糖酐（亦可预防性使用）。治疗DIC的肝素剂量必须根据病人的临床情况充分个体化。给药途径通常分为皮下和静脉两种。静脉给药常采用持续静注的方法，剂量为每日100～200 mg不等。皮下给药常采用小剂量的方法，如25～50 mg/h，q8 h～q12 h。

使用肝素的护理要点如下：①用药前要先测定凝血时间，用药后2小时再次测定凝血时间，如凝血时间短于12分钟，提示肝素剂量不足；若超过30分钟则提示过量；凝血时间在20分钟左右表示肝素剂量合适。②注意过敏反应的发生，轻者出现荨麻疹、鼻炎和流泪，重者可引起支气管痉挛、过敏性休克。③肝素使用过量可引起消化道、泌尿系、胸腔或颅内出血，部分病人可发生严重出血；若大出血不止，则须用等量的鱼精蛋白拮抗。注射鱼精蛋白速度不宜太快，以免抑制心肌引起血压下降、心动过缓和呼吸困难。

6) **抗纤溶疗法护理**　常用药有6-氨基己酸、氨甲苯酸等。适用于以继发纤溶亢进为主的DIC晚期病人。DIC早期禁用。抗纤溶药物可加重组织缺血、缺氧，在少尿、休克时可使病情恶化。由于DIC早期和晚期在临床上很难分开，所以也有人主张在肝素治疗的基础上加用抗纤溶药物，然后再输血或补充凝血因子治疗。

7) **各种并发症**　DIC病人易出现各种各样的并发症，它们多与出血或血栓形成有关，应注意早期发现并协助处理。

(1) **与出血有关的并发症** ①颅内出血是一种严重的出血性并发症,临床表现为头痛、运动或感觉功能丧失、意识改变及瞳孔对光反应改变;②消化道出血可出现腹痛、腹胀、呕吐、低容量血症以及大便、呕吐物潜血阳性或显性出血;③皮肤出血则表现为瘀点瘀斑。

(2) **与血栓形成有关的并发症** ①微循环内血栓的形成可引起缺血性病变,最常见的是脑血管缺血,表现为意识水平的改变、感觉异常、视觉障碍或运动乏力;胃肠道缺血引起肠管坏死,导致剧烈腹痛、肠鸣音消失及呕吐。②肾血管床内微血栓形成会影响肾功能,在持续低血压或休克存在时,可出现肾功能衰竭。③深静脉血栓形成会引起灾难性的并发症——肺栓塞,出现过度通气、咯血、胸痛、发绀、低血压及病人极度恐慌等表现。

思考题

一、名词解释

MODS　ARDS　ARF　DIC

二、简答题

(1) 简述 ARDS 和 DIC 的临床表现。

(2) 叙述 ARDS 的护理诊断与合作性问题,提出相应的护理措施。

(3) ARF 的常见病因有哪些?

(4) 简述 ARF 少尿或无尿期的临床表现。

(5) 列出 ARF 的护理诊断或合作性问题,描述少尿或无尿期的护理措施。

(6) 简述 DIC 病人使用肝素治疗时的护理要点。

(7) 简述 ARDS、ARF 及 DIC 应如何预防。

(费素定　王小丽)

第十一章　血液净化技术与护理

学习目标

1. 了解血液透析的透析设备。
2. 熟悉腹膜透析的种类。
3. 叙述腹膜透析腹膜炎的临床表现及预防措施。
4. 掌握腹膜透析和血液透析的基本原理。
5. 叙述腹膜透析的护理要点。
6. 叙述血液透析血管通路的方式及护理要点。
7. 叙述血液透析适应证与禁忌证。
8. 定义血液净化、腹膜透析、血液透析、失衡综合征。
9. 对比腹膜透析与血液透析的异同点。

血液净化是指通过对流、弥散的原理去除血液中的致病因子，清除体内蓄积过多的水分，补充机体需要物质的现代治疗方法。血液净化可分为两类，一类是间断血液净化，包括传统的血液透析、腹膜透析、血液滤过、血液灌流、血浆置换等多种技术及方法；另一类是连续性肾脏替代疗法。血液净化者以尿毒症患者占绝大多数，还用于其他各系统疾病的治疗及器官移植排斥反应、心功能衰竭、肝功能衰竭、中毒性疾病等的治疗。近年来随着连续性血液净化技术的问世与开展，在危重患者的救治领域中起到了巨大的推动作用。特别是在 MODS、ARDS、严重感染、创伤、急性胰腺炎等危重症病人的治疗上均取得了很好的疗效。毫无疑问，血液净化技术的推广将会造福于越来越多生命垂危的重症患者。

血液净化中的血液滤过是模拟正常肾小球的滤过作用原理，将血液通过高渗透膜制成的滤器，在压力－100～－300 mmHg(－13.3～－40.0 kPa)作用下滤出大量水分和溶质，再通过输液装置补充与细胞外液成分相似的电解质溶液，以达到血液净化的目的。血液滤过对大、中分子溶质清除优于血液透析。

血液灌流是一种吸附型的解毒装置，将患者的血液引入体外并经血液灌注器，通过具有广谱解毒效应的吸附剂，清除体内有害的代谢产物或外源性毒物，达到血液净化的一种治疗方法。对于药物与毒物中毒的作用优于血液透析。

血浆置换是将患者的血液抽出，分离血浆和细胞成分，弃去原有血浆，而把细胞成分以及所需补充的白蛋白、血浆及平衡液等回输体内，达到清除致病介质的目的。随着现代技术的进步，血浆置换还可分离出某一类或某一种血浆成分，从而选择性或特异性地进行治疗。

连续性肾脏替代疗法，又称为缓慢连续性血液净化，是以缓慢的血流流速和(或)透析液流速,通过弥散和(或)对流,进行溶质交换和水分清除的血液净化治疗方法的统称。由于该种方法对心血管系统的扰乱小,故在ICU病房的危重病人身上应用较为广泛。

第一节　腹膜透析技术与护理

腹膜透析是救治急、慢性肾衰竭的有效手段之一,其最大的优点在于以腹膜作为天然的体内“透析器”,避免了许多体外透析带来的不便及其相应的并发症。经腹膜透析灌入腹腔的透析液,借助其溶质浓度梯度和渗透梯度,通过弥散、对流的方式和组织液进行交换,达到清除机体内潴留的代谢废物和过多水分,同时通过透析补充机体所必需的物质。此方法已用于临床40年之久,与血液透析相比具有操作简单、安全有效以及价格低廉等优点,无需特殊设备,宜于家庭开展。而且对患者血流动力学影响不大,故适用于老年及有心血管疾病患者。

一、基本原理

腹膜是一种具有半渗透性的生物膜(半透膜),内含丰富的毛细血管和微血管,具有渗透、扩散和吸收功能,因而参与透析作用。腹膜透析时腹膜一侧的组织液和腹腔内的透析液之间的物质和水分是这样移动的:物质依浓度梯度从浓度高的一侧向浓度低的一侧移动(即弥散);水分则按渗透梯度从渗透浓度低的一侧流向渗透浓度高的一侧。如此间歇不断地更换透析液可使病人体内的代谢废物及时清除,同时补充机体缺乏的物质,达到纠正水、电解质、酸碱失衡的目的。腹膜对某物质廓清的速度取决于腹膜两侧物质的浓度梯度及物质相对分子质量的大小,相对分子质量越小,越易被清除。清除物质的能力从高到低依次为水、尿素、钾、氯、钠、磷、肌酐、尿酸等,通过调整葡萄糖浓度则可控制透析液的渗透压,如使用高渗性透析液,则可增加超滤作用,使水分向腹腔内移动。

二、透析设备

腹膜透析需要的透析设备,简单的包括腹膜透析管、透析液及透析导管连接系统;医院内或透析中心可用腹膜透析机。

1. 腹膜透析管　腹膜透析管是保证有效透析的关键之所在。一般用硅胶、聚氨甲酸乙酯等软质材料制作,长度为30～40 cm,内径为0.4～0.5 cm。通常由腹外段、皮下隧道段和腹内段三段组成。根据使用对象的不同,可以分为维持性腹膜透析管和紧急腹膜透析管两类。在紧急情况时可选用紧急腹膜透析管,但不宜长期使用。

2. 腹膜透析液　腹膜透析液的质量要求非常高(制剂要求同静脉大输液),必须保持无菌、无毒、无致热源,而且要有很好的生物相容性,才能确保透析的安全。制剂一般分为无钾透析液和有钾透析液,使用前可根据病人的血钾水平进行适当调节。目前所用透析液为袋装,每袋1～2 L,每次透析最好2 L。每次换管时须用络合碘浸泡接头。入液时5～20分钟入完,出液时流速每分钟50～70 ml。

3. 透析导管连接系统　透析导管连接系统是用来连接透析管与透析液的装置,一般采用双联系统连接，连接好后呈"Y"形。它包括聚维酮碘(碘伏)帽及夹子等。

4. 腹膜透析机　如条件允许，可采用腹膜透析机，它是一种自动控制透析液循环进出腹腔的机器，简称为循环机或腹透机。此机的操作由电脑控制，能进行监测和记录每次的灌注量、停留时间、引流时间、流出量及透析液温度。

三、透析方法

1. 腹膜透析管植入方法　腹膜透析管的植入方法有 3 种：手术置管法、穿刺置管法、腹腔镜下置管法。对于只需短期透析者或急性肾衰竭者，可用穿刺法置管；而慢性肾衰竭需维持透析时，则需以手术或腹腔镜下方法置管。植管的部位常选择脐与耻骨联线上1/3或脐与左侧髂前上棘联线下 1/3 处插入腹腔，即男性为膀胱直肠窝，女性为子宫直肠窝。当把腹透管送入膀胱直肠窝内或子宫直肠窝内时，患者诉有便意，即认为位置正确。可选用 Tenckhoff 管，穿过皮下脂肪层内可长达 10 cm 的隧道，能有效防止感染和漏液的发生(图 11－1)。

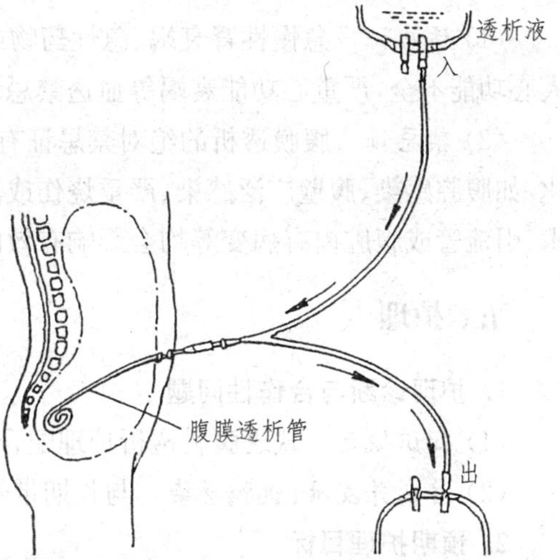

图 11－1　腹膜透析装置示意图

2. 透析方式　目前运用最多的透析方法有持续非卧床腹膜透析、持续循环腹膜透析、间隙性腹膜透析三种。其操作步骤概括为三步：透析液流入腹腔、透析液停留于腹腔及透析液排出体外(图 11－2)。

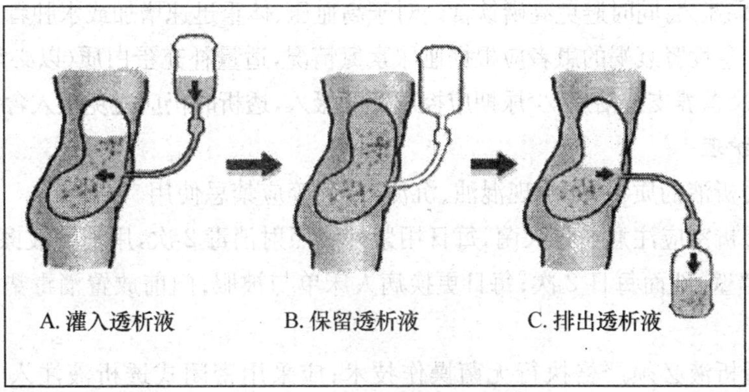

图 11－2　腹膜透析过程示意图

(1) 持续非卧床腹膜透析　此方法最常用，主要适用于慢性肾衰需长期透析、实施其他血液净化治疗有困难的患者及家庭治疗的患者。在使用时，要求每次 2 000 ml，每日交换 4～5 次，每次保留时间 4～8 小时。

(2) 持续循环腹膜透析　靠腹膜透析机来进行自动循环透析，适用于医院内的危重患者及家庭中使用持续非卧床腹膜透析有困难的患者。

(3) 间隙性腹膜透析　此法是增加透析频率(每日交换 8～10 次),减少腹腔保留时间(保留于腹腔 30～60 分钟),以达到快速清除毒物、废物、水分等的目的。适用于急性肾衰或慢性肾衰做持续非卧床腹膜透析的初始阶段。

四、适应证和禁忌证

(1) 适应证　急慢性肾衰竭、急性药物或其他毒物中毒等。对于同时合并出血倾向,老年人心功能不全,严重心功能衰竭等血透禁忌者尤其适用。

(2) 禁忌证　腹膜透析的绝对禁忌证有各种原因引起的腹腔内组织器官广泛粘连或纤维化,如腹腔感染、腹壁广泛感染、严重烧伤或其他皮肤病等等。其相对禁忌证较多,凡腹部有手术、引流管或腹腔内有病变等均会影响有效的腹膜透析。

五、护理

1. 护理诊断与合作性问题

(1) 知识缺乏　缺乏腹膜透析护理配合和自我护理的相关知识。

(2) 潜在并发症:腹腔感染　与长期带管或机体抵抗力低下等有关。

2. 预期护理目标

(1) 病人能获取腹膜透析的基本知识,慢性病人学会自我护理。

(2) 腹腔感染的发生机会减至最小或发生后能被及时发现并得到处理。

3. 一般护理

1) 饮食护理　慢性肾衰竭患者因长期腹膜透析会丢失大量的蛋白质、维生素等,故应补充高蛋白、高热量、高维生素饮食。高蛋白应补充优质的动物蛋白如牛肉、鸡蛋等。高维生素如苹果、胡萝卜等水果蔬菜;同时避免高磷饮食。对于高血压、体重迅速增加或水肿者,应限制水、钠和钾的摄入。对于急性肾衰竭的患者应根据血尿素氮情况,适量补充蛋白质(以必须氨基酸为主),必要时采用 TPN 营养支持治疗;少尿期应控制钾的摄入,透析时仍应避免摄入含钾食物。

2) 透析前护理

(1) 检查透析液的质量,如出现混浊、沉淀、变色等应禁忌使用。

(2) 腹膜透析室应注意消毒灭菌,每日用紫外线照射消毒 2 次,用消毒液擦拭病人的床、桌和椅等并消毒墙壁、地面每日 2 次;每日更换病人床单与被服;门前放置消毒垫;并注意房间的通风换气。

(3) 配制透析液必须严格执行无菌操作技术;应采用密闭式透析液注入管,并注意每日更换。

(4) 透析液温度约 34℃～36℃,避免过冷影响透析效果或过热刺激腹腔黏膜。

(5) 执行保护性隔离,以防交叉感染。

3) 透析过程的护理

(1) 病人采取半卧位或仰卧位,以便透析液顺利灌入腹腔。同时鼓励病人咳嗽,协助病人翻身,注意保暖。

(2) 观察透析管是否通畅,导管接头连接是否紧密,防止滑脱。

(3) 掌握透析液的灌注速度,不宜过快。每次透析液即将注完之前应夹住皮管,以免空气进入,影响虹吸作用。

(4) 密切观察并详细记录每次透析液出入腹腔的时间、液量及停留时间。

(5) 每日监测体重、脉搏、中心静脉压及电解质的变化,准确记录 24 小时出入量。

(6) 观察病人体温变化,插管部位有无红肿,有无腹胀、腹痛及透出液的量、色和澄清度,警惕腹腔感染的发生。如出现上述情况,常提示腹膜炎的发生,应及时联系医生。

(7) 每次透析后,需将导管及其皮肤出口处进行消毒并盖敷料,以保持其清洁、干燥,如敷料潮湿,立即更换。

4) 透析间期护理

(1) 透析间期应认真观察透析管出口处有无渗血、漏液、红肿等,如出现以上症状,应及时汇报,以便相应处理。如需沐浴,沐浴前应妥善保护透析管,可用塑料布包扎,避免透析管潮湿。沐浴后应擦干皮肤、消毒、重新包扎,但禁止盆浴,以免引起腹膜炎。

(2) 加强基础护理,尤其对生活不能自理及活动不便的患者应积极预防褥疮的发生。

4. 并发症的护理

1) 腹膜炎　腹膜炎是腹膜透析最主要的并发症。常见的腹膜炎有细菌性腹膜炎、化学性腹膜炎、真菌性腹膜炎及嗜酸细胞增高性腹膜炎。其中以细菌性腹膜炎最常见。

诊断细菌性腹膜炎依据:①腹膜炎的表现(腹痛、恶心呕吐、不同程度发热、腹膜刺激征);②腹透排出液混浊,白细胞与中性粒细胞均高于正常范围;③腹透液细菌培养证明腹透液中有细菌存在。

引起细菌性腹膜炎的主要原因是病人长期带管和抵抗力低下容易招致感染,其次腹透过程中不注意无菌技术操作,细菌逆行造成腹腔感染。一旦发生细菌性腹膜炎,可快速加入抗菌药物透析液(注意配伍禁忌)或加入抗菌药物的生理盐水冲洗腹腔 3 次,必要时经静脉输入抗生素治疗。同时密切观察腹膜炎症状有无好转,透析液中白细胞计数是否正常,培养有无细菌生长。经上述处理 7～10 天无效者,应拔除腹透管,改用其他血液净化的方法治疗(严重的细菌性腹膜炎处理参见《外科护理学》)。其他类型腹膜炎的临床表现大同小异,但一般临床表现较轻,治疗上除真菌性腹膜炎处理较困难,多需终止腹膜透析外,其他类型腹膜炎经腹腔冲洗多可缓解。

2) 引流管不畅或堵塞　此并发症较常见,可有透析管移位、被大网膜包裹或纤维素沉着堵塞引起。一般经过适当调整透析管的位置即能重新保持引流通畅。

3) 腹透液外漏　腹透液外漏积聚至皮下,吸收困难引起皮下肿胀疼痛;沿造瘘口外漏,造成皮肤浸渍,易形成皮炎和造成局部感染等,应及时查找原因,对症处理。

4) 其他　营养缺失综合征、肠粘连、脱水、低血压等并发症,需及时发现,认真处理。

第二节　血液透析技术与护理

血液透析是血液净化技术的基础,是发展最早应用最广泛的治疗方法,是抢救急、慢性肾功能衰竭的最有效的措施之一。血液透析是指将病人血液引入血液透析器，与透析器内的透析液进行交换，从而清除病人体内积累的有害物质，并补充人体必需的某些物质和调节水、电解质和酸碱平衡。我国早在1957年就开始应用血液透析技术，当时吴阶平教授等在唐山成功救治了急性肾衰竭患者。1973年后，我国各大医院陆续开展了维持性血液透析工作。在最近的30余年间，血液透析发展迅速，无论在透析设备上，还是在技术操作上都有了极大的提高。

一、基本原理

根据半透膜隔开的两侧液体内溶质浓度梯度、渗透梯度和水压梯度，产生的弥散、对流和渗透、超滤作用的原理。血液透析时将病人的血液和透析液通过透析器(起到半透膜的作用)进行弥散和超滤两种机制运转，清除体内毒素及过多的水分，补充机体需要的物质，达到治疗目的。

所谓弥散就是溶质从浓度高的一侧向浓度低的一侧运动的过程。弥散动力能源来自溶质本身的不规则运动即布朗运动。影响弥散的因素是溶质浓度梯度，浓度越高速度越快。在半透膜上布满了许多小孔，只允许膜两侧比膜孔孔径小的分子溶质通过膜孔进行物质交换。血液中相对分子质量较小的物质如钾、钠、镁、肌酐、尿素氮等可从高浓度一侧通过半透膜向低浓度一侧弥散，但相对分子质量较大的物质(如血细胞、蛋白质分子等)或细菌、病毒等则不能通过半透膜进行弥散作用。至于水分子则是进行渗透和超滤作用，透析过程中用血泵增加透析器内血液侧正压和增加透析液侧负压，即扩大跨膜压，促使水分从血液通过透析膜向透析液流动，增加体内水分排出，称为超滤(图11-3)。

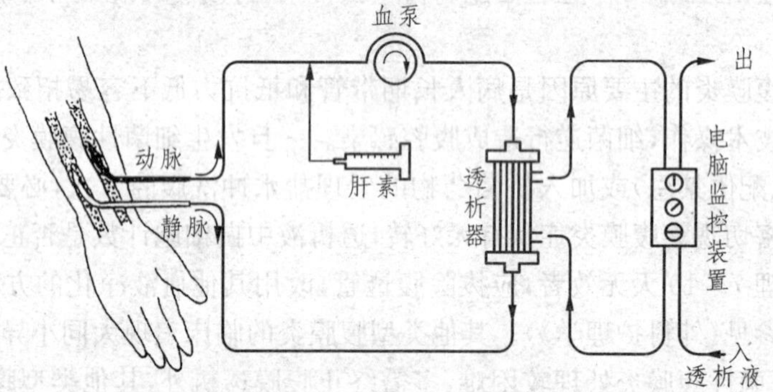

图11-3　血液透析示意图

二、透析设备

1. 血液透析机　包括体外血液循环通路、微电脑控制监测电路、透析液通路及其附属装置。体外血液循环通路是指病人建立血路后经透析皮管流入透析器与透析液进行弥散、对流和渗透、超滤处理，然后重新流回病人体内的通路。微电脑控制监测电路是血透机的“大脑”，负责接受操作人员输入的指令，处理来自水路及血路上所有传感器的信号，按预先编制的程序，由执行器控制透析参数。透析液通路指透析液与透析用水的循环通路，含有加热装置(将来水加热与浓缩液配比后获得最终透析液温度)、除气装置(将水中的气体去除，防止透析液中气体过多，影响透析膜有效交换面积)及配比装置(浓缩液与纯净水的比例为1∶34)。另外，在血液透析机上设有血泵、肝素泵、压力监测器、气泡监测及静脉夹等装置。其中血泵能提供稳定的血流量，一般采用蠕动泵。肝素泵多采用注射泵，用肝素抗凝。压力监测器能监测体外血液循环通路中压力的变化，如发生凝血、折叠、脱开等异常变化，将会报警。气泡监测及静脉夹是防止气体顺静脉回血通路进入患者体内的装置，有气泡时将驱动静脉管夹夹住静脉管路，阻止气泡进入患者体内。

2. 透析器　透析器是完成清除患者体内毒素、多余水分、纠正电解质紊乱和酸碱失衡的关键装置，也是血透时溶质和水交换的场所。根据其结构可分为 3 种类型：空心纤维型、平板型和管型。目前应用最多的是空心纤维型透析器，它由数以万根空心纤维半透膜成束状包裹在圆柱形的有机玻璃体内。透析膜的表面积很大，在透析过程中血液从空心纤维内腔流过，透析液从空心纤维外腔流过与血液逆向，通过半透膜进行弥散和对流进行等渗等离子交换。在透析工作时要保持透析器中血液和透析液的循环流动，以便形成有效对流，使透析器内两者之间的物质浓度差保持越大，弥散清除率就越高。空心纤维膜的材料类型包括铜仿膜，血仿膜，醋酸膜和聚砜膜等，目前市场上用量较大的是聚砜膜和血仿膜。

3. 透析液　透析液的成分与正常人体的组织间液基本相似，包括钾、钠、钙等阳离子和氯离子等阴离子。透析液的种类有醋酸盐和碳酸氢盐两种，临床运用的现成品一般是干粉。在运用时，先把醋酸盐或碳酸氢盐干粉配制成浓缩液，再用纯净水配比后，自动流入透析器。由于醋酸盐对心肌有抑制、扩血管作用，故现多用碳酸氢盐。在使用碳酸氢盐的过程中，应防止碳酸钙沉淀的发生。

4. 透析水　透析水要求很高，应清除所有有害的物质及影响透析效果的物质。透析水（纯净水）的产生：原水经过前处理系统（包括过滤）、水纯化系统（包括反渗装置和离子交换装置）、贮存和输送系统（包括配有紫外线灯的贮水箱和输送管道）达到透析要求。

三、血管通路

血管通路是血液透析患者的生命线。为了保证透析时有足够的血流量，必须先建立血管通路。通常血管通路可分为临时性血管通路和长期性血管通路。临时性血管通路是一种过渡性使用的方法，在需要尽快透析时（如急性肾衰竭的紧急治疗）建立，不适宜长期使用，透析中容易出现问题，并发症较多。长期性血管通路主要是内瘘，它是目前最能长期稳定使用的血管通路。在条件允许时，慢性肾衰竭患者在血清肌酐达到 60 mg/L 左右、在透析前 1～2 月提前将内瘘做好。因为内瘘术后不能即刻使用，需等待 2 周以上或更长时间，使动、静脉的接口稳定愈合易于穿刺后才可使用。

1. 临时性通路　临时性血管通路建立的方法有导管法、直接穿刺法、外瘘法等，导管法是目前使用最多的建立临时性血管通路的方法。一般导管多放置在颈内静脉或股静脉，尤以颈内静脉为首选。因颈内静脉较易固定且不易发生感染。直接穿刺法可直接穿刺如股静脉、股动脉、贵要静脉、桡动脉、肱动脉等血管。外瘘法是一种外部导管，两端分别与静、动脉吻合，因其并发症多现已不再使用。当发现导管血流不足时应考虑导管前部血栓的形成、导管部血管内的血流少、血容量不足或导管附着在血管壁及导管较粗等原因。此时可将导管翻转 180°，或将导管抽出或往血管内送入少许等方法处理。正确使用肝素能有效防止导管内血栓形成。

2. 长期性血管通路 包括内瘘和人工血管两种。现虽有可长期保留的静脉导管,但内瘘仍是长期稳定使用的首选方法。内瘘是采用手术将动脉与静脉进行长期性吻合接通。可选用桡动脉和桡侧皮静脉、尺动脉和贵要静脉、胫后动脉和大隐静脉等做端端吻合、侧侧吻合、端侧吻合。最常选用的部位是桡动脉和桡侧皮静脉进行吻合接通。内瘘术后如进行早期穿刺则易发生皮下出血而缩短内瘘的寿命。开始使用内瘘后要经常更换穿刺部位,禁忌一个部位反复穿刺,避免血管壁受损而影响血管内膜的修复,严重时可出现血管瘤。一旦血管瘤破裂会引起大出血,也会导致血栓形成而堵塞内瘘。如内瘘穿刺引起血肿应先冷敷,使血管收缩血肿不再增大,24 小时后再用热敷以促进血肿扩散、吸收。另外,内瘘术后应每日检查是否通畅,如有震颤或血管杂音,提示内瘘通畅。当患者原有的血管难以建立动静脉内瘘时,可选用人工血管。如人造血管移植术、自体血管转位术、自体血管移植术和上臂动静脉内瘘术等多种技术。

四、适应证和禁忌证

1. 适应证

(1) 急性肾衰竭 ①少尿或无尿 2 天;②尿素氮 > 28.6 mmol/L,血肌酐 ≥ 530.4 μmol/L;③血清钾≥6.0 mmol/L;④有明显的尿毒症症状;⑤严重的水中毒引起的脑水肿、肺水肿;⑥难以纠正的代谢性酸中毒,CO_2CP≤13 mmol/L;⑦溶血反应导致血中游离血红蛋白>0.8 g/L。

(2) 慢性肾衰竭 ①尿毒症病人经非透析疗法失败者;②尿素氮 ≥ 35.7 mmol/L;③血肌酐 ≥ 884 μmol/L;④肌酐清除率接近 10 ml/min;⑤血清钾>6.5 mmol/L;⑥严重的代谢性酸中毒,HCO_3^-< 6.74 mmol/L;⑦水钠潴留明显或出现神经系统合并症。

(3) 急性中毒 在常规急救治疗的同时,争取在 8 小时内作血液透析。①镇静催眠类、醇类、止痛药类、金属无机盐类等能通过透析膜的药物与毒物;②其他水溶性及与蛋白结合少的药物等。

(4) 戒毒 海洛因类药物依赖患者的治疗。

(5) 其他 各种原因所致的严重的水、电解质平衡失调,其他治疗不能控制者。

2. 相对禁忌证 休克和严重低血压、严重出血倾向、严重心功能不全、晚期癌肿或极度衰弱不能耐受透析者。

五、护理

1. 护理诊断与合作性问题

(1) 知识缺乏 缺乏血液透析基本知识和自我保健、护理知识。

(2) 潜在并发症:失衡综合征 与首次透析,超滤过多、过快有关。

(3) 潜在并发症:低血压 与透析前服用降压药、脱水速度过快、透析膜破裂漏血致血容量减少后有关。

(4) 潜在并发症:血栓的形成 与反复穿刺及肝素的使用有关。

(5) 潜在并发症:导管相关性脓毒症 与留置导管有关。

(6) 焦虑、恐惧、预感性悲哀　与病情严重、病程反复、缺少家庭和社会支持或费用昂贵有关。

2. 预期护理目标

(1) 获取相关血液透析的知识。

(2) 发生失衡综合征、低血压、血栓、导管相关性脓毒症的可能性减至最小或一旦发生能被及时发现并得到处理。

(3) 能有效遏制或减轻焦虑、恐惧、预感性悲哀等心理反应,增强配合治疗的信心。

3. 护理要点

1) *心理护理*　血液透析病人可有焦虑、恐惧、悲观、失望等心理反应,故医护人员必须重视并提供得当的心理护理。耐心解释操作目的、配合要点及简单的操作过程,可以有效地避免因血透知识缺乏而引起的焦虑反应。由于血液透析的费用属于经常性的支出,病人的经济负担重,再加上疾病的反复发作致终身带病,许多患者表现为抑郁、苦闷,甚至悲观绝望而产生自杀念头。医务人员应加强与病人及其家属的沟通交流,尽早发现不良倾向的征兆,防止一些恶性事件的发生。

2) *饮食护理*　慢性肾衰竭的血液透析病人应进优质低蛋白低磷高热量饮食。每天给予0.6 g/kg的蛋白质,其中60%以上的蛋白质必须是富含必需氨基酸的蛋白质(即高生物价的动物蛋白质),如鱼类、蛋类、瘦肉、牛奶等。尽可能少食富含植物蛋白的物质,如豆制品、花生等,因其含非必需氨基酸多。为了限制植物蛋白的摄入,可部分采用麦淀粉作主食。磷的摄入每天不超过600 mg。热量的摄入应供给足量的碳水化合物和脂肪。食物应富含B族维生素和维生素C等。体重迅速增加、高血压或尿少者,应限制水、钠和钾的摄入。急性肾衰竭患者的血液透析,往往需要较长时间进行营养支持疗法,每天每千克体重给予1.0～1.2 g的蛋白质和氨基酸(包括必需或非必需氨基酸)为宜。对于不能口服者,可采用TPN或鼻饲疗法。控制水、钠的摄入,急性肾衰竭患者按照"量出为入,宁少勿多"的原则补充入液量。由于血液透析是治疗高钾血症有效的方法,透析常会引起血钾浓度的大幅度下降,故应根据血钾水平,及时补充所需量(生理需要量为氯化钾2～3 g/d)。

3) *透析中的护理*

(1) 每次透析前要告知病人排空膀胱,并测体重、脉搏、血压,以便观察病情变化。

(2) 根据医嘱选择合适的透析液。

(3) 做好透析药物的准备,如生理盐水、高渗葡萄糖、肝素、消毒液等。

(4) 熟练掌握透析机的操作及穿刺术,保持设备运转正常。

(5) 打开电源开关及透析开关完成机器自检,将透析皮管连接紧密并用止血钳夹紧,血液回路、透析器冲洗干净。

(6) 建立病人的血管血路。打开无菌包,在操作区域铺治疗巾,顺利穿刺后,将动脉、静脉穿刺针管理顺,胶布固定,接动脉管及静脉管。注意严格消毒,紧密连接。连接后,再次确认无空气时打开止血钳,开血泵,进行透析治疗。

(7) 在进行血液透析的过程中,应观察穿刺部位有无肿胀渗血,管路有无受压、折叠、扭曲、脱管等情况的发生,确保通畅无阻。

(8) 观察血液与透析液颜色,有无漏血、凝血、溶血、血液分层等。

(9) 观察透析装置各部件运转是否正常,及时排除故障。

4) 血管通路的护理

(1) 中心静脉插管的护理　保持导管及其周围清洁、干燥,防止脱管、局部感染及导管阻塞。如有脓性分泌物或局部红肿,应加强消毒处理(在穿刺插管的部位涂络合碘),严重时拔管并送检培养。

(2) 外瘘的护理　正确固定外瘘管,防止扭曲、受压、脱开。密切观察硅胶管的颜色,如发现波动减弱或消失、温度降低、颜色暗红,甚至血液分层,均提示外瘘管阻塞,应及时反映并予以处理。如果外瘘管脱落,应先用止血带加压包扎止血,然后及时报告医生做进一步处理。

(3) 内瘘的护理　内瘘护理质量的优劣直接影响到其使用的寿命,故在护理过程中应做到以下几点:①首次使用时间应在术后2～3周内瘘成熟后;②提高穿刺成功率,穿刺前先触摸和观察血管的走行,必要时也可短时使用止血带;③不易穿刺者可先做热敷使血管充盈;④应在距离吻合口至少3 cm处穿刺,同一条血管穿刺要相距6 cm以上;⑤穿刺点应从吻合口的近处开始,由近而远反复进行,不可在一个位置反复穿刺,以避免造成狭窄或形成动脉瘤;⑥避免在内瘘侧血管抽血、输液及测血压等;⑦穿刺后的压迫止血要彻底有效,压迫位置在血管进针处,而不是在皮肤进针部位;⑧尽量避免穿刺部位血肿的形成,因血肿可能会导致内瘘的阻塞。

4. 并发症的护理

(1) 失衡综合征　最常见的急性并发症,是指发生在透析中和透析结束后不久出现的以神经系统症状为主征的综合征,由于透析时血液内代谢产物迅速被清除,但脑实质、脑脊液中的肌酐、尿素及其他物质受血脑屏障限制,浓度下降较慢,形成血浆与脑脊液间渗透浓度差,血液中水分进入脑组织,造成脑水肿和脑脊液压力增高,表现为头痛、恶心、呕吐、血压升高,进一步发展为嗜睡及定向力障碍,重者出现昏迷甚至死亡。

护理措施:①选择合适的透析器,如使用大面积、高效透析器,不宜过快、过多超滤;②工作人员应注意倾听患者主诉,观察病情变化,以便及时处理;③采取提高透析液中的钠离子浓度、补充50%葡萄糖液、高钠液、白蛋白等措施。

(2) 低血压　低血压是血透患者最常见的并发症之一,主要是由于脱水过快、过多、透析膜破裂漏血致血容量减少以及醋酸盐的心肌抑制作用等导致低血压的发生。一旦发生低血压,应积极纠正,以免加重肾脏的缺血性损害而加重病情。

护理措施:①观察血管通路是否通畅,有无渗血,透析膜有无破损等;②积极寻找发生的原因,把用醋酸盐改为用碳酸氢盐透析,解除对心肌的抑制作用;③如原有高血压者,透析前停服降压药;④密切观察血压的变化以便及时处理;⑤取头低脚高位,减慢血泵转速,停止超滤,迅速补液、吸氧等。

(3) 发热　发热是致热原进入机体引起的致热原反应,表现为体温的升高,头痛、畏寒、寒战等。护理上应严格无菌操作,加强消毒。一旦发生及时使用激素、抗生素等治疗,同时监测体温的变化及药物疗效的观察。

(4) 其他并发症　如高血压、管道凝血、空气栓塞、出血、钙代谢异常等。护理上应加强病人的病情观察及血透机运转情况的观察等，积极防治并发症。

思考题

一、名词解释

腹膜透析　血液透析　失衡综合征

二、简答题

(1) 腹膜透析的常见并发症是什么？如何预防？

(2) 试述血液透析血管通路的方式及内瘘的护理要点。

(3) 血液透析的基本原理是什么？

(4) 列表比较血液透析与腹膜透析的区别点。

(5) 试述血液透析的适应证与禁忌证。

(6) 腹膜透析的护理要点有哪些？

(7) 血液透析的常见并发症有哪些？怎样护理？

（黄利全　邱会利）

第十二章　急性理化因素致病病人的救护

学习目标

1. 了解常见的致病理化因素;熟悉急性中毒的体内过程;掌握急性中毒的急救原则。
2. 叙述有机磷农药中毒的临床表现;区别阿托品化与阿托品中毒。
3. 叙述一氧化碳中毒的急救护理措施。
4. 叙述镇静催眠药中毒的评估与护理要点。
5. 叙述乙醇中毒的救护要点。
6. 叙述重度中暑的分类与救护要点。
7. 叙述电击伤患者的现场救护要点。
8. 对比淡水淹溺与海水淹溺的异同点;叙述淹溺患者的急救原则及倒水方法。

人类生存在社会环境中,常常会受到一些有害因素的影响,这些因素主要是指物理、化学、生物及心理性因素。本章主要讲物理、化学因素对身体的危害。常见的物理因素有温度异常(高温、低温)、气压异常(高气压、低气压)、噪声、振动、电离辐射和非电离辐射等。人类在特殊的环境下,因不能适应而发生严重的功能障碍,如中暑、冻僵和高原病等均成为急需处理的急症。此外,在意外的情况下,还可发生电击伤及淹溺等。病人常因心跳骤停或急性肺水肿而死亡,因此需要争分夺秒地进行急救处理。有害的化学因素在人类的生存环境中普遍存在,广泛来自工业、农业或日常生活中等。工业中常遇到的毒物是金属、有机溶剂、刺激性气体等;农业中主要的是农药使用方法不当造成的农药中毒。在家庭生活中,主要是药物中毒、乙醇中毒等。这些化学因素所致的疾病可因具体的因素不同而表现不同,但严重时均可引起病人的死亡。

第一节　急性中毒概论

有害化学物质进入人体,达到中毒量而产生损害的全身性疾病称为中毒。引起中毒的化学物质称为毒物。毒物在短期内大量进入人体或毒性剧烈的毒物突然进入人体,迅速出现中毒症状甚至危及生命,称为急性中毒。急性中毒由于发病急、症状重、变化迅速,如不积极抢救,可危及生命,所以诊断要准确及时,治疗要迅速得当。

一、病因与中毒机制

1. 病因

(1) 生活性中毒　生活性中毒指人们在生活中由于误食、用药过量或意外接触有毒物质、自杀、他杀或食用毒物污染的食物等情况下，过量毒物进入人体而引起的中毒。

(2) 职业性中毒　职业性中毒指在生产运输、保管或使用过程中，人们未注意劳动保护或保护不当、不遵守操作规程，与毒物接触后发生的中毒。

2. 毒物的体内过程

(1) 吸收　毒物可以通过呼吸道、消化道、皮肤黏膜的吸收以及有害昆虫动物的咬螫等进入人体。

(2) 代谢　毒物的代谢主要在肝脏，经过氧化、还原、水解、结合等过程进行代谢。代谢的结果大多数是毒性降低，也有少数在代谢后毒性反而增加（如对硫磷经氧化后产生毒性更强的对氧磷）。

(3) 排泄　毒物的排泄途径主要是有肾脏和消化道排出，一部分以原形由呼吸道排出，还有少数毒物经皮肤排除体外。此外，汞、铅、砷等可以随乳汁分泌排出。有些毒物排除缓慢，在体内蓄积可发生慢性中毒。

3. 中毒机制

(1) 抑制酶的活性　有些毒物是通过抑制酶的活性而发挥毒性作用的。如氰化物抑制细胞色素氧化酶、有机磷农药抑制胆碱酯酶等。

(2) 缺氧　毒物以不同的途径阻止氧的吸收、转运和利用，造成机体严重缺氧。如一氧化碳可与血红蛋白结合为碳氧血红蛋白而引起全身组织严重缺氧，尤以脑缺氧极为严重。

(3) 受体竞争　有些毒物可阻断神经受体而产生毒性作用，如阿托品类可阻断胆碱酯能受体。

(4) 麻醉作用　脑组织和细胞膜的脂类含量高，部分亲脂性毒物如汽油、煤油、苯等有机溶剂及吸入性麻醉剂可蓄积于脑细胞膜干扰氧和葡萄糖而抑制脑功能。

(5) 局部刺激、腐蚀作用　腐蚀性强的毒物如强酸强碱可吸收组织中的水分，并和脂肪或蛋白质结合，使细胞变性、坏死。

(6) 干扰细胞膜和细胞器的生理功能　有些毒物可破坏细胞膜和细胞器的组织结构。如四氯化碳在体内产生自由基，造成细胞膜的脂肪酸过氧化，由此导致内质网、线粒体变性，引起细胞死亡。

二、护理评估

1. 病史　详细询问病史是诊断的主要依据。可根据中毒的途径来考虑毒物的种类，因此，应向病人或陪护人员了解发病现场情况，积极寻找接触毒物的证据。

2. 获取资料　尽早得到液态或固态毒物的容器和剩余的毒物。对于药物中毒者，应了解病人的生活起居、精神状态、经常服药的种类以及家中药物有无缺少等。

3. 毒物鉴定　护理人员应选择性的留取标本，及时送检。如不能即刻送检的应放置在冰箱里，尽量不加防腐剂，因防腐剂会影响化验结果。

4. 一般体检　除了给予同其他病人的体格检查外，应特别注意中毒相关性的体检。如有机磷农药病人的瞳孔观察，一氧化碳中毒病人的神志与面色的观察。

5. 症状与体征 中毒的临床表现取决于各种毒物的毒性和进入人体的量。

(1) 皮肤黏膜症状 强酸强碱等腐蚀性的毒物可引起皮肤黏膜灼伤,有机溶剂、麻醉剂等可引起皮肤的发绀。

(2) 神经系统症状 一氧化碳中毒可出现精神失常,有机磷农药可出现抽搐,麻醉药中毒可有昏迷等症状。

(3) 眼症状 瞳孔缩小见于有机磷农药中毒、吗啡中毒;瞳孔扩大见于阿托品中毒。

(4) 呼吸系统症状 有机磷农药有大蒜味,氰化物有苦杏仁味等有不同的呼吸气味;呼吸增快见于刺激性气体中毒;呼吸减慢见于安眠药、吗啡中毒。

(5) 循环系统症状 心律失常见于洋地黄、乌头、阿托品等中毒,心脏骤停见于严重的电解质紊乱、洋地黄、河豚鱼中毒等。

(6) 消化系统症状 主要见于食物中毒。

(7) 泌尿系统症状 四氯化碳、蛇毒等常引起急性肾衰竭。

(8) 血液系统症状 溶血性贫血见于砷化氢、苯胺等中毒;白细胞减少主要见于氯霉素、抗癌药等中毒。

6. 实验室检查 常规留取毒物标本进行毒物分析,不同的毒物选取特征性的检查项目。如淹溺病人要进行 X 线检查等。

三、急救原则

1. 立即终止接触毒物

(1) 毒物由呼吸道进入 应迅速撤离中毒现场,转移到空气新鲜的地方,清除呼吸道分泌物,并给予吸氧,保持呼吸道通畅。

(2) 经皮肤黏膜接触 应立即脱去污染衣物,彻底清洗接触毒物部位的皮肤。一般选用清水冲洗,避免使用热水,防止体表血管扩张而促进毒物的吸收。有些毒物遇水会发生反应,应先用镊子、纸布等擦拭干净后再用清水冲洗,如三氯化磷、三氯氧磷、五氯化二磷、固体生石灰、黄磷等。有些毒物可选用特殊的溶液冲洗,如有机磷农药可用肥皂水或弱碱性水冲洗(除敌百虫外),如强酸、强碱可选用相应的中和剂清洗。

(3) 眼睛染毒 必须立即用清水冲洗,时间不少于 5 分钟,再用抗生素眼药水或眼膏涂擦,防治继发感染。

2. 清除体内尚未吸收的毒物 经消化道进入人体的非腐蚀性毒物中毒者,应立即催吐或洗胃。

(1) 催吐 催吐是排出胃内容物最简单、有效的方法,主要适用于神志清醒的口服中毒病人。具体的操作方法是先让病人口服温水 300～500 ml,然后用自己的手指或压舌板、匙柄等刺激咽后壁或舌后根诱发呕吐。如此反复多次,直到胃内容物完全呕出为止。也可选用药物,如阿扑吗啡、吐根碱糖浆等催吐。在催吐时,需注意昏迷、惊厥、休克、严重心脏病、肺水肿、主动脉瘤、食管胃底静脉曲张等病人禁用,因会引起出血、加重病情甚至窒息的可能。另外,对于吞服腐蚀性毒物者,禁止催吐,因可能引起出血或食道、胃穿孔。因此,使用催吐时,必须掌握适应证与禁忌证。

(2) 洗胃　对于口服中毒者,洗胃要尽早,一般在服毒后 6 小时内完成最好。由于部分毒物仍可滞留在胃内,故即使超过 6 小时仍有洗胃的必要。但对于惊厥、服用强腐蚀剂、原有食管静脉曲张或上消化道出血的禁忌洗胃。常常选用洗胃管洗胃法,紧急情况也可用剖腹手术胃造瘘洗胃法。洗胃管洗胃时,应选择大口径、有一定硬度的胃管,以确保洗胃通畅。在洗胃的过程中,洗胃液的选择非常重要。

洗胃时,为了避免洗胃液误入气管,常选左侧卧位,头低位偏向一侧。洗胃液以微温为宜,每次灌入量约 200～250 ml,最多不超过 500 ml,以免引起急性胃扩张,促进毒物吸收及进入肠道。要求做到先吸后灌、快进快出,使出入量基本平衡,直致洗出液澄清无味为止。洗胃液总量至少 2～5 L,甚至用到 10～20 L,必要时还可酌情加量。

(3) 导泻　洗胃后,为了达到清除进入肠道内的毒物,可灌入泻药。导泻常用盐类泻药,如硫酸钠或硫酸镁,一般不用油类泻药,避免促进脂溶性毒物的吸收。硫酸镁如吸收过多,镁离子对中枢神经系统有明显的抑制作用。因此,对于呼吸抑制、昏迷患者、磷化锌及有机磷农药中毒晚期患者均不能使用。关于洗胃液及导泻剂的选择见表 12－1。

表 12－1　　临床常见化学中毒时洗胃液、导泻剂的应用

中毒种类	洗胃液配制	导泻剂及对抗剂	注意事项
农药中毒:DDT666、1605、1509、敌百虫	生理盐水、2%～4%碳酸氢钠溶液	硫酸镁 30% 加水 500 ml	禁用油类泻剂;敌百虫中毒禁用碱性药;1605 中毒禁用高锰酸钾
安眠药中毒:巴比妥苯巴比妥、阿米妥等	高锰酸钾溶液(1∶10 000)	硫酸钠 10～15 g	禁用碳酸氢钠、硫酸镁
强酸中毒	—	橄榄油、牛奶、稀粥、鸡蛋清	禁洗胃
强碱中毒	—	1%醋酸或果汁蛋白、牛奶	禁洗胃
重金属盐类中毒:汞、砷、磷、铅、卤盐等	生理盐水、2%～4%碳酸氢钠、汞中毒可用蛋白水,磷中毒可用 1%硫酸铜溶液	牛奶、稀粥、豆浆、蛋白	磷中毒禁用高锰酸钾
酚类中毒:来苏儿、石碳酸、煤馏油酚	植物油	牛奶或蛋白水、橄榄油	—
甲醇及乙醇中毒	生理盐水、温开水、2%碳酸氢钠	浓咖啡	—

(4) 灌肠　主要适用于导泻无效者及抑制肠蠕动的药物中毒,如阿片类、巴比妥类等。常选用肥皂水行连续多次不保留灌肠。

3. 促进已吸收的毒物排泄

(1) 利尿　静脉滴注葡萄糖液可增加尿量而有利于毒物的排出。苯巴比妥中毒者还加用作用较强的利尿剂如呋塞米(速尿)以增加尿量,加速毒物排泄。

(2) 氧疗　急性一氧化碳中毒时高浓度的氧气可使碳氧血红蛋白离解,有条件者高压氧治疗作为首选方法。

(3) 血液净化疗法　对于药物中毒,尤其是水溶性药物,如苯巴比妥、水杨酸盐中毒等效果较好。血液净化疗法常选择血液灌流,血液流经装有活性炭的灌流器,毒物被吸附后,血液再输回体内。一般要尽早进行血液净化,效果良好,如时间超过 12 小时,毒物与蛋白已经结合,则不易透出。

4. 特殊解毒药的应用　有些毒物有其特效的解毒药,如有机磷农药中毒可用阿托品对抗蓄积的乙酰胆碱,碘解磷定可恢复胆碱酯酶的活力;亚硝酸盐中毒可用 1%美蓝纠正发绀;急性乙醇中毒可用纳洛酮解毒;砷和汞中毒可用二巯丙醇解毒等。对于许多无特殊解毒剂者,仍应进行一般的急救处理。

5. 对症治疗　对症治疗可有效地帮助危重患者度过险关,目的在于保护重要脏器,使其功能恢复。如循环衰竭可酌情用升压药物;心衰患者可使用洋地黄等药物纠正心衰,还要积极防治肺水肿、脑水肿,及时应用脱水剂和激素等;惊厥患者要注意保护避免坠床的发生;昏迷患者应加强各系统的监测,及时纠正水、电解质及酸碱失衡,根据病情酌情使用抗菌药物。

四、急救护理措施

1. 迅速清除毒物　急性中毒病人一经入院,尽快将评估,立即清洁皮肤,清除毒物,进行催吐、洗胃、导泻和灌肠。其中洗胃是关键性的操作,应严格掌握适应证与禁忌证,避免并发症的出现。

2. 配合抢救　对于重度中毒者,及时开通静脉通路,配合医生进行抢救。如心跳呼吸骤停的快速气管插管,人工呼吸机的使用,胸外心脏按压等急救措施应尽快落实。

3. 各系统的监护

(1) 神经系统　观察意识状态、瞳孔、肌张力及腱反射等。

(2) 呼吸系统　观察呼吸的频率、节律、肺部听诊、血氧分压、呼吸末二氧化碳浓度及血氧饱和度等。保持呼吸道的通畅,及时清除分泌物,动态评价氧疗效果。

(3) 循环系统　密切观察血压、心率、节律、心电图等情况,及早发现心脏损害,尽早处理。

(4) 血液系统　动态观察红细胞计数、血红蛋白测定、粒细胞及血小板的数量等变化,测定血电解质、血生化及有关酶活力的改变等。

(5) 消化系统　观察有无黄疸、肝脏肿大的情况、肝功能的变化及呕吐物的气味等。

五、护理要点

(1) 一般护理　重度中毒病人应注意卧床休息在 1 周以上,以防反跳。患者宜取平卧位,头偏向一侧,以利于呕吐物流出,以防窒息的发生。饮食应给高热量、高蛋白、高维生素的食物,腐蚀性毒物中毒的应早期给乳类等流质饮食。口腔黏膜有糜烂和渗血者饮食宜少量多餐,多进食新鲜蔬菜和水果。

(2) 预防并发症发生　昏迷病人应防止舌根后坠堵塞呼吸道而引起窒息。注意定时翻身防止褥疮的出现。注意观察膀胱情况,如有尿潴留应进行导尿。口腔黏膜损害者应做好口腔护理,皮肤损伤者加强皮肤护理,预防感染的发生。意识模糊,烦躁不安者,严防坠床等意外的发生。

(3) 心理护理　针对服毒自杀者,应加强心理支持,为其提供"宣泄"的场所,注意尊重病人的隐私。分析患者中毒的原因,在病情的急性期,尽量减少病人的刺激,做好家属的思想工作,积极配合治疗。在恢复期,耐心开导病人,共同讨论感兴趣的话题,取得信任后进行针对性的心理疏导,效果会较好。

(4) 健康教育　要普及防毒知识,冬天宣教预防煤气中毒的常识;夏季宣传预防农药中毒知识,如出芽的马铃薯可引起急性中毒,禁止食用。家庭药箱内药物要分门别类存放,定时检查药物的有效期、有无变色等,防止服用过期或变质药物,误服或过量服用而引起急性中毒。

第二节　常见急性中毒的救护

一、有机磷农药中毒

有机磷农药属有机磷酸酯类化合物,大多数为淡黄色液体或棕色油状。其挥发性强,大多具有大蒜样臭味,不溶或微溶于水,易溶于多种有机油剂。一般来说,在碱性溶液中易分解而失去毒力(敌百虫除外),在酸性溶液中则较稳定。

1. 病因与中毒机制　有机磷农药使用范围广,可经皮肤接触或呼吸道、消化道而中毒。如在生产和使用过程中不注意防护,可发生中毒事故;也可见于生活性中毒,如误食有机磷污染的瓜果蔬菜等。

有机磷农药进入人体后,主要是抑制胆碱酯酶的活性。正常情况下,乙酰胆碱在胆碱酯酶的作用下水解成胆碱和乙酸而失效。当有机磷农药中毒时,其磷酸根与胆碱酯酶相结合形成磷酰化胆碱酯酶,从而不能水解乙酰胆碱,引起乙酰胆碱大量堆积,造成胆碱能神经及部分中枢神经功能先兴奋后抑制甚至衰竭,产生中毒症状。体内胆碱能神经包括交感和副交感神经的节前纤维、副交感神经的节后纤维,还有中枢神经系统、横纹肌的运动神经肌肉接头和一些控制汗腺分泌与血管收缩的交感神经节后纤维。

2. 护理评估

1) 病史　询问病人有无有机磷农药的接触史,或食用、误食史,这是诊断的重要依据。如果在患者身上嗅到有机磷农药特殊的大蒜气味,这对诊断很有帮助。

2) 临床表现　根据乙酰胆碱在不同部位的堆积,产生的表现有所不同,主要表现如下。

(1) 毒蕈碱样表现　主要是副交感神经末梢兴奋引起,类似毒蕈碱中毒的表现而得名,表现为瞳孔缩小、腹痛、恶心、呕吐、流泪、腹泻、心跳减慢,支气管平滑肌痉挛和分泌物增加、咳嗽等症状,严重时出现肺水肿。

(2) 烟碱样表现　发生在横纹肌的神经肌肉接头处,出现全身横纹肌的肌纤维颤动,甚至强直性痉挛。临床表现为瞳孔明显缩小、四肢肌束颤动,肌力减退和瘫痪,如出现呼吸肌麻痹则可引起周围性呼吸衰竭。另外,交感神经节受乙酰胆碱的刺激,节后神经纤维末梢释放儿茶酚胺使血管收缩,引起心跳加快、血压升高和心律失常。

(3) 中枢神经系统表现　早期可出现头痛、头晕、疲乏、烦躁不安等,晚期可出现昏迷的表现。

(4) 其他表现　有些有机磷农药中毒病人经急救后临床症状好转,但在数日至1周后突然再次发生昏迷,甚至肺水肿或突然死亡,称为"反跳现象",多见于乐果和马拉硫磷口服中毒。症状的复发可能与残留在皮肤、毛发及胃肠道的有机磷农药重新吸收或解毒药过早停用有关。

个别急性中毒患者在重度中毒症状消失后2～3周可出现迟发性脑病,主要累及肢体末端,可出现下肢瘫痪、四肢肌肉萎缩等神经系统症状。目前认为,产生的原因可能是有机磷农药抑制神经靶酯酶并使其老化有关。

少数病例在急性中毒症状缓解后和迟发性脑病发生前,约在急性中毒后24～96小时突然发生死亡,称为"中间综合征"。其发生的原因与胆碱酯酶受到长期抑制,影响神经-肌肉接头处突触后的功能有关。

根据胆碱酯酶活力及主要的临床表现,中毒可分为轻、中、重三级。

轻度中毒:全血胆碱酯酶活力是正常的50%～70%;轻度毒蕈碱样症状及中枢神经系统症状。

中度中毒:全血胆碱酯酶活力是正常的30%～50%;以上两项加重,出现瞳孔明显缩小、呼吸困难及肌束颤动等烟碱样症状。

重度中毒:全血胆碱酯酶活力是正常的<30%;三大症状加重,以中枢神经系统症状为主,瞳孔针尖样缩小、呼吸麻痹、肺水肿、脑水肿、昏迷、血压下降等。

3) **实验室检查**　为确定临床诊断和作为判断病情轻重的参考,可测定血清胆碱酯酶的活力。正常人血胆碱酯酶活力为80%～100%,当有机磷农药中毒时,随着中毒的程度不同,其相应的数值有所不同,具体见上所述。

3. 护理诊断与合作性问题

(1) 潜在并发症:低氧血症　与呼吸肌麻痹、气体交换受损有关。

(2) 潜在并发症:心律失常　与乙酰胆碱蓄积过多引起心脏传导系统异常有关。

(3) 潜在并发症:呼吸、心跳骤停　与重度中毒呼吸、循环衰竭有关。

4. 预期护理目标　相关并发症发生的可能性减至最小,或发生后能被及时发现并得到处理。

5. 急救护理措施

1) **防止毒物继续进入人体**　迅速脱离有毒现场,彻底清洁皮肤。用2%～5%碳酸氢钠溶液清洗污染皮肤(敌百虫中毒除外),也可用清水、肥皂水清洗。如毒物污染眼睛,应用生理盐水或2%碳酸氢钠冲洗患眼,然后滴1%阿托品1～2滴。如属于消化道中毒者应用2%碳酸氢钠溶液或清水彻底洗胃,直至流出液无蒜臭味为止,再配以硫酸镁导泻,效果良好。

2) 特效解毒药的应用

(1) 抗胆碱药阿托品　阿托品能阻断乙酰胆碱对副交感神经和中枢神经系统毒蕈碱受体的作用,因此对缓解毒蕈碱样症状和对抗呼吸中枢抑制是有效的,但对烟碱样症状却无效,对胆碱酯酶活力的恢复亦无作用。阿托品的剂量应根据中毒的程度不同而不同,用药必须达到阿托品化。

阿托品化的具体临床表现为:①瞳孔较前扩大,但对光反应存在;②病人面色潮红,心率稍增快,低于140次/min;③口干、皮肤干燥;④肺部啰音消失或明显减少。

每次用药前,必须严密观察瞳孔的大小及听诊肺部啰音,以便和用药后对照,利于调整用药剂量。严防造成阿托品过量或中毒；阿托品中毒的表现有神志模糊、狂躁不安、瞳孔散大、颜面绯红、高热、皮肤干燥、抽搐、尿潴留，严重者还可出现昏迷。如不及时处理，也可造成死亡。对严重缺氧的病人，应先纠正缺氧后再使用阿托品。有机磷农药的治疗达到阿托品化后，尚需给予维持量治疗，避免中毒表现出现反复。

(2) 胆碱酯酶复能剂　常用的有碘解磷定、氯磷定、双复磷等，此类药物可恢复抑制的胆碱酯酶活力，也可解除肌束颤动等烟碱样症状，但对中毒时间过长、已老化的磷酰化胆碱酯酶无效。因此，要尽早用药，剂量也需根据中毒的轻、中、重三个级别不同进行调整。如胆碱酯酶复能剂与阿托品联用可发挥协同作用，效果更好。

6. 护理要点

1) 维持呼吸功能　呼吸衰竭是有机磷农药中毒的主要死因，因肺水肿、呼吸肌瘫痪或呼吸中枢衰竭所致。因此，有机磷农药中毒病人应早期发现，保持呼吸道通畅，充分给氧，必要时建立人工气道或呼吸机辅助呼吸。

2) 临床观察项目

(1) 密切观察神志、瞳孔、面色、心率、肺部啰音及皮肤有无出汗、腺体的分泌情况等区别阿托品化与阿托品中毒的不同反应。

(2) 观察动脉血气分析及全血胆碱酯酶活力的动态变化。

(3) 使用呼吸机者，观察病人的气道通畅度，呼吸机的运转情况。

(4) 病情好转后，仍应观察有无"反跳现象""迟发性脑病""中间综合征"等的发生。

3) 预防并发症发生　对有机磷农药中毒病人，应加强口腔护理，及时更换衣服，进行翻身拍背，注意皮肤护理，预防压疮的发生。用阿托品的病人出现尿潴留，应进行导尿，预防尿路感染的发生。对于使用呼吸机者，应遵守操作规范，预防肺部感染的发生等。

4) 心理护理　医务人员应关心中毒病人的心理状况，了解中毒的原因。针对自杀中毒者，应进行耐心疏导，提供熟练的操作技术，适时地进行沟通教育。同时，应发挥家庭、社会等支持系统，以缓解病人的忧虑情绪，避免再次自杀的发生。

二、一氧化碳中毒

一氧化碳(CO)中毒，俗称煤气中毒。当含碳的物质不完全燃烧时，可产生一氧化碳。由于一氧化碳是无色、无臭的气体，故在中毒的早期不易察觉，容易过量吸入而发生一氧化碳中毒。

1. 中毒原因和机制　在工业上或生活中任何引起煤气漏气(一氧化碳蓄积)的情况均可导致中毒。常见于冬季室内取暖通风不良或使用燃气热水器洗浴而门、窗紧闭等造成一氧化碳中毒。在失火现场，空气中的一氧化碳浓度较高，也易发生中毒。

一氧化碳吸入人体后，迅速与血液中的血红蛋白(Hb)结合，生成稳定的碳氧血红蛋白(COHb)，严重影响了氧与血红蛋白的结合。一氧化碳与血红蛋白的亲和力要高出氧与血红蛋白亲和力的 240 倍。碳氧血红蛋白不能再与氧结合，且碳氧血红蛋白也不易解离，只有氧合血红蛋白解离速度的 1/3 600，所以当大量的血红蛋白形成碳氧血红蛋白后，将造成组织的严重缺氧。尤其是对氧需求量大的脑和心脏最易受损害，甚至危及生命。

2. 护理评估

1) 病史　有无高浓度的一氧化碳吸入史,是诊断的主要依据。详细询问家庭的取暖、洗浴设备的通风情况和工作的环境情况,以助明确诊断。

2) 临床表现　按中毒的程度可分为轻度中毒、中度中毒和重度中毒。

(1) 轻度中毒　患者感头晕、头痛、恶心、呕吐、嗜睡、四肢无力等。血中一氧化碳浓度可高于10%。如能迅速脱离中毒环境,吸入新鲜空气或氧疗,数小时即可恢复正常。

(2) 中度中毒　患者出现意识改变甚至昏迷,口唇黏膜呈樱桃红色、瞳孔对光反应、角膜反射迟钝,但对疼痛刺激仍有反应,可出现血压下降,脉搏增快等。血中碳氧血红蛋白的浓度可高于30%。经脱离中毒环境及吸氧治疗1～2天后可完全恢复正常,不留明显的并发症和后遗症。

(3) 重度中毒　患者呈深昏迷,各种反射消失。肌张力初期增加或有强直性痉挛,晚期显著降低,可出现踝阵挛及锥体束征。生命体征明显改变,如瞳孔缩小或扩大、体温升高、血压下降。昏迷患者可持续数日、数周,危重患者因呼吸循环衰竭而死亡。也有的病人可表现为去大脑皮层状态。血中碳氧血红蛋白的浓度可高达50%以上。此型病人的病死率高,幸存者可留有不同程度的后遗症。

部分重症病人苏醒后可出现各种不同的神经精神症状,称为"急性一氧化碳中毒的后发症"。主要表现为神经衰弱、中毒性精神病、瘫痪、失语、失明、震颤性麻痹等。这些症状通常经过一段时间的治疗可完全恢复,但也有部分患者可留有持久的后遗症。

3) 辅助检查　碳氧血红蛋白浓度的测定,不仅能明确诊断,且能进行评估及判断预后。头部CT、脑电图的检查均可出现不同程度的病变。

3. 护理诊断与合作性问题

(1) 潜在并发症:低氧血症　与脑部缺氧致呼吸中枢受损有关。

(2) 潜在并发症:植物状生存状态　与脑部缺氧时间过长发生不可逆改变有关。

4. 预期护理目标　相关的并发症的发生可能性减至最小,或发生后能被及时发现并得到处理。

5. 急救护理措施

(1) 纠正缺氧　立即纠正缺氧状态,吸入高浓度氧气可加速碳氧血红蛋白的解离,增加一氧化碳的排出,可使用鼻导管吸氧、面罩给氧等。高压氧舱治疗效果更好,因能增加血液中的溶解氧,以提高动脉血氧分压,从而达到纠正组织缺氧的目的。如条件允许,危重病人可考虑换血疗法。

(2) 防治脑水肿　严重急性中毒后2～4小时就可出现脑水肿,24～48小时内可达到高峰,并可持续多日。最常用的药物是甘露醇、呋塞米(速尿)、地塞米松等交替应用进行脱水治疗。治疗期间应注意观察水电解质平衡,适当补充钾盐。

(3) 对症处理　①使用水合氯醛、地西泮(安定)等镇静剂,治疗抽搐、惊厥;②使用促进脑细胞功能恢复的药物,如三磷酸腺苷、辅酶A及各类维生素等;③对较长时间的昏迷病人,出现高热和频繁抽搐,可使用低温疗法,如头部用冰帽、体表用冰袋、全身用冬眠药物等治疗。

6. 护理要点

(1) 氧疗护理　对于一氧化碳中毒病人,脱离中毒环境后,首要解决的就是氧疗问题。现场抢救首先要开窗通气，有条件给予吸氧。进一步的治疗包括：尽早给予通畅的高浓度氧疗，有条件可入高压氧舱，进行急性期的早期治疗，能有效防止后遗症的发生。近年的通过静脉输注“高氧液”疗法在治疗急性缺氧性疾病取得很好的疗效。高氧液由护士利用特别的装置制备，方法简单，成本低廉。经测定高氧液含氧的氧分压达到600～670 mmHg(80.0～89.3 kPa)，输入后可以对机体供氧，明显提高血液的供氧能力，提高血氧含量，有效地解决一氧化碳中毒病人的全身缺氧状态，满足组织进行正常生理代谢的需要，纠正低氧血症，达到治疗目的。有学者认为，高氧液应在中毒后早期应用，效果较好。

(2) 病情观察　严密观察生命体征、意识状况、血氧饱和度(注意不用无创的脉氧检测仪代替)的变化。观察各重要脏器的功能情况，减少并发症的发生。

(3) 心理护理　对于自杀患者，除了提供一般的心理支持外，还应帮助启动良好的社会支持系统，了解自杀诱因，进行针对性疏导。对于心理状态严重偏差者应进行专业的心理治疗。严重行为失常者应加强陪护，严格交接班，防止自杀的再度发生。

三、镇静催眠药中毒

镇静催眠药在不同的剂量下可出现不同的效果，小剂量时可使人处于安静或思睡的状态，称为镇静药；引起类似正常睡眠的药物称催眠药，大剂量催眠药会引起麻醉作用。镇静催眠药包括巴比妥类，如司可巴比妥(速可眠)、异戊巴比妥(阿米妥)、苯巴比妥(鲁米那)等，也包括非巴比妥类，如甲喹酮(安眠酮)、格鲁米特(导眠能)、地西泮(安定)、氯氮䓬(利眠宁)、甲丙氨酯(眠尔通)等，还包括氯丙嗪、氟奋乃静等吩噻嗪类药。此类药具有明显的中枢神经系统抑制作用。如一次用量过多，可引起急性中毒，主要表现为昏迷和呼吸抑制。如长期、大剂量服用可造成药物依赖性，突然停药则可产生戒断综合征。

1. 中毒机制　镇静催眠药物为脂溶性药物，易透过血脑屏障，发挥中枢神经系统的抑制作用。巴比妥类主要作用于网状结构上行激动系统，并且随着剂量的增加效应逐渐加大，甚至出现延髓中枢麻痹。非巴比妥类对中枢神经系统有与巴比妥类相似的作用。吩噻嗪类药主要作用于网状结构，通过抑制中枢神经系统多巴胺受体而减轻焦虑、幻想和病理性思维等精神症状。大剂量运用镇静催眠药后，患者可出现严重的呼吸衰竭和循环衰竭现象，出现意识完全丧失，呼吸抑制，血压下降，反射消失等。

大多数催眠药对肝脏及造血器官有损害，可发生肝功能障碍、白细胞和血小板减少等。

2. 护理评估

1) 病史　有自服或误服大剂量镇静催眠药是诊断急性中毒的主要依据。因此，应仔细询问病人或家属了解病人的服药情况，有无超量、误服等以尽快明确诊断。

2) 临床表现　症状的轻重与服药的种类剂量、治疗早晚及原来身体健康条件有关。依据中毒机制有以下临床表现。

(1) 神经系统　轻者嗜睡、头晕、眼球震颤、判断力和定向力障碍。重者可出现不同程度的意识障碍。早期病人瞳孔可缩小，肌张力高。晚期瞳孔散大、肌张力低，腱反射消失。氯丙嗪因可引起锥体外系功能障碍，表现出震颤麻痹。

(2) 呼吸系统　轻者呼吸变慢而规则，重者呼吸浅慢而不规则，危重者可出现潮式呼吸、间断呼吸甚至呼吸衰竭而死亡。

(3) 循环系统　重度中毒因血管运动中枢受抑制，可出现四肢厥冷、脉搏细数、尿量减少、血压下降等循环衰竭表现。氯丙嗪中毒更易导致血压下降。

(4) 其他　可因肝脏受损出现肝肿大、黄疸、肝功能异常。肾脏受损可出现尿量减少，蛋白尿等异常情况。

3) 辅助检查　可以检查血液、尿液、胃液中毒物的种类及浓度的测定。

3. 护理诊断与合作性问题

(1) 潜在并发症：昏迷　与大剂量的镇静催眠药透过血脑屏障，严重抑制中枢神经系统有关。

(2) 潜在并发症：低氧血症　与呼吸中枢受抑制有关。

(3) 潜在并发症：休克　与血管运动中枢抑制，全身血管扩张有关。

(4) 潜在并发症：器官功能障碍　与药物过量导致器功能受损有关。

4. 预期护理目标　相关的并发症的发生可能性减至最小，或发生后能被及时发现并得到处理。

5. 急救护理措施

1) 急性中毒

(1) 立即催吐、洗胃　尽早催吐，并用 1∶5 000 高锰酸钾溶液或温水洗胃，然后用硫酸钠导泻。昏迷病人不能催吐。

(2) 维持呼吸功能　清除呼吸道异物，迅速吸氧。呼吸衰竭者立即行气管插管使用呼吸机辅助呼吸或人工辅助呼吸。

(3) 特效解毒药　氟马西尼对地西泮等药物引起的中毒有拮抗作用，而巴比妥类和吩噻嗪类药物无特效解毒剂。

(4) 维持重要脏器功能　保持气道通畅，保证吸入氧气及排除二氧化碳；维持血压，积极静脉输液，可滴注低分子右旋糖酐增加血容量。如血压仍不回升，可静脉滴注多巴胺等升压药；心脏监护，出现各种心律失常，及时运用抗心律失常药；促进意识恢复，可用纳洛酮、维生素 B_1、葡萄糖静脉滴注治疗；血液净化疗法，危重病人可考虑血液透析或血液灌洗降低血液中药物浓度。但必须早期使用，中毒时间过长效果差。

6. 护理要点

1) 一般护理　患者取平卧位，头偏向一侧，确保呼吸通畅。昏迷病人鼻饲饮食，清醒病人第二日起给无渣流质饮食。

2) 临床观察　①密切观察意识、瞳孔、生命体征的变化；②观察有无呼吸衰竭、休克、肺水肿、脑水肿等情况的发生；③观察药物的毒副反应，使用催醒剂后有无抽搐、心律失常的发生。

3) 心理护理　自杀中毒病人清醒后应进行得当的心理护理，预防恶性事件再次发生。

四、乙醇(酒精)中毒

一次饮入过量酒类饮料或乙醇(酒精)引起的中枢神经系统由兴奋转为抑制的状态，称为急性乙醇中毒或急性酒精中毒，俗称酒醉。

1. 发病机制

1）**中枢神经系统抑制作用**　乙醇具有脂溶性，可迅速透过脑神经细胞膜，对中枢神经系统产生抑制作用，随着剂量增加而由大脑皮质向下通过边缘系统、小脑、网状结构至延髓。小剂量呈现兴奋作用，是由于乙醇作用于大脑细胞突触后膜的苯二氮䓬-γ-氨基丁酸受体，抑制了γ-氨基丁酸(GABA)对脑的抑制作用。随着血中乙醇浓度增高，可作用于小脑，引起共济失调；作用于网状结构，引起昏睡和昏迷；作用于延髓，引起呼吸、循环功能衰竭。

2）**代谢异常**　大量乙醇在肝内代谢后可导致乳酸增高、酮体蓄积，导致代谢性酸中毒、糖异生障碍，出现低血糖。

2. 护理评估

1）**病史**　注意询问饮酒的种类、饮用量、饮用时间，当时心情、平素酒量，有无服用其他药物等。

2）**临床表现**　主要是中枢神经系统症状，与饮酒量、血中乙醇浓度及个人耐受性有关，常分为三期：

(1) **兴奋期**　表现为头痛、兴奋、欣快、健谈、情绪不稳、易激怒，易感情用事，可有行为上的失控或攻击行为。

(2) **共济失调期**　表现为言语不清、视物模糊、眼球震颤、行动笨拙，步态不稳，出现明显共济失调，可有脑电图异常、面部潮红、心率加快、血压增高或降低，可伴有恶心、呕吐、困倦。

(3) **昏迷期**　表现为昏睡、瞳孔散大、血压降低、心率加快、体温降低、呼吸变慢并有鼾音，严重者出现呼吸、循环麻痹而危及生命。重症中毒病人常发生轻度酸碱及水电解质失衡，低血糖和肺炎等。有时可出现肌肉肿胀、酸痛或伴有肌球蛋白尿。小儿过量摄入乙醇，一般无兴奋过程，很快沉睡甚至昏迷，可发生低血糖惊厥、休克、脑水肿等。老人因肝功能减退，乙醇在肝内代谢减慢，更易引起中毒，并易诱发心脑血管疾病。

3）**辅助检查**　血中乙醇浓度升高，可有轻度代谢性酸中毒、低血糖、低血钾、低血镁、低血钙，心电图可见心律失常和心肌损害表现。

3. 护理诊断及合作性问题

(1) **潜在并发症：昏迷**　与一次饮入过量酒精引起的中枢神经系统由兴奋转为抑制的状态有关。

(2) **潜在并发症：窒息**　与酒精中毒后呼吸道分泌物堵塞有关。

4. 预期护理目标　相关并发症发生的可能性减少至最小，或发生后能被及时发现并得到处理。

5. 急救护理措施　急性乙醇中毒时，轻者可给予浓茶、咖啡等饮料；兴奋躁动、共济失调者应加以约束，防止发生外伤；重者应尽早催吐洗胃，并应用纳洛酮逆转酒精所致的呼吸抑制作用，同时促进乙醇氧化代谢。

1）**维持生命脏器功能**

(1) 保持呼吸道通畅、吸氧，必要时行气管内插管或切开，并行机械通气辅助呼吸。

(2) 注意血压、脉搏，静脉输注5%葡萄糖生理盐水以维持有效循环容量。

2）**清除毒物**　清醒者迅速催吐，但禁用吗啡。乙醇吸收快，一般洗胃意义不大，饮酒2小时内者可考虑选用1%碳酸氢钠或0.5%活性炭混悬液、生理盐水等洗胃。剧烈呕吐者可不洗胃。对昏迷时间长、休克、呼吸抑制等严重病例,应尽早行透析治疗。

3)应用纳洛酮　纳洛酮(0.4～0.8 mg)可逆转乙醇中毒对呼吸中枢的抑制作用,对呼吸抑制、休克、意识障碍有较好疗效。

4)促进乙醇氧化代谢　静脉注射50%葡萄糖注射液100 ml及胰岛素10单位,肌注维生素B_1 100 mg等,以促进乙醇氧化代谢。

5)对症治疗　注意保暖,迅速纠正低血糖,维持水电解质和酸碱平衡,预防感染,严密监测各项生命体征。

6. 护理要点

1)病情观察　密切观察病人生命体征,尤其注意意识的改变、有无发生休克体征等。

2)心理护理　大多数病人清醒后常因饮酒住院有损面子或入院导致经济损失表现为后悔,同时又怕家里人埋怨。护理人员要根据病人不同的心理状况及时与病人陪护人员沟通。

3)健康教育　在病人清醒及情绪稳定后向其及家属宣传酒精及代谢产物乙醛可直接损伤肝细胞。一次过量饮酒的危害不亚于一次轻型急性肝炎,经常过量饮酒则会导致酒精性肝硬化。酗酒还会导致意外事件发生,如交通事故、打架斗殴等,导致身心受到伤害甚至危及他人的生命。还要注意:没有什么醒酒药,相信所谓醒酒药而导致饮酒过量是很危险的。

第三节　中暑病人的救护

中暑是指人体处于热环境中,体温调节中枢发生障碍,突然发生以高热、皮肤干燥、无汗及意识丧失或惊厥等为临床表现的一种急性疾病。

一、病因与发病机制

中暑往往是由于高温环境机体获取过多的热量及产热增加而散热减少所致。机体长时间在高温且通风不良的环境中工作,又无足够的防暑措施,常易中暑。当环境中气温达到一定程度时,体内热调节不当,体温升高导致中枢神经系统兴奋,使各腺体功能亢进,酶活性增强,新陈代谢加快,机体产热增加。若散热不足,体温急剧升高则引起中暑高热。高热可引起缺氧,毛细血管通透性增加,导致全身各重要脏器细胞损害。另外,高热环境中,从事繁重的体力活动可使汗液过量分泌,引起失水、失盐,血液浓缩而血管扩张致周围循环衰竭的发生。如不及时补充水盐物质,则引起中暑痉挛、中暑衰竭。如果机体长时间在烈日下曝晒或强烈热辐射直接照射于头部,造成脑组织充血水肿,则会导致日射病的发生。

二、护理评估

1. 病史　询问有无长时间的高温作业史或处于高温干燥、高温潮湿闷热的环境史,这是诊断时不可缺少的依据。

2. 判断中暑的程度　根据中暑症状的轻重,可分为以下几种。

1) **先兆中暑**　机体长时间在高温环境下工作后，所出现的全身不适，具体表现为：头晕、眼花、口渴、大量出汗、胸闷、心悸、恶心、注意力不集中等。体温正常或不超过38℃。如能及时脱离环境，一般能很快恢复正常。

2) **轻度中暑**　如先兆中暑进一步加重，除了上述表现外，还包括以下情况之一者，则应考虑为轻度中暑：①体温升高超过38℃；②心率加快，并有胸闷、面色潮红；③早期循环衰竭症状，表情淡漠或烦躁不安、面色苍白、皮肤湿冷、多汗、血压下降等。

3) **重度中暑**　根据其表现特点不同，又可以分为以下4种类型。

(1) 中暑高热(热射病)　以高热为典型表现，体温在40℃以上，甚至高达43℃。其他表现有皮肤干燥无汗、脉搏细速、血压下降、神志模糊等，严重者可出现其他脏器的功能障碍，如心功能不全、急性肺水肿等，甚至危及生命。此类型多见于老年人。

(2) 中暑痉挛(热痉挛)　主要表现为短暂而间歇的肌肉痉挛，以腓肠肌多见，也可见于腹直肌、肠道平滑肌等，出现相应的肌肉痛性痉挛、四肢无力及腹痛等。中暑痉挛是由于大量饮水的同时未及时补充钠盐，造成低钠血症所致。此型以健康青壮年人多见。

(3) 中暑衰竭(热衰竭)　患者出现头痛、头晕、皮肤湿冷、脉搏细速、血压下降、体位性晕厥等周围循环衰竭症状，提示中暑衰竭。常由于出汗过多，引起失水、失钠而造成低渗性脱水。多见于老年人或未能适应高温者。

(4) 日射病　是一种致命性急症，主要特点为脑组织温度升高达40℃～42℃，但体温却不一定很高。具体表现为剧烈头痛、头晕、眼花、呕吐等，重者可出现惊厥甚至昏迷。

3. 实验室检查　血常规可见白细胞总数增高，以中性粒细胞增高为主。血生化可见肌酐、尿素氮升高。血电解质可有高钾、低氯、低钠血症。尿常规可出现蛋白尿、血尿等改变。

三、护理诊断与合作性问题

(1) 潜在并发症：休克　与体液丧失过多未能及时补充有关。

(2) 潜在并发症：昏迷　与颅内高热和(或)颅内压升高有关。

四、预期护理目标

休克、昏迷等并发症发生的可能性减至最小，或发生后能被及时发现并得到处理。

五、急救护理措施

1. 先兆中暑　帮助病人快速脱离高热环境，给予通风散热降温，同时饮用清凉含盐饮料。

2. 轻度中暑　除上述处理外，对体温升高者给予物理降温或口服药物降温的方法；对于有早期循环衰竭者，应进行补液治疗(首选平衡盐液)，必要时运用血管活性药物和呼吸中枢兴奋剂。

3. 重度中暑

1) **降温**　降温是抢救重度中暑的重要环节。如不及时采取降温措施，将会使组织受损的程度迅速加重，直接影响预后。

(1) 物理降温　常用方法有环境降温、体表降温和体内降温法。可采用电风扇、空调等进行环境降温。体表降温常选用冰袋冷敷、温水或酒精擦浴的方法,但对于老年人、感觉功能障碍、心脏病及体质虚弱者应慎用。至于体内降温则指使用4℃～10℃的葡萄糖盐水口服、胃管注入胃内、灌肠或静脉输液,从而快速降低体温。

(2) 药物降温　重度中暑者在物理降温的同时需配合药物降温,可有效防治肌肉震颤,扩张血管而达到降温的目的。常用的药物是地塞米松和人工冬眠药物(氯丙嗪 8 mg、异丙嗪 8 mg、哌替啶 25 mg)。前者用10～20 mg 静脉注射,能改善机体的反应性及减轻脑水肿的作用;后者可迅速降低体温,但血压过低者不宜用氯丙嗪。

2) 积极预防休克　在保持呼吸道通畅、给氧的情况下,需重视改善循环。对有循环衰竭的病人,应静脉补充葡萄糖盐水 1 500～2 000 ml。同时监测水电解质、酸碱平衡的变化,进行对症处理。

3) 防治重要脏器功能损害　在处理重度中暑时,应采取有效措施防治重要脏器功能损害。对于中暑高热者由于大量出汗,血液浓缩,使肾小球的滤过率下降,极易导致急性肾功能衰竭的发生。凡是可疑者,可选用脱水利尿药物治疗,保持尿量在40 ml/h以上。

六、护理要点

1. 保持有效降温　环境降温时室温最好维持在20℃～25℃。物理降温时,为预防冻伤,冰袋应经常更换,避免同一部位长时间直接接触。药物降温时,应避免突然大量出汗而发生虚脱或休克,尤其是年老体弱者应注意。在使用人工冬眠药物时,观察有无寒战发生,如出现多提示药量不足,应补加用药。降温时,肛温降至38℃左右,即可终止降温。如出现呼吸抑制,血压下降(收缩压<80 mmHg)应立即停用降温药物,并做相应处理。

2. 保持呼吸道通畅　休克病人应取休克体位,头偏向一侧,便于分泌物从口角流出,以保持呼吸道通畅。

3. 防治并发症　高热病人唾液腺分泌唾液减少,使口腔黏膜干燥易发生口腔感染,故需加强口腔护理。高热病人大量出汗,应进行皮肤护理,保持皮肤清洁干燥,衣物整洁。对于高热惊厥病人应防止坠床,预防舌咬伤。高热病人应多饮水,进食清淡、富含热量与维生素丰富的饮食。

第四节　电损伤病人的救护

电损伤俗称触电,是指一定量的电流或电能量(静电)通过人体引起组织发生不同程度的损伤或器官功能障碍,甚至发生死亡。一般电击可分为超高压电(电压220 kV)或雷击、高压电(>1 000 V)和低压电(≤380 V)三种类型。

一、病因与发病机制

电损伤往往是由于不规范用电、缺乏安全用电知识及意外灾害事故所致。由于人体组织是可以导电的导体,触电时,人体组织即成为电路中的一部分。电流通过人体,就会对机体造成影响，甚至损害。强大的电流通过人体对人造成组织破坏和(或)功能障碍，称为电损伤。电损伤对人体的损害主要包括组织破坏为主的电烧伤和影响血流动力学的电击伤两个方面。电损伤对人体的伤害程度与电流类型、电压高低、电流强度、接触部位、通电时间及电流在人体中的通路密切相关。

交流电对人体的危害比直流电要大得多。一般认为，低压交流电(15～150 Hz)的危险性较大，尤以 50～60 Hz 的危害最大，由于它常落在心脏的易损期而造成致命性的血流动力学障碍，如心室颤动或心脏停搏。

电压的高低、电流的强弱、接触电流的时间，这三者与电对人体的损伤程度均成正比。由于人体各部位组织的电阻不同，故电击时带来的损伤就也不相同。身体各部位组织的电阻由大到小排列顺序为：骨组织→肌腱→脂肪→皮肤→肌肉→神经→血管。电流通过人体时，在电阻大的组织产热，发生电烧伤，对生命一般不会马上产生危险；但若是电流通过心脏的电击伤，极易引起心室颤动。

二、护理评估

1. 询问病史　向病人家属或陪护人员询问有无触电史，了解触电的时间、地点及目击的所有情况，以利于诊断与治疗护理。一般雷击常见于雷雨时的旷野或山区。

2. 临床表现　电损伤的严重表现是电击伤，病人出现电休克的表现，严重的即刻出现心跳呼吸骤停，必须立即进行心肺复苏(见第六章)。较轻的病人有如下表现。

(1) 全身表现(电击伤)　轻者表现为精神紧张、脸色苍白、头痛、头晕、心悸痛性肌肉收缩等，也可发生晕厥、短暂意识丧失。体格检查一般无明显阳性体征。重者可出现持续抽搐、血压下降、呼吸由浅快转为不规则以致呼吸、心跳停止。幸存者可留有一定的后遗症，如癫痫发作和定向力丧失。电击损伤心肌，心电图可出现频发性或多源性室性早搏、心肌梗死、心室颤动等表现。血生化检查可见肌酸磷酸激酶、谷氨酸草酰乙酸转氨酶升高。如发生急性肾衰竭者，尿中可见血红蛋白或肌球蛋白尿。

(2) 局部表现(电烧伤)　主要是电流通过组织产热引起的组织烧伤，常累及电流进、出口和通电路线上的组织。烧伤程度因电压高低不同可有所不同。低压电引起的烧伤，一般程度较轻，伤面较小。高压电引起的电烧伤，伤口较深，面积较大、甚至使烧伤部位的组织呈碳化状态或坏死成洞。电流通过血管可造成血管壁的损伤，迟发性的血管壁坏死穿孔，可引起继发性的大出血(清创后的开放伤口出血)。电流在体表短路时，产生的电火花，可点燃衣服造成火焰烧伤。

三、护理诊断与合作性问题

(1) 潜在并发症：感染　与电损伤皮肤完整性破坏有关。

(2) 潜在并发症：心跳、呼吸骤停　与电损伤有关。

(3) 潜在并发症：急性肾衰竭　与电损伤导致肾脏缺血、缺氧甚至坏死以及组织坏死有关。

(4) 潜在并发症：继发性大出血　与电烧伤清创后伤口周围血管的迟发性坏死有关。

四、预期护理目标

上述并发症发生的可能性减至最小,或发生后能被及时发现并得到处理。

五、急救护理措施

1. 即刻脱离电源 因地制宜,就地取材,选用最安全有效的办法,使受电击者迅速脱离电源。具体包括关闭电闸、用绝缘物挑开电线及拉开受电击者。关闭电闸切断电源是首选方法,也是最简单、最重要的措施;用绝缘物挑开电线及拉开电击者是防止引起再损伤的有效措施。另外,也可选用绝缘钳子或其他绝缘的锐器斩断电线,快速处理电线断端,达到脱离电源的目的。在整个急救的过程中,应注意避免给电击者造成其他不必要的伤害,如防止电击者从高处坠落致伤。同时,也要始终保证自身安全。

2. 现场救护 分秒必争地检查电击者的全身受伤情况,尤其是呼吸是否规则或有无停止,脉搏次数或大动脉搏动是否存在。一旦发现心跳、呼吸骤停应立即实施心肺复苏(参见第六章)。

3. 进一步生命支持

(1) 确保呼吸道通畅 尽早行气管插管,给予机械辅助呼吸,提供充足氧疗。对使用呼吸机病人加强气道内分泌物的清除,及时吸引痰液,维持有效呼吸。

(2) 维持有效循环 快速开通两路以上静脉通路,选择上腔静脉为宜,选用留置针的针头型号要大,利于通畅补液。同时要选用心脏复苏药物,纠正心律失常,维持有效循环。常用的有盐酸肾上腺素、利多卡因等药物,具体的用药方法参见心肺脑复苏有关章节。另外,可使用心电监护仪监测生命体征的变化。

(3) 除颤 针对电击后发生心室颤动者,提倡早期除颤,有利于提高抢救的成功率。除颤包括电除颤和药物除颤。具体除颤策略参见第六章。

4. 保护创面 电烧伤造成的体表创面处理与火焰烧伤处理方法相同,但是深部坏死组织的清创则不同,由于早期坏死组织不易辨认,往往需要多次方能完成。要做好烧伤创面的保护,严格遵守无菌操作的原则,注意消毒隔离,防止创面感染。必要时应用抗生素和常规应用破伤风抗毒素(或破伤风免疫球蛋白),积极预防感染的发生。

5. 复苏后的护理 电击伤者复苏后应加强护理,包括脑水肿的防治及全身各脏器功能的监测等。脑复苏可应用冰帽、冰袋及冬眠疗法,使中心体温维持在34℃左右。全身各脏器功能的监测重在观察监测项目的动态变化,保持体内环境的平衡。

六、护理要点

1. 呼吸道护理 及时清除呼吸道分泌物,保持呼吸道通畅。昏迷者头偏向一边,防止气道分泌物堵塞气管引起窒息死亡。

2. 临床观察项目

(1) 注意病人神志变化 对神志不清者,应注意安全,防止坠床。

(2) 严密观察生命体征 密切观察体温、呼吸、脉搏及血压的变化。对于脑复苏者,观察降温是否有效，有无寒战等，以及正确掌握复温指证。注意呼吸频率，判断有无因呼吸抑制引起喉部肌肉痉挛的窒息发生。

(3) 观察尿量　对于急性肾衰竭或脑水肿患者使用利尿剂和脱水剂时，应准确记录24小时尿量及每小时尿量。若出现少尿或无尿，应及时汇报、及时处理。

3. 其他合并伤的观察与护理　主要是触电后弹离电源或自高处坠落造成的复合伤，如颅脑伤、胸腹部损伤和骨折等。医务人员应观察病人的意识、瞳孔、呼吸运动、肢体肿胀及生命体征等变化。如有以上损伤的出现，应做好抢救工作。医务人员应注意如电流伤害到病人脊髓，需保持脊椎固定，防止脊髓再次受损。

4. 预防并发症的护理　对病情较重者，应加强基础护理，注意口腔护理、皮肤护理等，以预防口腔炎和压疮的发生。对有创面的病人应保持局部伤口敷料的清洁、干燥，预防感染。同时要注意包扎的松紧度，防止过紧，影响血液循环，而致肢体缺血坏死。对放置冰袋的病人在使用时用毛巾或其他软质物品做衬垫，避免直接接触皮肤，且要及时更换冰袋，按摩肢体皮肤，有利于促进血液循环，避免局部皮肤冻伤。

对电烧伤清创后的伤员，要加强术后观察，及时发现血管破裂引起的继发性出血。病人的床头，要常规放置橡皮止血带，以备应急之需。

5. 心理护理　电击伤患者极易出现恐惧心理，医务人员应加强病人的心理护理。对清醒病人讲解电击伤的一般常识、主要治疗护理方案以及预后情况，减轻心理负担。如有机会，可采取同种疾病痊愈者的现身说教法。如伴有肢体功能障碍者，应教会其功能锻炼的方法。

第五节　溺水病人的救护

溺水又称为淹溺，是指人淹没于水中，呼吸道被水、泥沙、杂草等杂质堵塞、引起换气功能障碍、反射性喉头痉挛而缺氧、窒息造成血流动力学及血液生化改变的状态。严重者可导致呼吸、心跳停止而死亡。

一、发病机制

溺水发生后，先是本能地屏气，而后由于缺氧而不能继续屏气，水就随着吸气大量进入呼吸道和肺泡，造成严重缺氧、高碳酸血症以及代谢性酸中毒。根据有无吸入水分，可分为两种情况：①干性淹溺，呼吸道和肺泡几乎无水吸入，由喉痉挛所致，约占10%左右；②湿性淹溺，此类病人较多见，呼吸道和肺泡内有大量水分，由喉部肌肉松弛引起，常常发生心跳、呼吸骤停，约占90%左右。

(1) 淡水淹溺　淡水就是低渗性液体。当大量淡水吸入人体后，迅速通过肺毛细血管而进入血液循环，造成血容量剧增而引起血液稀释、肺水肿和心力衰竭。此时红细胞肿胀、破裂，发生溶血，引起高钾血症和血红蛋白血症。过量的血红蛋白在肾内凝固，堵塞肾小管而引起急性肾衰竭。严重的高血钾症可导致心脏骤停。血电解质检查可见血钠、血氯降低和血钾升高。

(2) 海水淹溺　海水是富含电解质的高渗性液体，吸入肺内后能使血液内的水分大量进入肺泡内，产生急性肺水肿。此外，海水本身对肺泡上皮及肺毛细血管内皮细胞有化学损伤作用,进一步促进了肺水肿的发生,最后导致心力衰竭而死亡。血电解质检查可见血钠、血钙和血镁均升高。

二、护理评估

1. 淹溺史 询问淹溺发生的时间、地点、吸入水的性质等,以利了解病情。同时要注意了解引起淹溺的原因,是属于灾难性的大事故、意外事故还是自杀或他杀事件等,有利于指导治疗与护理。

2. 临床表现 溺水的严重表现是心跳呼吸骤停,必须立即进行心肺复苏(见第六章)。

(1) 症状 患者可出现呼吸困难、剧烈咳嗽、胸痛、四肢厥冷等表现。海水淹溺者还可有寒战、发热的表现。

(2) 体征 眼结膜充血、面部青紫肿胀、口鼻充满泥沙或泡沫。全身各系统可有具体表现,如烦躁不安或昏迷、抽搐;呼吸浅快或不规则,咯粉红色泡沫痰、两肺湿啰音;心律失常、血压不稳定,危重者甚至心室停搏;腹部膨窿;橘红色尿液,甚至少尿或无尿。有时还可发现合并骨折或其他外伤。

3. 实验室检查 患者外周血白细胞总数轻度升高。血电解质的变化如前所述。动脉血气提示氧分压下降及出现混合性酸中毒的表现。胸部X线检查可显示斑片状浸润,也可有典型的肺水肿征象。

三、护理诊断与合作性问题

(1) 潜在并发症:低氧血症 与呼吸中枢受损及肺部损伤有关。

(2) 潜在并发症:体温过低 与冷水或冰水淹溺致体温调节机制衰竭有关。

(3) 潜在并发症:电解质紊乱 与淹溺时水源成分的不同致血液电解质的变化有关。

(4) 潜在并发症:呼吸、心跳骤停 与重度中毒呼吸、循环衰竭有关。

四、预期护理目标

(1) 监测血氧分压的变化及时处理。

(2) 密切观察体温情况并落实保温措施。

(3) 积极采取措施纠正电解质紊乱。

(4) 尽早进行心肺复苏,尽量恢复病人的自主呼吸与心跳。

五、急救护理措施

1. 现场急救

(1) 迅速救离出水 淹溺者病情危急,往往在几分钟内导致死亡,故首要步骤就是脱离出水。下水救人时注意不要正面接触溺水者,以免被溺水者抱住而无法施救;正确的是从其头侧或背侧接近,用一只手抓其头发或衣领、一侧腋窝,使其成仰泳状,自己的另一只手划水带其脱离险境。不会游泳者,应该边大声呼救,边在岸边附近寻找可以接近溺水者的器物,如长竹

(木)竿、绳子、木板等,找到后可抛掷给溺水者救人。

(2) 保持呼吸道通畅　救护人员立即为淹溺者清除口、鼻腔异物,这是抢救的基础。如有活动性义齿应取下,舌根后坠者应将舌头拉出,牙关紧闭者应设法撬开后放置牙垫,松开衣领口和紧身的内衣、胸罩及腰带等,以保持呼吸道通畅。

(3) 倒(控)水处理　目前不主张倒水,以免延误心肺复苏。如需倒(控)水应迅速,不可耗时过长。倒(控)水时,体位的要求非常重要,应始终使积水部位处于口鼻腔的高处,同时适当加压,使水流往低处顺利倒出。具体方法为:①救护人员抱住淹溺者的双腿,让其腹部趴在救护人员的肩部,使淹溺者头下垂,同时借助救护人员快速奔跑时产生的颠簸力量,促使积水倒出;②救护人员将淹溺者俯卧,头胸部下垂,腹部垫高(可以双手抱住腹部,也可以垫在救护人员屈膝的大腿上),摇晃淹溺者或用手拍背部,以利倒水(图 12-1)。南方水乡民间把溺水者放在水牛背上,让水牛走动颠簸控水的方法不可取,因其耽误时间,影响心肺复苏的实施。还要注意,控水不是必须的,倒不出来水也很正常,因为有些溺水者本身属于窒息,呼吸道没有进水(即干性淹溺);有时即使倒出来水,也可能是喝进去的水。

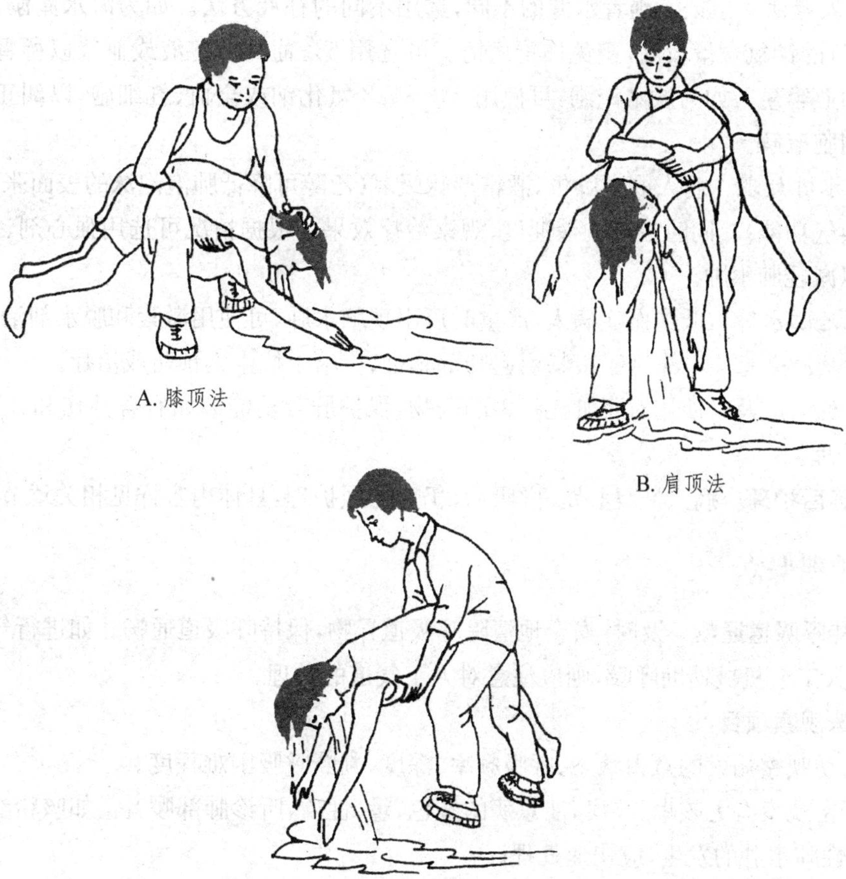

A. 膝顶法

B. 肩顶法

C. 抱腹法

图 12-1　倒(控)水的方法

(4) 心肺复苏　如果淹溺者发生心跳、呼吸骤停,不能一味地进行倒(控)水处理,应尽快实施现场心肺复苏术,具体操作方法参见心肺脑复苏有关章节。

2. 进一步生命支持　及时监测血气变化,观察自主呼吸的恢复情况,密切监测心率、心律、呼吸及血压的变化。

1) 体位　迅速安置床位,血压平稳者取半卧位,以利于呼吸;注意保暖。

2) 继续维持呼吸功能　经现场心肺复苏后,如果病人的呼吸微弱或仍未恢复自主呼吸,则应快速进行气管内插管,给予有效的正压通气。正压通气能有效减低呼吸道的阻力,便于吸痰,从而促进自主呼吸的恢复。如超过3天仍未恢复且估计需要长时间辅助呼吸支持者,则应改为气管切开辅助呼吸。如条件允许,还可实施经支气管镜下灌洗。

3) 维持循环功能　快速开通静脉通路,使用多功能心电监护仪监测生命体征、中心静脉压的变化。根据中心静脉压及血压、尿量的变化,调节输液速度。严密监护心电变化,如出现室颤,可果断进行非同步电击除颤。具体操作方法参见心肺脑复苏有关章节。

4) 对症治疗

(1) 补液疗法　根据淹溺者水源的不同,选用不同的补液方法。如为海水淹溺,不宜注射盐水,因本身的钠氯含量较高,避免加重病情。可选用5%葡萄糖溶液或血浆以稀释被浓缩的血液和增加血容量。如为淡水淹溺,可使用2%～3%氯化钠或全血、红细胞,以纠正血液稀释和阻止红细胞溶解。

(2) 肺水肿处理　病人取半卧位,酒精湿化吸氧(乙醇可降低肺泡泡沫的表面张力,使泡沫破裂改善换气功能)。同时控制输液速度,观察治疗效果。根据情况可选用强心剂、利尿剂、激素等药物以减轻肺水肿。

(3) 防治脑水肿　低钠血症病人,严重时可出现脑水肿,可使用激素和脱水剂治疗。

(4) 防治肺部感染　淹溺时极易引起肺部感染,应给予抗生素预防或治疗。

(5) 其他　应及时使用对肾脏无损害的药物,保护肝肾功能。如有合并伤和并发症,应进行相应的处理。

3. 复苏后护理　病人恢复心跳、呼吸后,仍应加强护理,具体内容详见相关章节。

六、护理要点

1. 保持呼吸道通畅　及时、安全地清除呼吸道异物,保持呼吸道通畅。如进行气管插管或气管切开,人工或机械辅助呼吸,则应注意对人工气道的护理。

2. 临床观察项目

(1) 密切观察病人的意识状态、呼吸频率、深度,判断呼吸困难程度。

(2) 严密观察有无咳嗽、咳痰,注意痰的颜色、量、性质,听诊肺部啰音。如咳粉红色泡沫样痰,提示急性肺水肿的发生,应快速处理。

(3) 注意心率、心律、中心静脉压、尿量、血压、脉搏等情况。如有异常及时报告与处理。

(4) 认真做好血生化监测,观察电解质、酸碱的变化,及时纠正电解质、酸碱紊乱。

3. 输液护理　由于淹溺者极易出现肺水肿,故应加强输液护理。对淡水淹溺者应调节静脉输液滴速，避免短时间内快速、大量补入液体；对海水淹溺者切忌输入生理盐水。

4. 心理护理　淹溺者常因病重而易产生焦虑与恐惧心理。护理人员应注意与患者的沟通交流，及时输送治疗信息，每项操作做到熟练、轻巧。为减少病人痛苦，尽量做到一针见血。对于由自杀引起的淹溺者，工作人员在尊重病人隐私的前提下，针对不同的文化水平、兴趣爱好，选择不同的谈话契入点，注意引导的方式、方法，否则会适得其反。同时要做好病人家属、单位同事、亲戚朋友的思想工作，帮助病人消除自杀的念头。

思考题

一、名词解释

急性中毒　阿托品化　阿托品中毒　中暑痉挛　中暑衰竭　日射病　电击伤　淹溺

二、简答题

(1) 急性中毒的急救原则有哪些？

(2) 简述有机磷农药中毒的临床表现。

(3) 请写出一氧化碳中毒的急救护理措施。

(4) 镇静催眠药中毒有哪些常见的护理诊断，如何护理？

(5) 重症中暑包括哪些？如何护理中暑高热病人？

(6) 影响电击伤损伤程度的因素有哪些？

(7) 如何做好自杀淹溺患者的心理护理？

(8) 电击伤患者如何快速脱离电源？

(9) 简述淹溺患者的急救原则及倒水方法。

(10) 列表比较淡水淹溺与海水淹溺的区别。

(11) 如何对酒精中毒患者进行救护？

（黄利全　徐金梅）

中英文名词对照

A

abdomen 腹,腹部
actual bicarbonate, AB 实际碳酸氢
acute lung injury, ALI 急性肺损伤
acute renal failure, ARF 急性肾衰竭
acute respiratory distress syndrome, ARDS 急性呼吸窘迫综合征
adenosine Triphosphate, ATP 三磷酸腺甙
advanced cardiac life support, ACLS 高级心脏生命支持
advanced life support, ALS 高级生命支持
advanced trauma life support, ATLS 高级创伤生命支持
airway 气道
Allen's test 桡动脉侧枝循环试验(艾伦试验)
alveolar ventilation. VA 每分钟肺泡通气量
antibrady cardiac pacing 抗心动过缓起搏
antitachy cardiac pacing 抗心动过速起搏
apex 尖、顶(除颤器电极标识:心尖)
arterial fibrillation 心房颤动
arterial flutter 心房扑动
arterial blood pressure, BP 动脉血压(即血压)
assess 估计
atriovontricular block 房室传导阻滞
automatic external defibrillator, AED 自动体外除颤仪
automatic implantable cardioverter defibrillator, AICD 埋植型心脏自动除颤器

B

basic life support, BLS 基础生命支持
bedside monitor 床旁监测仪
base excess, BE 碱剩余
blood urea nitrogen, BUN 血尿素氮
breathing 呼吸

C

CaO_2 动脉氧含量
cardiac arrhythmia 心律失常
cardiac index, CI 心排血指数
cardiac output, CO 心排血量
cardiac pacing 心脏起搏
cardiopulmonary cerebral resuscitation, CPCR 心肺脑复苏术
cardiopulmonary resuscitation, CPR 心肺复苏术
central monitor 中心监护仪
central venous pressure, CVP 中心静脉压
cerebral blood flow, CBF 脑血流
cerebral perfusion pressure, CPP 脑灌注压
cerebral spinal Fluid, CSF 脑脊液
chronic obstructive pulmonary diseases, COPD 慢性阻塞性肺疾病
Circulation 循环
coronary care unit, CCU 冠心病监护病房
continuous positive airway pressure, CPAP 持续呼吸道正压通气
control ventilation, CMV 机械控制通气
creatinine, Cr 肌酐

D

dead volume, VD 死腔量(也称生理死腔量)
defibrillation 除颤
diastolic blood pressure, DBP 舒张压
differential diagnosis 鉴别诊断
disseminated intravascular coagulation, DIC 弥散性血管内凝血

E

Electrocardiogram, ECG 心电图
electromechanical dissociation, EMD 心电机械分离
Emergency and Critical Nursing 急重症护理学
emergency medicine 急诊医学

emergency medical paramedical，EMP　急救医疗辅助人员
emergency medical service system，EMSS　急诊医疗服务体系
emergency medical system，EMS　急救反应系统
emergency medical technician，EMT　急救医疗技术人员
expiratory capacity，EC　深呼气量
expiratory pressure，EPAP　呼气压力
expiratory reserve volume，ERV　补呼气量

F

Florence Nightingale　弗洛伦斯·南丁格尔(人名)
flow-volume，F-V　流量-容积
forced vital capacity，FVC　用力肺活量
functional residual capacity，FRC　功能残气量

G

geographic information system，GIS　地理信息电子地图系统
global Positioning system，GPS　全球定位导航系统
global system for mobile communications，GSM　全球移动通讯系统

H

heart rate，HR　心率
hepatitis B virus，HBV　乙肝病毒
holter monitor　霍尔特心电监护仪
human immunodeficiency virus，HIV　人免疫缺陷病毒(艾滋病毒)

I

inspiratory capacity，IC　深吸气量
inspiratory pressure，IPAP　吸气压力
inspiratory reserve volume，IRV　补吸气量
intermittent mandatory ventilation，IMV　间歇指令通气
intensive care unit，ICU　重症监护病房
intermittent positive pressure ventilation，IPPV　间歇正压通气
intermittent positive negative pressure ventilation，IPNPV　间歇正、负压通气
intrinsic positive end-expiratory pressure，iPEEP　内源性呼气末正压
inverse rate ventilation，IRV　反比通气

K

Kussmaul breathing　库氏呼吸(又称酸中毒大呼吸)

L

left ventricular stroke work index，LVSWI　左心室每搏做功指数

M

maximal midexpiratory flow　最大呼气中段流量
mean arterial blood pressure，MAP　平均动脉压
minute ventilation，VE　每分钟通气量
motor　运动
multiple organ dysfunction syndrome，MODS　多器官功能障碍综合征
myocardial blood flow，MBF　心肌血灌流量
myocardial perfusion pressure，MPP　心肌灌注压

N

non-invasive positive pressure ventilation，NIPPV　无创正压通气
non-invasive ventilation，NIV　无创通气

O

objective　观察
obstructive sleep apnea，OSA　阻塞性睡眠呼吸暂停综合征

P

$PaCO_2$　动脉血二氧化碳分压
PaO_2　动脉血氧分压
PaO_2/PAO_2　动脉-肺泡氧气分压
PaO_2/FiO_2　动脉血氧分压/吸氧浓度
Paramedics　急救士
paroxysmal supraventricular tachycardia，PSVT　阵发性室上性心动过速
peripherally inserted central catheter，PICC　经外周中心静脉置管术

phospholipase A2(PLA2) 磷脂酶 A2
platelet activating factor, PAF 血小板活化因子
positive end expiratory pressure, PEEP 呼气末正压通气
pressure controlled ventilation, PCV 压力控制通气
pressure regulated volume control, PRVC 压力调节容量控制通气
pressure support ventilation, PSV 压力支持通气
prolonged life support, PLS 延续生命支持
proportional assist ventilation, PAV 比例辅助通气
provoke 诱因
pulmonary arterial pressure, PAP 肺动脉压
pulmonary arterial wedge pressure, PAWP 肺小动脉楔压
pulmonary capillary wedge pressure, PCWP 肺毛细血管楔压
pulmonary vascular resistance, PVR 肺循环阻力
pulseless electrical activity, PEA 无脉性电活动
PvO_2 混合静脉血氧分压
PVP-I 聚乙烯吡咯烷酮碘(聚维酮碘,碘伏、络合碘)

Q

Quality 性质
Qs/Qt 肺内分流

R

Radiate 放射
right atria pressure, RAP 右房压
residual volume, RV 残气量(余气量)
respiratory rate, RR 呼吸频率
right ventricular stroke work index, RVSWI 右心室每搏做功指数
right ventricular pressure, RVP 右室压

S

SaO_2 动脉血氧饱和度
serviced aide medicale urgent, SAMU(F) (法文)急诊医疗服务体系
severe acute respiratory syndrome, SARS 严重急性呼吸系统综合征(非典)
severity 程度
sick sinus syndrome, SSS 病态窦房结综合征
sinus tachycardia 窦性心动过速
speech 语言
standard bicarbonate, SB 标准碳酸氢盐
sternum 胸骨(除颤器电极标识)
stroke volume, SV 每搏量
stroke volume index; SI 每搏指数
stroke work, SW 每搏做功
subjective 主诉
SvO_2 静脉血氧饱和度
synchronized intermittent mandatory ventilation, SIMV 同步间歇指令通气
systemic inflammatory response syndrome, SIRS 全身炎症反应综合征
superoxide dismutase, SOD 超氧化物歧化酶
systemic vascular resistance, SVR 体循环阻力
systolic blood pressure, SBP 收缩压
systolic hypertension 收缩期高血压
systolic hypertension in elderly 老年收缩期高血压

T

total CO_2 二氧化碳总量
tidal volume, VT 潮气量
time vital capacity, TVC 时间肺活量
total lung capacity, TLC 肺总量
total Parenteral Nutrition, TPN 全胃肠外营养
transcutaneous pacing, TCP 经皮起搏
tumor necrosis factor, TNF 肿瘤坏死因子

V

ventricular fibriliation, VF 心室纤维性颤动
ventricular flutter 心室扑动
ventricular premature beats 室性早搏
ventricular tachycardia 室性心动过速
vital capacity, VC 肺活量
volume controlled ventilation, VCV 容量控制通气

W

World Health Organization, WHO 世界卫生组织

参考文献

[1] 樊寻梅,何庆忠.实用急救与危重症抢救技术图解[M].北京:人民卫生出版社,2000.
[2] 许业珍,江朝光.重症加强护理学[M].北京:军事医学科学出版社,2001.
[3] 王雪.现代急诊护理手册[M].北京:北京医科大学出版社,2000.
[4] 彭刚艺.急重症护理学[M].北京:人民军医出版社,2001.
[5] 邵孝鉷.急诊医学[M].北京:人民卫生出版社,2002.
[6] 曾因明,孙大金.重症监测治疗与复苏[M].上海:上海科学技术文献出版社,1996.
[7] 刘均娥.急诊护理学[M].北京:北京医科大学出版社,2000.
[8] Juall L.护理诊断手册[M].李宁,译.北京:科学技术文献出版社,2001.
[9] 刘长文,徐书秀.危重症脏器支持与护理[M].北京:人民卫生出版社,2001.
[10] 中华急诊医学会急诊医学分会复苏组.心肺复苏指南讨论稿(1)(2)[J].中华急诊医学杂志,2002(1):66-67,140-141.
[11] 魏娟,曹亚红,陈秀敏,等.经外周静脉穿刺植入中心静脉置管与股静脉置管的比较[J].实用护理杂志,2000,16(8).
[12] 史若飞.急诊急救与重症监护[M].郑州:郑州大学出版社,2003.
[13] 聂振铭,孟昭全.实用危重病监护与急救[M].上海:第二军医大学出版社,2005.
[14] 席淑华.实用急诊护理[M].上海:上海科学技术出版社,2005.
[15] 张伟英.实用重症监护护理[M].上海:上海科学技术出版社,2005.
[16] 翟文生,刘红书,许宏珂,等.实用 ICU 临床应用技术[M].北京:军事医学科学出版社,2004.
[17] 刘淑媛,陈永强.危重症护理专业规范化培训教程[M].北京:人民军医出版社,2006.
[18] 王志红,周兰姝.危重症护理学[M].北京:人民军医出版社,2003.
[19] 朱永健,于鲁欣,刘晓风.无创血流动力学测定临床应用中常见问题及对策[J].医学信息,2005(02).
[20] 严梅,许军,张绪良,等.X线数字影响用于配合呼吸功能监测[J].医疗装备,2003(01).
[21] 周秀华,史继学,王可富,等.急救护理学[M].北京:人民卫生出版社,2003.
[22] 章渭方,姚蕴伍,李恒栋,等.急重症监护学[M].杭州:浙江大学出版社,2004.
[23] 党世民,王兴华,刘东升,等.外科护理学[M].北京:人民卫生出版社,2004.
[24] 尤黎明,孙国珍,陈丽华,等.内科护理学[M].北京:人民卫生出版社,2001.
[25] 江观玉.急诊护理学[M].北京:人民卫生出版社,2004.
[26] 叶任高.内科学[M].北京:人民卫生出版社,2002.

[27] 吴在德,吴肇汉.外科学[M].北京:人民卫生出版社,2003.
[28] 高虹.学习考察德国紧急救援应急管理体系[J].医学与哲学,2005,26(7).
[29] 沈洪,王一镗.中国心肺复苏的发展[J].中华急诊医学杂志,2006,(01).
[30] 美国心脏协会.健康从业人员心血管急救手册[M].2版.杭州:浙江大学出版社,2011.